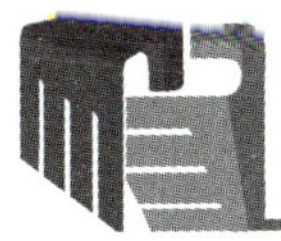

"十四五"职业教育国家规划教材

供高等职业教育药学类、药品制造类等相关专业使用

微生物学与免疫学

（第四版）

主　编　蔡　凤　陈明琪

副主编　郑风英　唐正宇　张连英

编　者　（按姓氏汉语拼音排序）

蔡　凤　南通职业大学

陈明琪　中国药科大学高职学院

唐赛赛　山东中医药高等专科学校

唐正宇　长沙卫生职业学院

于　丽　黑龙江职业学院

于　婷　山东药品食品职业学院

于文杰　黑龙江东方学院

张　丽　山东药品食品职业学院

张连英　遵义医药高等专科学校

郑风英　滨州职业学院

科学出版社

北　京

内 容 简 介

本书为“十四五”职业教育国家规划教材。全书分为3篇，包括微生物学概论、微生物与药学的关系、免疫学基础。本书详细介绍了多种微生物的生物学特性，同时强化了微生物在制药工业中的应用，如与微生物有关的药物制剂、药品生产中微生物的控制以及药物的微生物学检验等；在免疫学基础中，突出免疫学的知识、技能与药学专业的联系。本书通过“中科云教育平台”配有PPT、图片、视频等教学资源，便于教师教学并提高学生学习兴趣。

本书可供高职高专药学类、药品制造类等相关专业学生使用。

图书在版编目（CIP）数据

微生物学与免疫学 / 蔡凤，陈明琪主编. —4版. —北京：科学出版社，2021.1

“十四五”职业教育国家规划教材

ISBN 978-7-03-066677-2

Ⅰ. 微… Ⅱ. ①蔡… ②陈… Ⅲ. ①医学微生物学-高等职业教育-教材 Ⅳ. ①R37②R392

中国版本图书馆CIP数据核字（2020）第215818号

责任编辑：池 静 / 责任校对：杨 赛

责任印制：霍 兵 / 封面设计：涿州锦晖

科学出版社 出版

北京东黄城根北街16号

邮政编码：100717

http：//www.sciencep.com

天津市新科印刷有限公司印刷

科学出版社发行 各地新华书店经销

*

2004年9月第 一 版 开本：850×1168 1/16

2021年1月第 四 版 印张：12

2024年6月第四十四次印刷 字数：364 000

定价：49.00元

（如有印装质量问题，我社负责调换）

前 言

Preface

党的二十大报告指出："人民健康是民族昌盛和国家强盛的重要标志。把保障人民健康放在优先发展的战略位置，完善人民健康促进政策。"贯彻落实党的二十大决策部署，积极推动健康事业发展，离不开人才队伍建设。党的二十大报告指出："培养造就大批德才兼备的高素质人才，是国家和民族长远发展大计。"教材是教学内容的重要载体，是教学的重要依据、培养人才的重要保障。本次教材修订旨在贯彻党的二十大报告精神和党的教育方针，落实立德树人根本任务，坚持为党育人、为国育才。

《微生物学与免疫学》第三版自出版5年来，全国多所院校用书反馈良好。本次修订在保持第三版特色和优势的基础上，主要做了以下调整。

1. 依据2020年版《中华人民共和国药典》，对本教材中相关的知识进行更新，确保教材与时俱进。

2. 根据高职突出实用性的教学要求，将原教材中的部分内容进行了优化和整合，如删除了微生物的遗传和变异这一章，将微生物在菌种选育、基因工程以及菌种保藏等方面的应用呈现给学生。正文中还增加了与人类关系密切的病原微生物的介绍，如添加了幽门螺杆菌、冠状病毒的相关知识；强化了导致性传播疾病的病原微生物的相关知识。

3. 由于纸质教材的篇幅有限，且学生学时偏少而要学的知识越来越多，故我们把部分文字内容和PPT、图片、视频等数字化资源置于"中科云教育平台"，供师生选学。

我们在编写书稿过程中参考了大量文献资料，在此谨向上述各位作者表示衷心的感谢。限于编者水平，书中若有不足之处，恳请读者提出宝贵意见。

编　者

2023年5月

配套资源

欢迎登录“中科云教育”平台，**免费**数字化课程等你来！

本系列教材配有图片、视频、音频、动画、题库、PPT 课件等数字化资源，持续更新，欢迎选用！

“中科云教育”平台数字化课程登录路径

电脑端

- 第一步：打开网址 http://www.coursegate.cn/short/Q5TXA.action
- 第二步：注册、登录
- 第三步：点击上方导航栏“课程”，在右侧搜索栏搜索对应课程，开始学习

手机端

- 第一步：打开微信“扫一扫”，扫描下方二维码

- 第二步：注册、登录
- 第三步：用微信扫描上方二维码，进入课程，开始学习

PPT课件，请在数字化课程中各章节里下载！

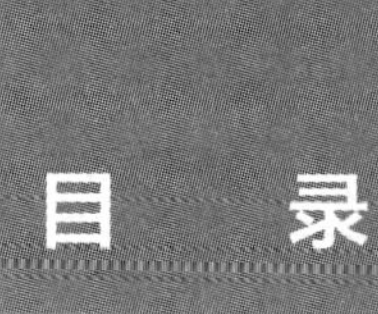

目 录

Contents

绪　论

一、微　生　物

（一）微生物的概念

微生物（microorganism）是一类个体微小、构造简单、肉眼不能看见，需借助显微镜才能看清其外形的微小生物。

在大自然中，生活着一类人们看不见的生物，繁华都市、广阔田野、高山之巅、海洋之底，到处都有它们的足迹。它们与植物、动物共同组成了生物大军，使自然界显得生机勃勃。虽然人们对微生物的认识只有几百年的历史，但微生物却是地球上最早的居民之一，它们早在 35 亿年前就已存在了，而人类发展至今只有几百万年的历史。微生物能延续至今，与其自身的特点有关。

（二）微生物的特点

1. 个体小、面积大、新陈代谢能力强　微生物的个体极其微小，需借助显微镜放大数十倍、数百倍甚至数万倍才能看清。表示微生物大小的单位是 μm（$1m=10^6μm$）或 nm（$1m=10^9nm$）。我们知道，把一定体积的物体分割得越小，它们的总表面积就越大，因而比面积（表面积与体积之比）就越大，这样微生物就有一个吸收营养、排泄代谢废物的巨大表面，所以新陈代谢能力强。因此，这样一个小体积、大面积的系统是微生物与一切大型生物相区别的关键所在。

2. 吸收多、转化快、繁殖速度快　由于微生物新陈代谢能力特别强，它们的“胃口”变得分外庞大，如发酵乳糖的细菌在 1h 内可分解比其自身重 100～1000 倍的乳糖。微生物的这个特性为它们高速生长繁殖提供了充分的物质基础，微生物以惊人的速度“生儿育女”，如大肠埃希菌在合适的条件下，约 20min 可繁殖一代，以 2^n 的方式一分二、二分为四、四分成八……如果按这样计算，一个细菌 10h 可繁殖成 10 亿个！实际上，这种几何级数的繁衍受环境等条件的限制，是不可能实现的，但即使如此，也足以使动、植物望尘莫及了。

3. 适应能力强、易变异　微生物对环境条件，尤其是对恶劣的极端环境具有惊人的适应力，这是高等动植物无法比拟的。如大多数细菌能耐-196～0℃（液氮）的低温；一些嗜盐菌能在接近于饱和盐水（32%）的环境下正常生存；许多微生物尤其是产芽孢的细菌可在干燥条件下保藏几十年。

由于微生物的个体一般都是单细胞、简单多细胞或非细胞的，通常都是单倍体，加之它们新陈代谢旺盛、繁殖快，并且与外界环境的接触面大的特点，故容易受外界条件的影响而发生性状变化。但微生物却可以在短时间内产生大量变异的后代，在外界环境条件发生剧烈变化时，变异了的个体可适应新的环境而生存下来。

4. 种类多、数量大、分布广　微生物种类繁多。迄今为止，人们所知道的微生物约有 10 万种。但由于微生物的发现和研究较动植物迟得多，有人估计目前已知的种类只占地球实际存在的微生物总数的 20%，所以微生物很可能是地球上物种最多的一类。

虽然我们不能看到微生物，但它们却是无处不在、无孔不入的。85km 的高空、11km 深的海底、2km 深的地层、近 100℃的温泉、-250℃等极端的环境下，均有微生物生存。人类正常生活的地方，更是微生物生长的适宜场所，其中土壤是多种微生物的大本营，任意取一把土，就是众多微生物的世界，在 1g 肥沃的土壤中，微生物的数量可达到千百万乃至数亿。除了自然环境，动植物和人体内，如人的肠道中经常居住着100～400种不同的微生物，约100万亿个；把手放到显微镜下观察，一双普通的手上带有细菌4万～40万个，即使刚刚清洗过，上面也有300个细菌，当然这些绝大多数不是致病菌。

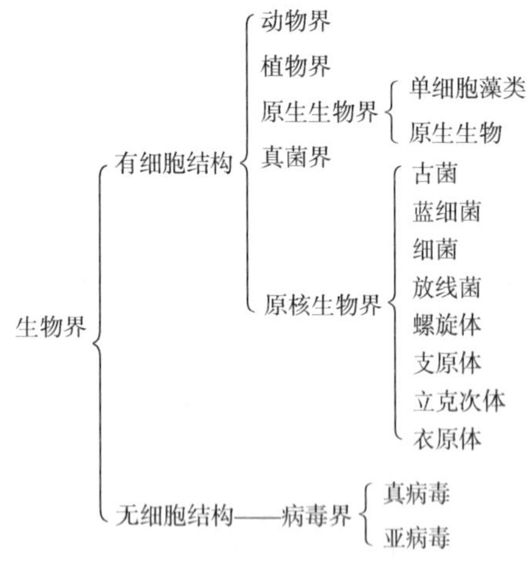

绪图-1 微生物在生物界的分类地位

（三）微生物的分类

1. 微生物在自然界的地位 将整个生物界划分为几个界，有不同的分类系统，除了已确定的动物界和植物界外，其余各界都是随着人类对微生物的深入研究和认识后才发展建立起来的。近一百多年来，从两界发展到三界、四界、五界、六界系统，这是一个由低到高、由浅到深的认识过程，在此介绍六界系统，如绪图-1所示。

由图可以看出，将所有的生物分成有细胞结构和无细胞结构两大类6个界：动物界、植物界、原生生物界、真菌界、原核生物界和病毒界，微生物分属于除动物界和植物界以外的4个界。

2. 微生物的分类 微生物按有无细胞结构分为3种类型。

（1）原核细胞型微生物：原核生物由单细胞组成，仅有原始核和裸露的DNA，无核膜和核仁。此类微生物包括细菌、放线菌、蓝细菌、古菌、支原体、衣原体、螺旋体、立克次体等。

（2）真核细胞型微生物：真核生物大多由多细胞组成，具有高度分化的核，有核膜和核仁，且有多种细胞器，如内质网、核糖体、线粒体等。此类生物包括真菌、藻类和原虫等。

（3）非细胞型微生物：此类微生物无细胞结构，仅由一种核酸（DNA或RNA）和蛋白质组成，必须寄生于活细胞。病毒属于此类微生物。

3. 微生物的分类单位 与动植物一样，微生物的分类单位自上而下可依次分为：界（kingdom）、门（phylum）、纲（class）、目（order）、科（family）、属（genus）和种（species）。在微生物分类中常用种和属，而种是最基本的分类单位，在种以下还可分为亚种、菌株和型等。

属：生物学性状基本相同、具有密切关系的一些种组成属。

种：一大群表型特征高度相似、亲缘关系极其接近、与同属内其他种有着明显差异的菌株的总称。在微生物中，一个种只能用该种的一个典型菌株（type strain）作为具体标本，该典型菌株就是这个种的模式种（type species）。在实际中，有时分离到的纯种具有某个明显而稳定的特征，与典型种不同，称为亚种（subspecies，subsp.）。

型：曾用于表示细菌种内的细分，但现在已废除，目前尚在使用的是以“型”作后缀，如生物型（biotype）、血清型（serotype）、噬菌体型（phagetype）等。

菌株：又称为品系（在病毒中称毒株或株），表示任何由一个独立分离的单细胞繁殖而成的纯种群体。因此，一种微生物的每一不同来源的纯培养物均可称为该菌种的一个菌株。

4. 细菌的命名 细菌的命名一般采用国际通用的拉丁文双名法。其学名（scientific name）由属名和种名两部分组成，前面为属名，用名词并以大写字母开头；后一个为种名，用形容词表示，全部小写，印刷时用斜体字。常在种名之后加上命名者的姓氏（用正体排字），也可省略。在少数情况下，当该种是一个亚种时，学名就应按“三名法”构成，具体如下：

（1）“双名法”：属名+种名。

例如：金黄色葡萄球菌 *Staphylococcus aureus* Rosenbach

大肠埃希菌 *Escherichia coli*

（2）“三名法”：属名+种名+亚种名（亚种名缩写“subsp.”，排正体，后附亚种名称）。

例如：蜡状芽孢杆菌的蕈状亚种 *Bacillus cereus* subsp.*mycoides*

脆弱拟杆菌卵形亚种 *Bacteroides fragilis* subsp.*ovatus*

（3）菌株的名称都放在学名的后面，可用字母、符号、编号等表示。

例如：大肠埃希菌的两个菌株（B 菌株和 K12 菌株）

Escherichia coli B（*E. coli* B）

Escherichia coli K12 （*E. coli* K12）

（4）通俗名称（common name）：除了学名，细菌通常还有俗名。俗名简明、大众化，但不够确切。如结核分枝杆菌学名为 *Mycobacterium tuberculosis*，俗名是结核杆菌（tubercle bacillus），常缩写为 TB。

（四）微生物的作用

1. 参与自然界的物质循环 整个生物圈生机勃勃，主要依赖太阳的光能，而组成机体的重要生命元素，如 C、N、P、S、Fe 等则主要依赖微生物所推动的物质循环，微生物在自然界物质循环中起着重要作用。以碳素循环为例，绿色植物依靠太阳的能量吸收 CO_2 和 H_2O 进行光合作用，而大气中所含的 CO_2 只够供应绿色植物约 20 年，但是微生物可以将有机物质（如动植物的尸体）中的碳元素分解，产生 CO_2 释放到大气中。据估计，地球上约 90%的 CO_2 是靠这种作用形成的，从而使生物界处于一种良好的碳平衡环境中。其他如氮素循环、硫素循环、磷的循环等都离不开微生物的作用。

2. 在工农业生产上的用途 在农业上，通过固氮微生物的生物固氮作用，将环境中游离氮转化为氨而增加了土壤的肥力，满足植物生长所需。这是一种极其温和的生化反应，比人类发明利用铁作催化剂，在高温（300℃）、高压（300 个大气压）下的化学固氮方式优越得多。在我国，种植豆科植物作绿肥有近 2000 年的历史。

在工业上，微生物可应用于食品、酿造、石油化工、皮革以及环境保护等方面。例如，传统上对植物秸秆的利用就是燃烧，能快速取得其中约 10%的热能及一些肥效较差的草木灰肥料，而采用现代合理的梯级利用方式，即先将秸秆打碎作牲畜的饲料，再以畜粪进行沼气发酵，可利用 90%的化学能，发酵后的残渣还可作为有机肥料，形成饲料—燃料—肥料的良性循环，而关键的沼气发酵则是一种由产甲烷菌作用产生甲烷的过程。

在医药工业上，可利用微生物生产抗生素、维生素、氨基酸、核苷酸、生物碱以及酶制剂等。如目前临床上广泛应用的青霉素，就是由英国人发现的首例抗生素，为人类抗细菌性感染做出了巨大贡献。近年来，随着分子生物学和基因重组技术的发展，很多药物，如胰岛素、干扰素、生长激素等都可通过基因工程这一现代生物技术，利用基因重组的菌株进行生产并应用于临床。

3. 致病作用及其他危害 尽管大多数微生物对人类是有益无害的，但其中有一小部分可引起人类与动植物的疾病，这种具有致病性的微生物称为病原微生物。人类的许多传染病，如传染性很强的肺炎、痢疾、流感等，感染率较高的肝炎，危害性大、死亡率高的艾滋病等，均由病原微生物感染引起。

随着现代微生物学的发展，一些新的病原体不断被发现。例如，羊瘙痒病的病原体经过近两个世纪的研究都未能发现，直到 20 世纪 80 年代初期才证实其病原体是一种比病毒还小，不含任何核酸却有致病能力的蛋白质，称为朊病毒。朊病毒能引起人及动物中枢神经系统疾病，1985 年首次在英国发现的疯牛病也是由它引起的，对养牛业、饮食业以及人的生命安全造成巨大威胁；1997 年发现的禽流感病毒 H5N1 亚型、2013 年发现的 H7N9 亚型不仅造成了人类的伤亡，同时重创了家禽养殖业；2003 年的严重急性呼吸综合征（SARS）由 SARS 冠状病毒（SARS-CoV）引起，2019 年年末暴发的新型冠状病毒肺炎由新型冠状病毒（COVID-19）引起，均对人类的健康造成较大威胁。

此外，微生物还可引起工农业生产中的原料、产品、药材、木材、食品等的腐败霉变等，造成经济损失和人体伤害。

二、微 生 物 学

（一）微生物学的定义

微生物学（microbiology）是研究微生物的形态结构、生理代谢、遗传变异、生态分布以及与人类、动植物、自然界之间相互关系的一门学科。学习、研究微生物是为了充分利用微生物对人类有益的一面，开发微生物资源并运用到生活、生产中；同时控制其有害的一面，使人类的传染性疾病得到有效的预防和治疗。

（二）微生物学的分科

微生物学作为基础生物学，研究领域和范围日益广泛和深入，已涉及医学、工业、农业和环境等许多方面，从而形成了一些分支学科。按应用领域来分，有工业微生物学、农业微生物学、医学微生物学、药学微生物学、食品微生物学等分支学科；按研究对象来分，有细菌学、真菌学、病毒学等；按微生物所在的生态环境来分，有土壤微生物学、海洋微生物学、环境微生物学等。此外，研究人和动物对微生物反应的免疫学也成了一门独立的分支学科。

药学微生物学作为微生物学的一个分支，其范畴除了研究微生物学的基础理论外，还包括保证药品质量，研究、生产微生物药物制剂，开发新药等方面的内容。

（三）微生物学发展史

1. 微生物学的经验时期 在古代，人们虽然没有看到过微生物，但已经将微生物学知识运用到工农业生产和疾病防治当中。如我国北魏《齐民要术》中详细记载了制醋的方法；长期以来民间用盐腌、糖渍、烟熏、风干等方法保存食品，实际上都是通过抑制微生物的生长以防止食物的腐烂变质。在医药方面，明朝李时珍在《本草纲目》中就有对患者穿过的衣服应该进行消毒的记载；在 11 世纪（宋代）已有种人痘预防天花。此外，我国很早就应用茯苓、灵芝等中草药治疗疾病。

2. 微生物学的形态学时期 首次观察到微生物的是荷兰人安东尼・列文虎克（Antoni van Leeuwenhoek），他于 1676 年用自制的世界上第一台显微镜，观察到了雨水、牙垢、粪便中的微生物，并正确描述了他所看到的各种形态的细菌和原虫，为微生物的存在提供了有力的证据，从此揭开了微生物形态学时期的序幕。之后人们使用放大倍数更高的显微镜观察他所描述的“小动物”，并知道它们可以引起人类疾病和产生许多有用的物质时，才真正意识到列文虎克对人类认识世界所做出的伟大贡献。

3. 微生物学的发展时期 从 1676 年显微镜发明以来在近二百年的时间里，人们对微生物的研究仅停留在形态描述的低级水平上，直到 1857 年，法国科学家路易斯・巴斯德（Louis Pasteur）的发现，这些微小生物的来源及其与疾病的关系才得以阐明，他为微生物学的发展建立了不朽的功勋，被誉为“微生物学之父”。其主要贡献：①否定了自然发生学说，巴斯德用著名的曲颈瓶实验（绪图-2）证明有机物质的腐败变质是由微生物引起，从而彻底推翻了当时盛行的自然发生学说。②证实发酵由微生物引起，而酒类变质是污染了杂菌所致，并发明了巴氏消毒法。③找出了蚕病的病因。19 世纪 60 年代，蚕病的流行使法国的养蚕业面临严重的威胁，巴斯德发现这是由微生物导致的一种传染病，并告诉人们预防方法，从而遏止了病害的蔓延。④发现免疫现象，进行免疫接种。巴斯德观察到患过某种传染病并得到痊愈的动物，以后对该病有免疫力，他通过减轻病原微生物毒力的方法，用减毒的炭疽、鸡霍乱病原菌分别免疫绵羊和鸡获得成功；并在此基础上，研制出了狂犬疫苗。

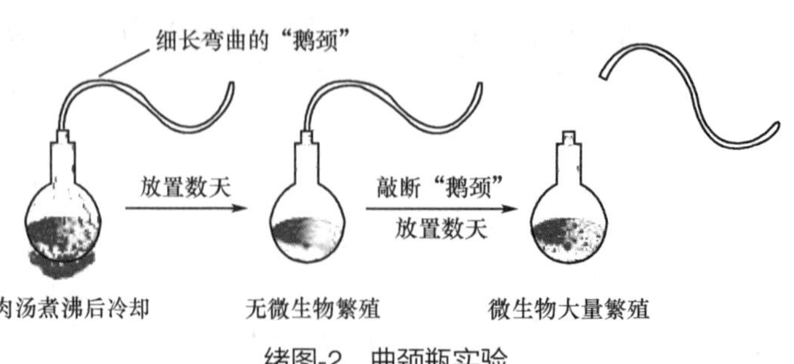

绪图-2 曲颈瓶实验

微生物学的另一位奠基人是德国医生罗伯特・科赫（Robert Koch），他的功绩主要有 3 个方面：

①创立了固体培养基划线分离纯种法，通过固体培养基可将环境中或患者排泄物中的细菌分离成单个的菌落，从而建立了纯培养技术，他先后分离出炭疽杆菌、结核杆菌和霍乱弧菌等多种导致人类传染病的病原性细菌。②提出了确立病原菌的科赫法则，即病原微生物总是在患传染病的机体中发现，健康机体中不存在；可以在体外获得病原菌的纯培养物；将病原菌接种于健康动物后能引起同样的疾病，并可从患病动物体内重新分离出相同的病原菌。③发明了用苯胺对细菌进行染色的细菌染色法、带照相机的显微镜直接拍摄细菌的显微摄影技术。

继路易斯·巴斯德和罗伯特·科赫等的研究工作后，微生物学有了迅速的发展。

（1）病毒学：1892 年，发现了首例病毒——烟草花叶病毒；1897 年，发现牛口蹄疫病毒；1901 年，分离出对人致病的黄热病病毒。此后，又相继分离出许多病毒。

（2）免疫学：1796 年英国医生爱德华·詹纳（Edward Jenner）发明了接种牛痘预防天花的方法，揭开了免疫学的序幕；路易斯·巴斯德研制鸡霍乱、炭疽以及狂犬病疫苗的成功，为人工免疫在预防医学中的应用开辟了广阔的前景。

（3）化学治疗法和抗生素：1909 年，德国科学家保罗·欧立希（Paul Ehrlich）合成了治疗梅毒的化学药物——胂凡钠明和新胂凡钠明，从而开创了化学治疗微生物传染性疾病的新时期。1935 年，另一位德国医生格哈德·杜马克（Gerhard Domagk）及其同事发明了能治疗链球菌感染的新化学治疗剂，后来证明它的抑菌有效成分是磺胺，此后就形成了目前使用的磺胺类药物。1929 年，英国细菌学家亚历山大·弗莱明（Alexander Fleming）发现了青霉素，其于 20 世纪 40 年代应用于临床，随后链霉素、氯霉素等抗生素相继被发现。化学药物和抗生素在疾病的治疗和控制方面起到了重要作用。

4. 现代微生物学时期 近几十年来，随着生物化学、遗传学、细胞生物学、分子生物学等学科的发展，以及电子显微镜，气相、液相色谱技术，免疫学技术，单克隆抗体技术等的发展，可以在分子水平上探讨微生物基因结构的功能、致病的物质基础及诊断方法，一些新的病原微生物，如军团菌、幽门螺杆菌、人类免疫缺陷病毒（HIV）、SARS 病毒、新型冠状病毒等相继被发现。同时，微生物学也从一门较为独立的以应用为主的学科，迅速成为一门前沿的基础学科，在生命科学、生物工程等的研究中发挥重要的作用。

对于医药类微生物学工作者而言，今后面临的挑战还很多。在药物生产上，深入开展病原微生物的生物学特性及致病机制的研究，为开发新药提供理论基础，其中重点是对抗病毒药物的研制与开发；加强微生物耐药性机制的研究，解决细菌耐药性问题。在预防方面，研制开发免疫原性好、副作用小的重组疫苗及嵌合疫苗（微生物抗原与佐剂或细胞因子嵌合表达的疫苗）等新型疫苗。在病原微生物诊断方面，要规范微生物学诊断方法，建立快速、特异、简便的早期诊断方法，特别是针对病毒的诊断。加强微生物特异性诊断技术的建立、人员培训及国际合作与信息网络的建立，对突发性的公共卫生传染事件有快速、准确的反应和相应的措施。同时，要加强同相关学科的交流与协作，以推动微生物学的发展。

自测题

一、名词解释

微生物　微生物学　原核细胞型微生物　真核细胞型微生物　种　属

二、填空题

1. 微生物按有无细胞结构分为_________、_________和_________3 类。
2. 细菌的命名一般采用_________。学名由属名和种名两部分组成，_________在前面，后一个为_________，印刷时用_________。
3. 微生物学按研究对象不同可分为_________、_________和_________。
4. 首例应用于临床的抗生素是_________，由_________国科学家_________发现；治疗梅毒感染的化学治疗剂胂凡钠明是_________国的化学家_________发明的；“百浪多息”抑菌的有效成分是_________。
5. 六界系统将生物分成六个界，微生物分属于除

__________和__________界以外的__________、__________、__________和__________4界。

6. 第一台显微镜由荷兰人__________于__________年发明；被誉为“微生物学之父”的科学家是__________，他用__________推翻了自然发生学说；细菌纯培养技术是由__________建立的。

三、简答题

1. 微生物有哪些特点？
2. 巴斯德的重要贡献有哪些？
3. 举例说明微生物有哪些作用。

第一篇　微生物学概论

第1章　细　菌

细菌（bacterium）是一类具有细胞壁的原核细胞型微生物，一个细菌为一个细胞。细菌在适宜的条件下具有相对稳定的形态与结构，表现出体积微小、结构简单、无成形的细胞核、无核仁和核膜、除核糖体外无其他细胞器等特点。细菌种类繁多，在自然界中分布广泛，与人类关系密切。

第1节　细菌的形态与结构

一、细菌的大小

细菌体积微小，通常以微米（μm）作为测量细菌大小的单位。人的肉眼最小分辨率为0.1mm，所以观察细菌要借助光学显微镜将其放大几百倍到上千倍。

链 接　体积最大的细菌

纳米比亚珍珠硫细菌，是目前已知最大的原核生物，呈球形，宽度普遍有0.1～0.3mm，但有些大至0.75mm，几乎可用肉眼观察到。它们的数量很多，存在于纳米比亚海岸的沉淀物中，因含有微小的硫黄颗粒，所以呈现闪烁的白色。当它们排列成一行的时候，就好像一串闪亮的珍珠链。

二、细菌的基本形态

细菌有球形、杆形和螺旋形等三种基本形态，分别称为球菌、杆菌和螺形菌（图1-1）。

（一）球菌

球菌（coccus）呈圆球形或近似圆球形，有的呈矛头状或肾状。单个球菌的直径在0.8～1.2μm。根据繁殖时细菌细胞分裂方向、分裂后细菌粘连程度以及排列方式的不同可分为：

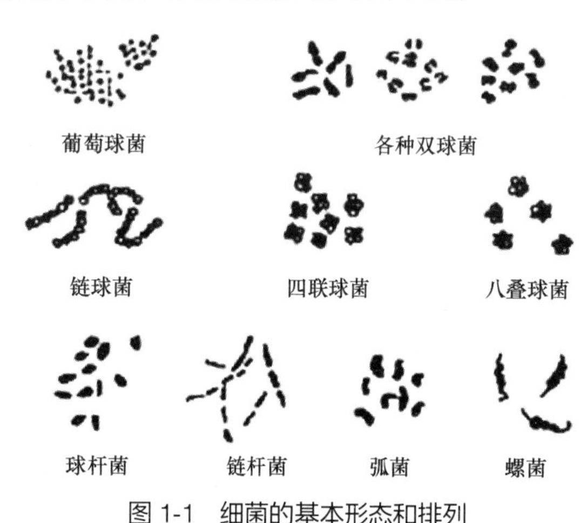

图1-1　细菌的基本形态和排列

1. **双球菌**（diplococcus）　菌体细胞在一个平面上分裂，分裂后的两个新菌体成对排列，如淋病奈瑟球菌。

2. **链球菌**（streptococcus）　菌体细胞在一个平面上分裂，分裂后菌体成链状排列，如溶血性链球菌。

3. **四联球菌**（tetragenus）　菌体细胞在两个相互垂直的平面上分裂，分裂后的新菌体排列在一起呈正方形，如四联微球菌。

4. **八叠球菌**（sarcina）　菌体细胞在三个互相垂直的平面上分裂，八个菌体重叠呈立方体状，如藤黄八叠球菌。

5. **葡萄球菌**（staphylococcus）　菌体细胞在几个不规则的平面上分裂，菌体多堆积在一起而呈葡萄状排列，如金黄色葡萄球菌。

球菌是细菌中的一大类。对人类有致病性的病原性球菌主要引起化脓性炎症，又称化脓性球菌（pyogenic coccus）。

（二）杆菌

各种杆菌（bacillus）的大小、长短、弯度、粗细差异较大。大多数杆菌中等大小，长 2～5μm，宽 0.3～1μm。菌体的形态多数呈直杆状，也有的菌体微弯。菌体两端多呈钝圆形（如大肠埃希菌），少数两端平齐（如炭疽杆菌），也有两端尖细（如梭杆菌）或末端膨大呈棒状的（如白喉杆菌）。杆菌一般分散排列，偶有成对或链状（如炭疽杆菌）排列，个别呈八字状或栅栏状（如白喉杆菌）排列。

（三）螺形菌

螺形菌（spirillar bacterium）菌体弯曲，可分为以下两类。

1. 弧菌（vibrio）　菌体只有一个弯曲，呈弧状或逗点状，如霍乱弧菌。

2. 螺菌（spirillum）　菌体有数个弯曲，如鼠咬热螺菌。

细菌形态受到各种理化因素的影响。一般说来，在生长条件适宜下培养 8～18h 的细菌形态较为典型，而幼龄细菌形体较长。当细菌衰老或在陈旧培养物中或环境中有不适合细菌生长的物质（如药物、抗生素、抗体、过高的盐分等）时，细菌常常出现不规则的形态，如梨形、气球状、丝状等。这种由于环境条件改变而引起的细菌形态变化称为多形性。当然这种因环境条件改变而发生的细菌形态变化是暂时的，恢复合适的生存条件，其形态可恢复正常。故观察细菌形态特征时，应选择典型形态的细菌进行观察。

三、细菌的结构

细菌的结构对细菌的生存、致病性和免疫性等均有一定影响。细菌的结构分为基本结构和特殊结构。基本结构是各种细菌共有的结构，包括细胞壁、细胞膜、细胞质和核质；特殊结构是某些细菌在一定条件下所特有的结构，包括芽孢、荚膜、鞭毛和菌毛（图 1-2）。

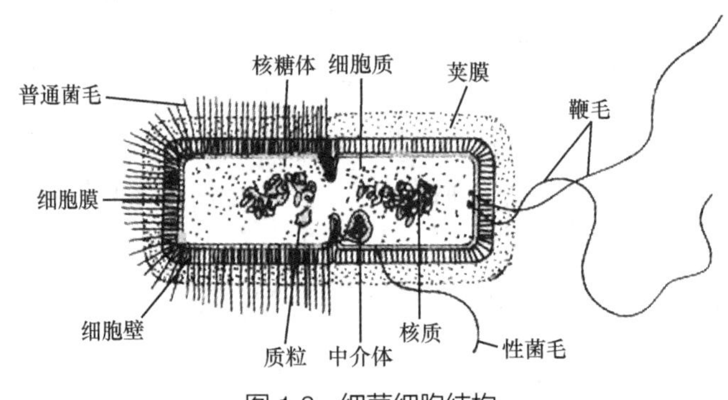

图 1-2　细菌细胞结构

（一）基本结构

1. 细胞壁（cell wall）　为细菌表面比较复杂的结构，位于细菌最外层，是一层平均厚度 15～30nm、质量均匀的网状结构，可承受细胞内强大的渗透压而不被破坏。细胞壁紧贴在细胞膜外，坚韧而有弹性。

考点：革兰氏阳性菌和革兰氏阴性菌细胞壁结构的异同

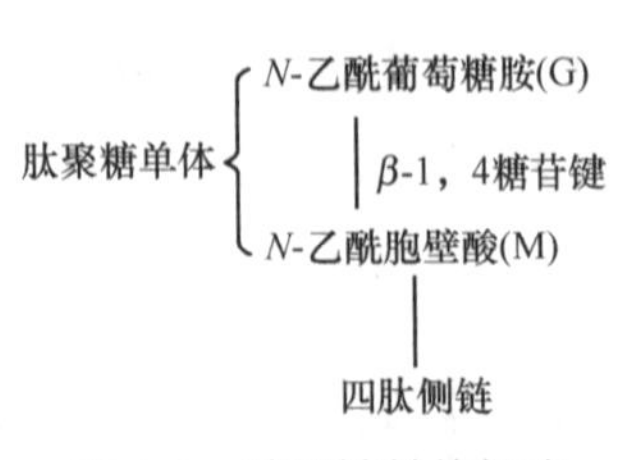

图 1-3　肽聚糖单体组成

（1）细胞壁主要成分：细菌细胞壁的主要成分是肽聚糖（peptidoglycan），又称黏肽，为原核细胞细胞壁所特有。除古菌外，几乎所有细菌的细胞壁都含有肽聚糖。肽聚糖是由肽聚糖单体聚合而成的多层网状大分子结构。肽聚糖单体由聚糖骨架和四肽侧链组成，其中聚糖骨架由 *N*-乙酰葡萄糖胺（G）和 *N*-乙酰胞壁酸（M）以 β-1，4 糖苷键连接形成，四肽侧链在 *N*-乙酰胞壁酸分子上连接（图 1-3），侧链之间再由肽桥（或肽链）连接起来，组成一个机械性很强的网状结构。各种细菌细胞壁的聚糖骨架均相同，但四肽侧链的氨基酸组成以及连接方式随菌种而异。

利用革兰氏染色法染色后可将细菌分为革兰氏阳性（G^+）菌和革兰氏阴性（G^-）菌两大类，两类细菌的细胞壁结构与化学组成具有明显的差异。

革兰氏阳性菌，如金黄色葡萄球菌，其细胞壁肽聚糖可多达15～50层，四肽侧链氨基酸由*L*-丙-*D*-谷-*L*-赖-*D*-丙组成，两条侧链之间通过五个甘氨酸组成的五肽桥交联连接。交联时五肽桥一端与侧链第三位*L*-赖氨酸连接，另一端与侧链第四位*D*-丙氨酸连接。这样金黄色葡萄球菌细胞壁的肽聚糖形成坚固致密的三维立体空间，机械强度大[图1-4A]。

革兰氏阴性菌，如大肠埃希菌，其细胞壁肽聚糖仅有1～2层，四肽侧链中第三位的氨基酸为二氨基庚二酸（DAP），以肽链直接与相邻四肽侧链中的*D*-丙氨酸相连，且交联率低，无五肽交联桥。这样大肠埃希菌细胞壁的肽聚糖仅形成结构较为疏松的二维平面结构[图1-4B]。

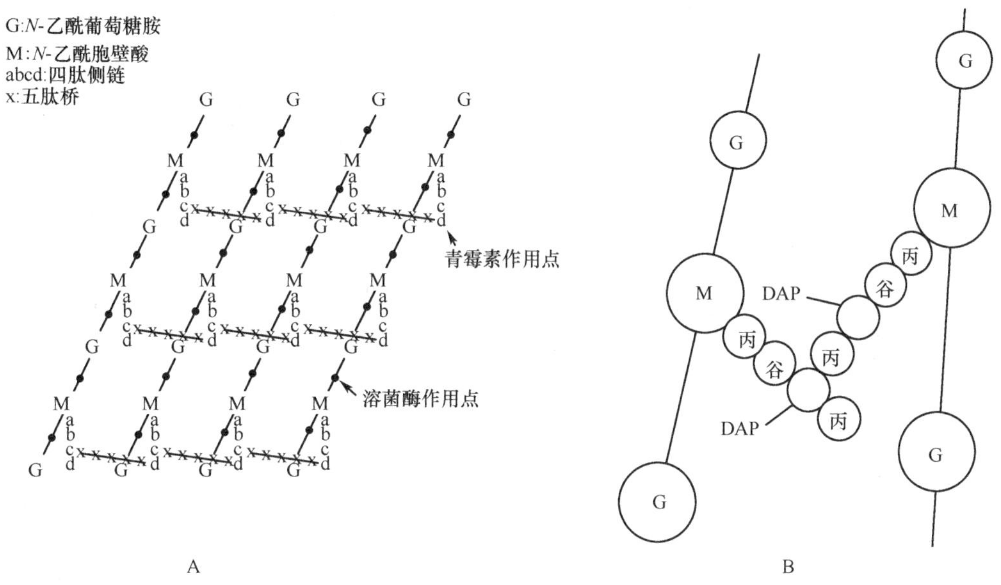

图1-4 细胞壁肽聚糖结构

A. 金黄色葡萄球菌细胞壁肽聚糖结构；B. 大肠埃希菌细胞壁肽聚糖结构

凡能破坏肽聚糖结构或抑制其合成的物质，都能损伤细胞壁而使细菌变形或杀伤细胞。例如，溶菌酶能切断肽聚糖中*N*-乙酰葡萄糖胺和*N*-乙酰胞壁酸之间的β-1，4糖苷键，导致多糖骨架破坏，引起细菌裂解；青霉素和头孢菌素的作用是抑制肽聚糖中五肽交联桥的形成，G^+菌不能合成完整的细胞壁而死亡。通常G^-菌对溶菌酶没有G^+菌敏感，这是因为G^-菌的外膜有屏障作用，使得药物不易到达作用靶位。人体细胞无细胞壁结构，亦无肽聚糖，故溶菌酶、青霉素和头孢菌素等对人体细胞无毒性作用。

除肽聚糖这一基本成分以外，G^+菌和G^-菌的细胞壁各有其特殊成分。

（2）G^+菌细胞壁特殊成分：G^+菌细胞壁较厚，20～80nm，肽聚糖含量丰富，占细胞壁干重的50%～80%。此外，尚有大量特殊组分磷壁酸，磷壁酸分壁磷壁酸和膜磷壁酸两种。壁磷壁酸一端与细胞壁中肽聚糖的*N*-乙酰胞壁酸连接，另一端游离于细胞壁外；膜磷壁酸一端与细胞膜连接，另一端也游离于细胞壁外。磷壁酸的主要功能：①其抗原性很强，是G^+菌的重要表面抗原。②在调节离子通过黏肽层中起作用。③与某些酶的活性有关。④某些细菌的磷壁酸，能黏附在人类细胞表面，其作用类似菌毛，与致病性有关。

（3）G^-菌细胞壁特殊成分：G^-菌细胞壁较薄，10～15nm，占细胞壁干重的5%～20%。此外，还有特殊成分外膜，位于细胞壁肽聚糖层的外侧，其组成由内向外分别为脂蛋白、脂质双层、脂多糖。①脂蛋白一端以蛋白质部分连接于肽聚糖的四肽侧链上，另一端以脂质部分连接于外膜的磷脂上，使外膜与肽聚糖层构成一个整体。②脂质双层是G^-菌细胞壁的主要结构，除转运营养物质外，还有屏障作用。脂质双层能阻止多种物质穿过，抵抗某些化学药物的作用，所以G^-菌对溶菌酶等的抵抗力比

G^+菌大。③脂多糖由类脂A、核心多糖和O-特异性多糖三部分组成，习惯上将脂多糖称为细菌内毒素。其中，类脂A是细菌内毒素的生物活性成分，为G^-菌的致病物质，无种属特异性，各种G^-菌内毒素的毒性作用大致相同；核心多糖位于类脂A的外层，具有属特异性，同一属的细菌核心多糖相同；O-特异性多糖分布在脂多糖的最外层，由数个至数十个低聚糖（3～5个单糖）重复单位所构成，O-特异性多糖具有种的特异性，其长度、单糖的种类、排列顺序和空间构型随细菌种类的不同而不同。

G^+菌和G^-菌细胞壁结构模式，见图1-5。

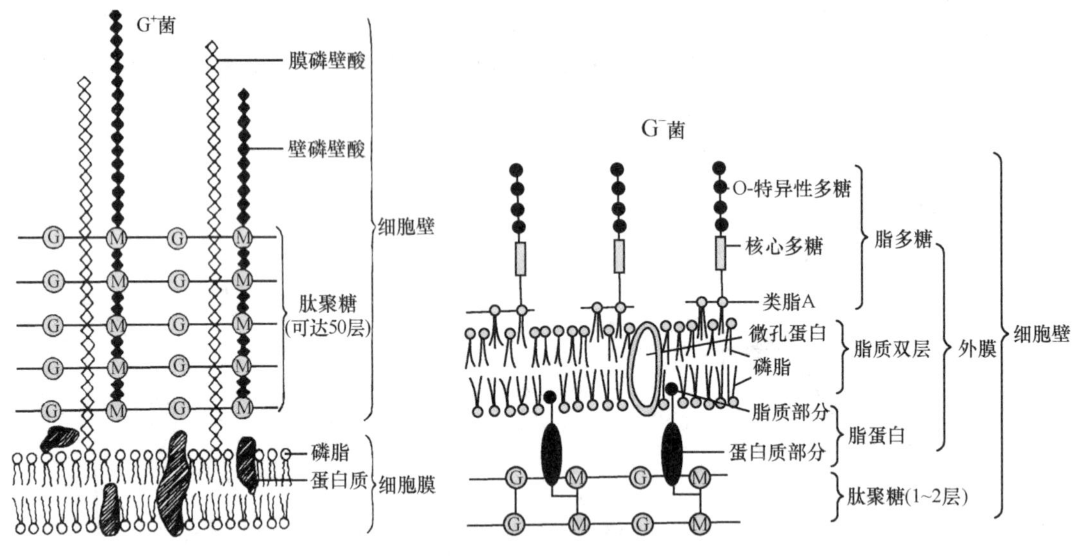

图1-5 细菌细胞壁结构

G^+菌和 G^-菌的细胞壁结构显著不同，导致这两类细菌在染色性、抗原性、毒性、对某些药物敏感性等方面存在很大的差异（表1-1）。

表1-1 G^+菌与G^-菌细胞壁结构的比较

特征	G^+菌	G^-菌	特征	G^+菌	G^-菌
结构	三维空间（立体结构）	二维空间（平面结构）	肽聚糖层数	多，15～50层	少，1～2层
强度	较坚韧	较疏松	磷壁酸	有	无
厚度	厚，20～80nm	薄，10～15nm	外膜层	无	有
肽聚糖含量	多，占细胞壁干重的50%～80%	少，占细胞壁干重的5%～20%			

（4）细胞壁的功能：①细菌细胞壁坚韧而富有弹性，使细菌能承受胞内巨大渗透压而不被破坏，可维持细菌固有形态并保护细菌；②细菌的细胞壁可允许水分及直径小于1nm的可溶性小分子自由通过，与细胞膜共同参与细菌内外物质的交换；③细胞壁的化学组成与细菌的耐药性、致病性、抗原性以及对噬菌体的敏感性有关；④细胞壁是细菌生长、分裂和鞭毛运动所必需的结构。

（5）L型细菌：指细胞壁缺陷的细菌，可自然发生，也可人工诱变。因L型细菌首次由Lister研究所发现，故以其名字第一个字母命名。用青霉素或溶菌酶处理可除去G^+菌的细胞壁，原生质仅被一层细胞膜包裹，称为原生质体。用溶菌酶和乙二胺四乙酸处理，可除去G^-菌肽聚糖层以及部分脂多糖，得到细胞壁部分缺陷的圆球体。

L型细菌的形态因细胞壁缺损而呈高度多形性，有球状、杆状和丝状等。其大小不一，对环境尤其是渗透压非常敏感。在普通生长条件下，L型细菌因不能承受细胞内巨大的渗透压而破裂，但在高渗液、适宜的培养条件下，L型细菌仍可生长。L型细菌生长较缓慢，一般在琼脂平板上培养2～7天后才能形成“荷包蛋样”细小菌落。

资料表明，L 型细菌有致病作用。临床上从一些反复发作的尿路感染、风湿病或脑膜炎患者的标本中，都曾分离出 L 型细菌，而且抗生素治疗多数效果不明显，且易反复发生。若遇症状明显而临床标本常规细菌培养为阴性者，应考虑细菌 L 型感染的可能性。

2. 细胞膜（cell membrane） 又称细胞质膜，位于细胞壁内侧，为紧包在细胞质外的具有弹性的半渗透性生物膜，约占细胞干重的 10%。

（1）细胞膜的组成：主要由磷脂和蛋白质组成。电子显微镜下的细胞膜呈明显的三夹板结构，在上下两暗色层间夹一浅色的中间层。细胞膜上的磷脂分子由带正电荷且能溶于水的极性头（磷酸端）和不带电荷、不溶于水的非极性尾（烃端）构成。极性头朝向膜的内外两个表面，具有亲水性；非极性尾则埋藏在膜的内层，形成磷脂双分子层，各种功能的蛋白质分布于其间（图 1-6）。

（2）细胞膜的功能：①具有选择性通透作用，与细胞壁共同完成菌体内外物质的交换；②细胞膜上有多种酶，参与细胞的代谢活动；③是细胞壁各种组分（肽聚糖、磷壁酸、LPS 等）和荚膜等大分子的合成场所；④是细菌鞭毛的着生点，为细菌鞭毛的运动提供能量。

（3）细菌细胞膜的其他结构：①中介体。在电子显微镜下可观察到由细胞膜向胞质中内陷、折叠、弯曲形成的囊状物，称为中介体（图 1-7）。中介体与细胞的分裂、呼吸、胞壁合成以及芽孢形成有关，多见于 G^+菌。②质周间隙。在 G^-菌的细胞膜与细胞壁之间有一空间，称为质周间隙。该间隙有丰富的蛋白质和酶类，与营养物质的分解、吸收和运转有关。同时，能破坏某些抗生素的酶，如青霉素酶，也在此间隙内。

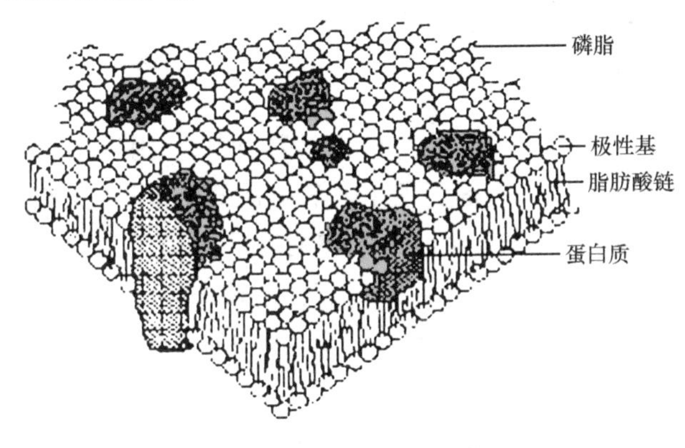

图 1-6 细菌细胞膜结构

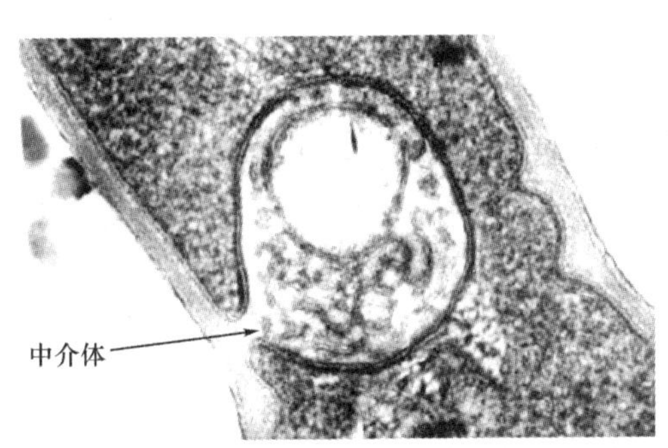

图 1-7 白喉棒状杆菌的中介体

3. 细胞质（cytoplasm） 又称为原生质，为无色透明黏稠的胶状物，基本成分是水、糖、蛋白质、脂类、核酸及少量无机盐。细胞质是细菌生活的内环境，含丰富的酶系统，是细菌合成和分解代谢的主要场所。细胞质中还存在多种重要结构。

（1）质粒（plasmid）：染色体外的遗传物质，游离于细胞质中，为闭环双链 DNA 分子，但分子量比染色体小，1×10^3～200×10^3bp。质粒携带某些特殊的遗传信息，编码细菌的耐药性（R 质粒）、毒力（Vi 质粒）、性菌毛（F 质粒）等。质粒能进行独立复制，非细菌生存所必需，失去质粒的细菌仍能正常存活。

（2）核糖体（ribosome）：又称核蛋白体，是细胞合成蛋白质的场所，其化学组成为 RNA 和蛋白质，由 50S 和 30S 两个亚基构成，沉降系数为 70S。核糖体也是许多抗菌药物选择作用的靶位，如链霉素能与 30S 亚基结合，红霉素能与 50S 亚基结合，从而干扰细菌蛋白质的合成，导致细菌死亡。

（3）胞质颗粒（cytoplasmagranula）：大多数为营养储藏物，包括多糖、脂类、多聚磷酸盐等。较为常见的是储藏高能磷酸盐的异染颗粒，嗜碱性较强，用特殊染色法可被染成与菌体其他部位不同的颜色。根据异染颗粒的形态及位置，可以鉴别细菌。

4. 核质（nucleoplasm） 又称拟核、类核，由裸露的双链 DNA 缠绕而成，是细菌遗传变异的物质基础，决定细菌的遗传特征。细菌的核质一般呈球状、棒状或哑铃状，多集中在菌体中部，无核膜和核仁。

（二）特殊结构

考点：细菌的特殊结构及功能

细菌的特殊结构包括芽孢、荚膜、鞭毛和菌毛。

1. 芽孢（spore） 某些细菌在生长发育后期，在菌体细胞内形成一个圆形或椭圆形的、折光性强的特殊结构，称为芽孢。芽孢主要由G^+菌产生，多形成于代谢末期，与营养物质的缺乏、代谢产物的积累等因素有关，但芽孢形成的决定因素在于细菌的芽孢基因。在合适的营养和温度条件下，芽孢可萌发成一个新的菌体，一个芽孢形成一个菌体。因此芽孢不是细菌的繁殖体，只是处于代谢相对静止的休眠状态。

芽孢的形状、大小以及在菌体中的位置随菌种而异，这些特点有助于细菌的鉴别（图 1-8）。如炭疽杆菌的芽孢为卵圆形，比菌体小，位于菌体中央；破伤风梭菌的芽孢为正圆形，比菌体大，位于顶端，形似鼓槌状。

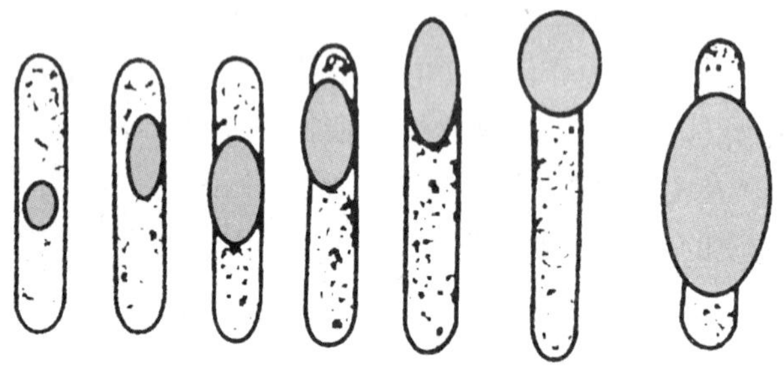

图 1-8 芽孢的各种类型

芽孢在自然界中分布广泛，有的芽孢可存活数十年之久，因此要严防芽孢污染伤口、用具、敷料、手术器械等。芽孢的抵抗力强，对热力、干燥、辐射、化学消毒剂等理化因素均有强大的抵抗力，一般方法难以将其杀死。芽孢可耐 100℃沸水煮沸数小时，杀灭芽孢最可靠的方法是高压蒸汽灭菌（121℃，20min）。因此，在消毒灭菌时往往以芽孢是否被杀灭作为判断灭菌效果的指标。

芽孢对理化因素抵抗力强的原因可能与这些因素有关：①芽孢的含水量少，蛋白质受热不易变性。②芽孢是由多层的致密结构包裹成的坚实小体，药物等不易渗入。③芽孢体内含有一种特殊成分 2，6-吡啶二羧酸，以钙盐形式存在，增强了菌体的耐热性。

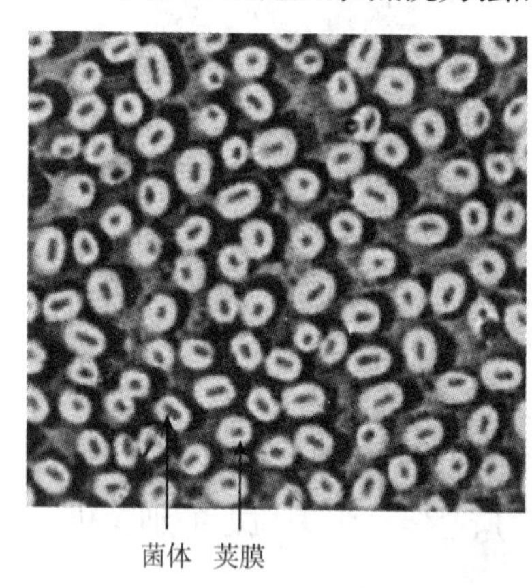

图 1-9 细菌的荚膜

2. 荚膜（capsule） 是某些细菌在一定条件下向细胞壁外分泌的一层黏液性物质，厚度在 0.2μm 以上称为荚膜或大荚膜，在光学显微镜下可以看见，如肺炎球菌荚膜（图 1-9）。有的厚度在 0.2μm 以下的称为微荚膜，如伤寒沙门菌的 Vi 抗原。

荚膜的化学组成因菌种而异，一般为多糖或多肽类物质。如肺炎球菌、脑膜炎球菌等的荚膜由多糖组成，少数细菌的荚膜为多肽，如炭疽杆菌荚膜。荚膜不易着色，用特殊染色法染色后才能看清荚膜。

细菌的荚膜一般在机体内或营养丰富的培养基中才能形成。有荚膜的细菌在固体培养基上形成光滑型（S 型）或黏液型（M 型）菌落，失去荚膜后菌落变为粗糙型（R 型）。荚膜并非细菌生存所必需，失去荚膜细菌仍可存活。

荚膜的功能：①具有抗吞噬作用，保护细菌免遭吞噬细胞的吞噬和消化，因而与细菌的毒力有关；②能储留水分使细菌具有抗干燥能力；③储存养料；④可使菌体附着于适当的物体表面，是引起感染的重要因素，如某些链球菌的荚膜物质黏附于人的牙齿而引起龋齿。

3. 鞭毛（flagellum） 某些细菌菌体上具有细长而弯曲的丝状物，称为鞭毛。鞭毛的化学成分主要是蛋白质，数目少则1～2根，多则可达数百根。鞭毛的长度常超过菌体若干倍，但直径很细，通常为10～30nm，必须用电子显微镜直接观察，或用特殊染色法染色后鞭毛在普通光学显微镜下方可看到（图1-10）。

根据鞭毛的数目、位置和排列不同，可将有鞭毛的细菌分为：①单毛菌，整个菌体只有一根鞭毛，位于菌体的一端，如霍乱弧菌；②双毛菌，在菌体两端各具一根鞭毛，如空肠弯曲菌；③丛毛菌，在菌体的一端或两端有一丛或两丛鞭毛，如铜绿假单胞菌（一丛）或红色螺菌（两丛）；④周毛菌，菌体周身都有鞭毛，如伤寒沙门菌、枯草杆菌等（图1-11）。

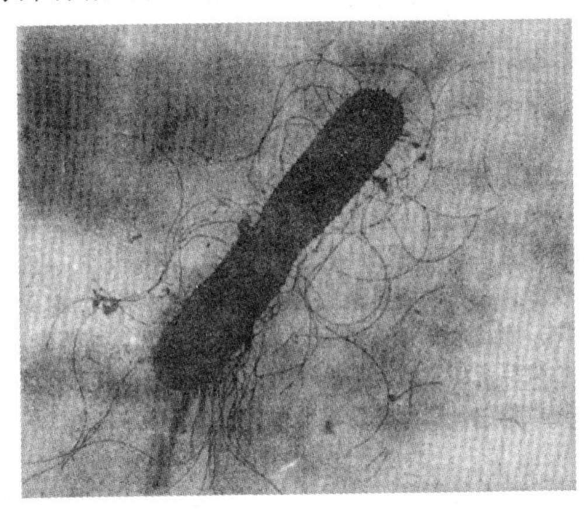

图1-10 破伤风杆菌的周身鞭毛

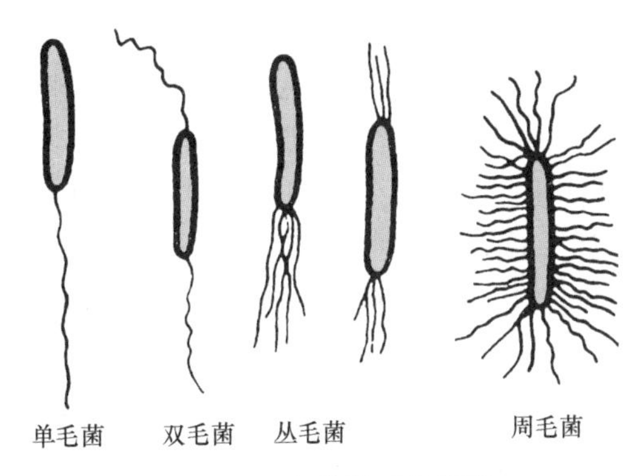

图1-11 细菌鞭毛的类型

鞭毛的主要功能：①作为细菌的运动器官，可采用悬滴法和压滴法观察细菌的运动情况，还可以采用半固体培养基穿刺接种法初步判断细菌能否运动；②作为鉴别细菌的依据，鞭毛蛋白具有特殊的抗原性，称为鞭毛抗原（H抗原），对某些细菌的鉴定及分类具有重要的意义；③与细菌的致病性有关，如霍乱弧菌、空肠弯曲菌等细菌可通过活泼的鞭毛运动穿过小肠黏膜表面的黏液层，黏附于上皮细胞表面而引起病变。

4. 菌毛（pilus） 许多G^-菌和少数G^+菌的菌体表面遍布的比鞭毛更为纤细、且短而直的丝状物，称为菌毛，又叫纤毛（fimbriae），用电子显微镜才能观察到。其化学成分是菌毛蛋白，菌毛与细菌的运动无关（图1-12）。

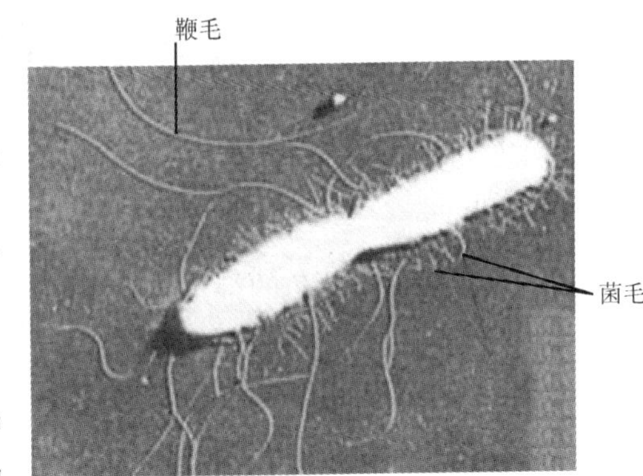

图1-12 细菌的菌毛

根据形态和功能的不同，菌毛可分为普通菌毛和性菌毛两种。

（1）普通菌毛：普通菌毛短、细、直，遍布菌体表面，能于宿主黏膜表面的受体相互作用，具有黏着或定居于各种细胞表面的能力，与细菌的致病性密切相关，无普通菌毛的细菌易被黏膜细胞的纤毛运动、肠蠕动或尿液冲洗清除。

（2）性菌毛：性菌毛比普通菌毛粗且长，一个细菌的性菌毛有1～4根。性菌毛由质粒携带一种致育因子的基因编码，故性菌毛又称F菌毛。带有性菌毛的细菌称为F^+菌或雄性菌，无性菌毛的细菌称为F^-菌或雌性菌。性菌毛能在细菌之间传递某些遗传性状，如细菌的毒性及耐药性，这是某些肠道杆菌容易产生耐药性的原因之一。

第2节 细菌形态的检查方法

显微镜是观察细菌形态的重要工具，人类正是借助显微镜才进入到微生物的世界。随着科技的发展，显微镜的种类和用途也越来越多，如暗视野显微镜、相差显微镜、电子显微镜等，可根据实验目的不同选用不同的显微镜。一般微生物实验室使用的是普通光学显微镜，其最大分辨力为0.25μm，放大 1000 倍左右就能看清细菌的外形。

一、不染色标本的检查法

将细菌直接置于普通光学显微镜或暗视野显微镜下观察，可观察到细菌的生活状态、运动状况以及繁殖方式等，常用悬滴法或压片法。由于细菌是无色半透明体，直接镜下观察其形态很不清楚，一般要用染色法进行检查。

二、染色标本的检查法

细菌染色多用碱性染料，如亚甲蓝、结晶紫、碱性复红等。由于细菌的等电点为 pH 2～5，因而在近中性溶液中带有负电荷，易与带正电荷碱性染料的着色基团结合而着色。

（一）单染色法

细菌只用一种染料着色，染色前要先将细菌制成标本，过程如下：细菌涂片→干燥→固定→染色→显微镜观察。因单染色法只用一种染料，如用结晶紫染料，细菌则被染成紫色；若用亚甲蓝则细菌被染成蓝色。通过该方法，可观察细菌的大小、形态和排列等，但不能鉴别细菌。

（二）复染色法

复染色法使用两种或两种以上的染料着色，可将不同种的细菌或同种细菌的不同结构染成不同的颜色，不仅可以观察细菌的形态和结构，还有助于鉴别细菌种类，故又称鉴别染色法。

1. 革兰氏染色法（Gram staining） 该方法是细菌学上常用的染色方法，基本过程：细菌涂片→干燥→固定→结晶紫初染→卢戈碘液助染→95%乙醇溶液脱色→苯酚复红复染→干燥→镜检，见图 1-13。

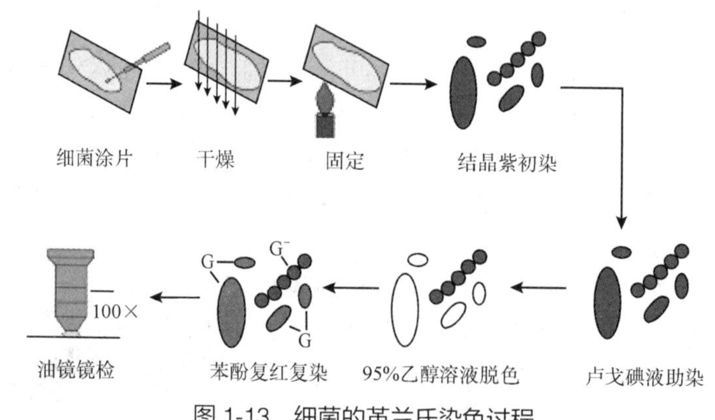

图 1-13 细菌的革兰氏染色过程

（1）结果：染成紫色的细菌为 G^+菌，如金黄色葡萄球菌、枯草杆菌等；染成红色的细菌为 G^-菌，如大肠埃希菌、伤寒沙门菌等。

（2）原理：革兰氏染色法与细菌成分、细胞壁组成差异、细菌等电点等因素有关，但目前认为主要是因为 G^+菌细胞壁肽聚糖层厚，脂质含量少，乙醇不易脱色，故呈紫色；G^-菌刚好相反，所以染成红色。

（3）意义：①革兰氏染色法将细菌分为阳性菌和阴性菌，有助于细菌的鉴别。②由于 G^+菌大多产生外毒素，G^-菌大多产生内毒素，将有助于了解细菌的致病性。③指导临床用药，如多数 G^+菌对青霉素较敏感，而多数 G^-菌对青霉素不敏感。

考点：革兰氏染色法的操作过程及其意义

2. 抗酸染色法（acid-fast staining） 该方法用来鉴别抗酸性细菌和非抗酸性细菌，过程如下：细菌涂片→干燥→固定→苯酚复红复染加温染色→盐酸乙醇脱色→亚甲蓝复染→干燥→镜检。染成红色的细菌称为抗酸性细菌，如结核杆菌、麻风杆菌等；染成蓝色的细菌称为非抗酸性细菌，临床上绝大多数病原菌为非抗酸性细菌。

（三）特殊染色法

细菌的某些结构需要用特殊的染色方法才能着色，如荚膜、芽孢、鞭毛等。

第3节 细菌的生长与繁殖

和所有生物一样，细菌需要从外界环境中摄取水分和营养物质，以获得能量并合成自身的成分，完成各种生理活动，维持细菌的生长与繁殖。

一、细菌的化学组成

细菌的化学组成主要是水和固体成分。其中，水分约占菌体重量的80%，固体成分包括蛋白质、核酸、糖类、脂类、无机盐等，约占菌体重量的20%。

二、细菌的营养物质

根据细菌对营养物质的需要，可将细菌分成自养菌和异养菌两大营养类型（表1-2）。

表1-2 细菌的营养类型及实例

营养类型	能源	碳源	实例	营养类型	能源	碳源	实例
光能自养菌	光	CO_2	蓝细菌、藻类	化能自养菌	无机物	CO_2	硫化细菌
光能异养菌	光	有机物	红螺细菌	化能异养菌	有机物	有机物	绝大多数细菌

不同细菌对营养物质的需求差别较大，细菌生长繁殖必需的营养物质有水、碳源、氮源、能源、无机盐和生长因子等。

1. 水 是一切生物生长繁殖不可或缺的成分。细菌细胞中水的主要作用：①作为良好溶剂，细菌对物质的吸收和运输须在水中进行。②参与细菌代谢过程中所有的生化反应，并提供氢、氧元素。③有效散发代谢过程中释放的能量，调节细菌温度。

2. 碳源 是细菌代谢的主要能量来源，也是合成菌体必需的原料。碳源分为无机碳源和有机碳源两类，除自养菌能以CO_2作为唯一碳源外，大多数细菌以有机含碳化合物作为碳源，如葡萄糖、麦芽糖等都能被细菌吸收利用，致病性细菌主要从糖类中获得碳源。

3. 氮源 细菌可利用各种含氮化合物合成自身的蛋白质、核酸以及其他含氮化合物。多数病原性细菌利用有机含氮化合物作为氮源，如氨基酸、蛋白胨等；固氮菌等少数细菌能以空气中的游离氮或无机氮作为氮源，如硝酸盐、铵盐等。

4. 能源 是为微生物生命活动提供最初能量来源的营养物质和辐射能。主要有光能（少数微生物能利用）和化学能（绝大多数微生物能利用）。在能源中，某些营养要素只有一种功能，如光能仅提供能量；而有些营养要素具有多种功能，如NH_4^+是硝酸细菌的氮源和能源物质，蛋白质、氨基酸等同时具有作为碳源、氮源和能源的功能。

5. 无机盐 在细菌细胞中以离子的形式存在，是细菌生长代谢中的重要营养物质。细菌中各类无机盐的主要作用：①构成菌体成分。②调节菌体内外渗透压。③促进酶的活性或作为某些辅酶组分。④某些元素与细菌的生长繁殖、致病性密切相关。如白喉棒状杆菌产毒株，其毒素产量明显受到培养基中铁含量的影响，当培养基中铁浓度降至7mg/L时，可使白喉棒状杆菌毒素产量显著增加。

6. 生长因子 是某些细菌在生长过程中必需的、需要量虽少但又自身不能合成的一类有机物质，包括维生素、某些氨基酸、脂类、嘌呤、嘧啶等。

三、细菌营养物质的吸收方式

一般认为，细菌吸收营养物质可通过细胞膜以以下4种方式来实现。

1. 单纯扩散（simple diffusion） 物质浓度由高到低，运输过程中的动力是菌体内外溶质的浓度差，不需要耗能。运送的物质主要是氧、水分、甘油等分子。该方法不是细胞吸收营养的主要方式。

2. 促进扩散（facilitated diffusion） 物质浓度由高到低，有特异性载体蛋白协助物质转运，不需要耗能。该方法可加快膜运送物质的速度，直到细胞内外浓度达到平衡。

3. **主动运输**（active transport） 物质浓度由低到高，需要膜上的特异性载体蛋白参与，要耗能。运送的物质主要有氨基酸、乳糖、无机离子等物质。该方法是细菌吸收能量的主要方式。

4. **基团转运**（group translocation） 物质浓度由低到高，需要特异性载体蛋白参与，要耗能。因溶质在运送前后会发生分子结构的变化，因此不同于主动运输方式。运送的物质主要有葡萄糖、果糖、核苷酸等物质。

考点：细菌吸收营养的主要方式

四、细菌的生长繁殖

（一）细菌生长繁殖的条件

1. **适当的营养** 水、碳源、氮源、能源、无机盐和生长因子等为细菌的新陈代谢、生长繁殖提供必需的原料和足够的能量。

2. **适宜的温度** 不同细菌对温度的要求不同，过高或过低都不利于其生长。根据细菌对温度的适应性，细菌可分为嗜冷菌、嗜温菌和嗜热菌。嗜冷菌的最适生长温度小于20℃，嗜温菌的最适生长温度为20～40℃，嗜热菌在高至56～60℃中生长最好。病原性细菌均为嗜温菌，最适温度为37℃，与人体体温相近，实验室培养细菌往往在37℃培养。

3. **合适的pH** 大多数细菌最适pH 6.8～7.4，在此范围内细菌的酶活性最强。少数细菌在碱性条件下生长良好，如霍乱弧菌在pH 8.4～9.2时生长最好。也有的细菌最适pH偏酸，如乳酸杆菌最适pH 5.5。人类的血液、组织液pH 7.4，细菌易生存；胃液偏酸，绝大多数细菌可被杀死。在实验室中培养细菌时，由于细菌代谢过程中分解糖产酸，使pH下降而影响菌体生长，所以培养基中应加入缓冲剂以保持pH稳定。

4. **必要的气体环境** 主要指O_2和CO_2。一般细菌代谢中都需CO_2，但大多数细菌代谢所产生的CO_2即可满足自身需要。根据细菌对O_2的需要不同，细菌可分为：①专性需氧菌，即必须在有氧的环境下才能生长繁殖的细菌，如结核分枝杆菌、枯草芽孢杆菌。②专性厌氧菌，即在无氧环境下才能生长繁殖的细菌，如破伤风梭菌。③兼性厌氧菌，即在有氧或无氧环境下均能生长繁殖，但在有氧时生长更好的细菌，多数病原菌都是兼性厌氧菌。

专性厌氧菌在有氧条件下生长受到抑制，其可能原因：①厌氧菌缺乏细胞色素与细胞色素氧化酶，不能氧化那些氧化还原电势较高的氧化型物质。②厌氧菌缺乏过氧化氢酶、过氧化物酶和超氧化物歧化酶（SOD），不能清除有氧环境下所产生的超氧离子（O_2^-）和过氧化氢（H_2O_2），因而难以存活。③有氧条件下，厌氧菌某些酶的—SH基被氧化为—S—S—基，导致酶失去活性。

（二）细菌的繁殖方式和速度

考点：细菌生长繁殖的方式和速度

1. **细菌的繁殖方式** 细菌主要以无性二分裂方式进行繁殖。细菌吸收营养物质生长发育到一定阶段，细胞体积增大，在细胞中间逐渐形成横隔，由一个母细胞分裂成两个大小相等的子细胞。细菌细胞分裂是连续的，两个子细胞正在形成之际，又在子细胞的中央形成横隔，开始第二次分裂。有的细胞分裂后便相互分离，有的不分离则形成多种排列方式。

2. **细菌个体的繁殖速度** 细菌繁殖速度极快。细菌分裂增殖的必需时间，称为代时（generation time），细菌代时的长短取决于细菌的种类，同时又受环境条件的影响。细菌代时一般为20～30min，个别细菌较慢，如结核分枝杆菌繁殖一代需15～18h。若以大肠埃希菌的代时为20min计算，在最佳条件下培养8h后，1个细菌可繁殖到200万个以上，10h后可超过10亿个，24h后细菌繁殖的数量可庞大到难以计算的程度。但实际上，由于细菌繁殖中营养物质的消耗、毒性产物的积聚以及环境pH的改变，细菌绝不可能始终保持原速度无限增殖，一定时间后细菌活跃增殖的速度会逐渐减慢，死亡菌数增加、活菌数减少。

3. **细菌群体的生长繁殖** 将一定数量的细菌接种于适当的培养基，定时取样计算细菌数，用于研究细菌生长过程的规律。以培养时间为横坐标，细菌数的对数为纵坐标，可得到一条生长曲线(图1-14)。

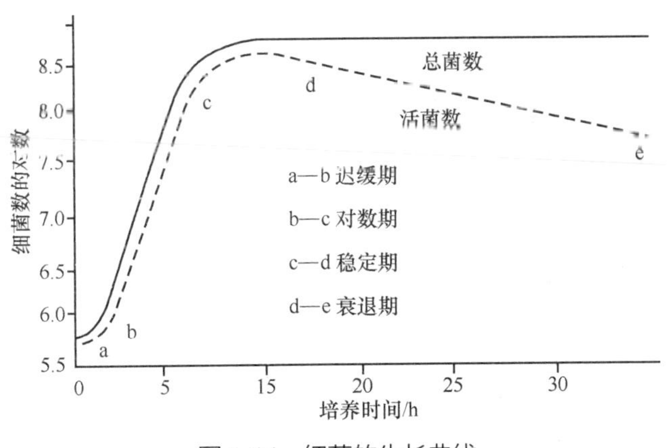

图1-14 细菌的生长曲线

根据细菌的生长曲线，细菌群体的生长繁殖可分为以下四期。

(1)迟缓期：为细菌接种至培养基后适应环境、繁殖前的准备时期，一般为1～4h。此期的特点：细菌不分裂，菌数不增加，细菌体积增大，代谢活跃，为细菌的分裂储备充足的酶、能量及中间代谢产物。

(2)对数期：又称指数期，此期的特点：细菌生长繁殖迅速，菌数以几何级数增长。对数期细菌的形态、染色、生物活性都很典型，对外界环境因素的作用敏感，是研究细菌性状、做药物敏感(药敏)试验的最佳时期。

(3)稳定期：此时培养基中营养物质消耗，有机酸和 H_2O_2 等毒性产物积累，pH下降等不利因素出现。此期的特点：细菌繁殖速度渐趋下降，细菌繁殖数和死亡数趋于平衡，活菌数保持相对稳定；细菌的形态和生理特性逐渐发生改变，芽孢多在此期形成；产生相应的代谢产物，如外毒素、内毒素和抗生素等。

(4)衰退期：此期的特点是细菌繁殖速度越来越慢，细菌死亡数超过繁殖数；细菌形态显著改变，如变长、肿胀、畸形，甚至菌体自溶；生理代谢活动趋于停滞。

掌握细菌的生长规律，对于研究细菌生理和生产实践有着重要的指导意义。如在生产中可选择适当的菌种、菌龄、培养基以缩短迟缓期；在无菌制剂的制备中应把灭菌工序安排在迟缓期以减少热原的污染；在实验室实训时则需尽量采用处于对数期的细菌作为实验材料；在发酵工业上，为获得更多的代谢产物，可适当调控和延长稳定期；利用芽孢在衰退期成熟，可保藏菌种。

五、细菌的人工培养

为更好地了解细菌，根据细菌生长繁殖的特点用人工方法为细菌提供营养物质和适宜的外部环境，对细菌进行人工培养。

(一)培养基及分类

培养基(culture medium)是人工配制的、适合微生物生长繁殖或积累代谢产物的营养基质。培养基应具备的条件：①含有合适的营养物质；②具有适当的pH；③灭菌后维持无菌状态。

1. 按培养基的营养成分和使用目的不同分类

(1)基础培养基：含有能满足一般细菌生长繁殖所需要的营养物质。如肉汤培养基，由牛肉浸膏或肉汤、蛋白胨、氯化钠和水等组成。

(2)营养培养基：在基础培养基中加入诸如血液、血清、酵母浸膏等营养物质，以满足对营养要求较高或有特殊营养要求的细菌的生长。如链球菌需要在血琼脂平板上才能生长。

(3)选择培养基：利用不同细菌对化学药物的敏感性不同，在培养基中加入一定的化学物质以抑制某些细菌的生长，从而筛选出目的菌。如在培养基中加入胆酸盐，能选择性地抑制革兰氏阳性菌的生长，便于革兰氏阴性菌的生长，该法常用于肠道病原菌的分离。

（4）鉴别培养基：由于不同细菌生化反应能力有差异，在基础培养基内加入特殊的底物和指示剂，可达到鉴别细菌的目的。如细菌的糖发酵试验，可根据细菌分解糖类产酸产气以及指示剂的变色来鉴别。

（5）厌氧培养基：专门用于厌氧菌培养与鉴别的培养基。厌氧培养基一般含有特殊的营养物质，氧化还原电位低，利于厌氧菌的生长。常用的厌氧培养基有庖肉培养基、巯基乙酸钠培养基等。

2. 按培养基物理状态的不同分类

（1）固体培养基：因含有凝固剂而呈现固体状态的培养基。常用的凝固剂是琼脂（agar）。琼脂是一种从海藻中提取的多糖类物质，熔点为96℃，冷却到45℃以下即可凝固。琼脂非细菌的营养物质，仅作为赋形剂使用，在液体培养基中加入 1.5%～2%的琼脂即可制成固体培养基。固体培养基在科学研究和生产实践上有着广泛的用途，可用于菌种的分离、保存、纯化和活菌计数等。

（2）半固体培养基：与固体培养基相比较，半固体培养基中的琼脂加入量为0.2%～0.8%，硬度低。半固体培养基主要用于细菌鞭毛有无的鉴别，即检测细菌有无运动能力。

（3）液体培养基：液体培养基中不需加入琼脂，培养基各组分均匀分布，微生物能充分利用培养基中的养料。实验室常用的液体培养基为营养肉汤；发酵工业中使用的种子培养基和发酵培养基也是液体培养基，可用于细菌生理学研究、摇瓶培养以获得大量菌体以及工业化的生产。

除上述两种分类方法外，培养基还可按培养微生物的种类不同分为细菌培养基、放线菌培养基和真菌培养基；按培养基的成分不同分为合成培养基、天然培养基和半合成培养基等。

（二）细菌在培养基中的生长现象

考点：细菌在培养基中的生长现象

将细菌接种到培养基中，放置于恒温箱37℃培养18～24h，可肉眼观察到细菌的生长现象。

1. 细菌在液体培养基中的生长现象

（1）均匀浑浊：大多数兼性厌氧菌在液体培养基中为均匀分散生长，整个培养基呈现均匀浑浊现象，如金黄色葡萄球菌。

（2）液面菌膜：某些专性需氧菌在液体培养基中进行表面生长，在液面上形成菌膜，如枯草芽孢杆菌。

（3）沉淀：少数呈链状的细菌如链球菌，在液体培养基中生长时可沉积在培养基的底层，表现出沉淀生长现象。

2. 细菌在固体培养基中的生长现象

（1）在琼脂斜面上的生长现象：将细菌在斜面培养基上划线培养后，可看到连成一片的纯培养物，称为菌苔（bacterial lawn）。

（2）在琼脂平板上的生长现象：将细菌在琼脂平板上划线培养后，由单个细菌繁殖而成的肉眼可见的细菌集团称为菌落（colony），每一个菌落通常是由一个细菌不断分裂增殖堆积形成的细菌纯种。不同细菌的菌落有不同的特点，表现在菌落的大小、形状、色泽、边缘、透明度、湿润度、表面光泽度等方面有差异，可用于细菌的鉴别（图1-15）。

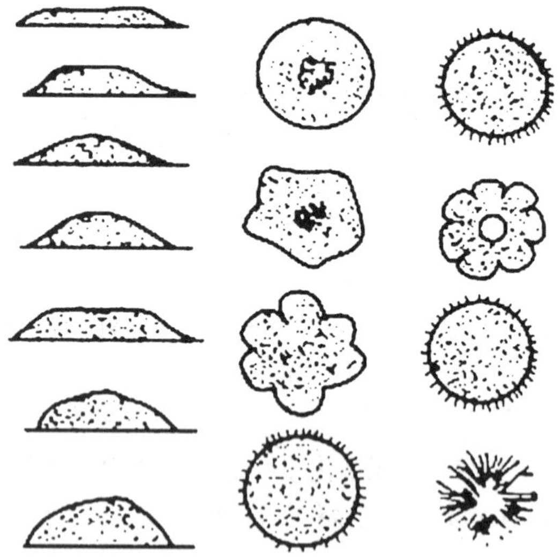

图1-15 细菌的菌落形态

3. 细菌在半固体培养基中的生长现象 用穿刺接种法将细菌接种在半固体培养基中培养，有鞭毛的细菌能沿着穿刺线扩散生长，使穿刺线模糊不清呈放射状或云雾状；无鞭毛的细菌只能沿着穿刺线生长，穿刺线周围的培养基仍较透明。

（三）细菌的人工培养在医药上的应用

1. 疾病的病原学诊断和治疗 在诊断某些传染病时，需要将患者体内的病原性细菌进行纯培养，鉴定其种类后才能确定是患了哪种疾病。同时，病原菌确定后，需做药敏试验以找出该菌敏感的药物，为临床治疗提供合理的用药选择。

2. 细菌学研究 研究细菌的生理特点、遗传变异性、致病性、耐药性和免疫性等，均离不开人工培养细菌。

3. 生物制品的制备 生物制品研制单位在研制菌苗、疫苗、类毒素、抗毒素和免疫血清时，都必须对纯种细菌进行筛选和培养。

4. 基因工程 利用细菌具有易培养和繁殖迅速的特点，在基因工程中细菌常作为基因受体细胞来使用。

第 4 节 细菌的新陈代谢

细菌的新陈代谢是指发生在细菌细胞中的各种分解代谢和合成代谢的总和，包括物质代谢和能量代谢。

一、细菌的能量代谢

细菌代谢所需能量，绝大多数是通过生物氧化作用而获得的。生物氧化是指在酶的作用下细菌细胞内所发生的一系列氧化还原反应。细菌的生物氧化类型分为：①需氧呼吸，以氧分子作为最终氢（或电子）受体的称为需氧呼吸。②厌氧呼吸，以无机物作为最终氢（或电子）受体的称为厌氧呼吸。③发酵，以有机物作为最终氢（或电子）受体的称为发酵。三者比较（表 1-3）如下。

表 1-3 细菌的生物氧化与产能

生物氧化类型	氢受体	总反应	释放的能量（kJ）
需氧呼吸	分子氧	$C_6H_{12}O_6+6O_2=6CO_2+6H_2O$	2878.59
厌氧呼吸	无机物	$C_6H_{12}O_6+12KNO_3=6CO_2+6H_2O+12KNO_3$	1794.94
发酵	有机物	$C_6H_{12}O_6=2CO_2+2C_2H_5OH$	225.94

二、细菌的代谢产物

细菌在分解和合成代谢中能产生多种代谢产物，故其代谢产物可分为分解代谢产物和合成代谢产物两类。

（一）分解代谢产物的检测

细菌的分解代谢产物因其具备的酶不同而有所差异。细菌各分解代谢产物可通过生化方法检测，通常为细菌的生化反应，一般用于细菌的鉴别。常用的检测方法有：

1. 糖发酵试验 不同细菌分解糖的种类、能力和代谢产物等均不同，一般以是否分解某种糖、是否产酸产气等现象来鉴别细菌。如大肠埃希菌和伤寒沙门菌，均为革兰氏阴性菌，其中大肠埃希菌含有乳糖分解酶，能分解乳糖产酸产气；伤寒沙门菌无乳糖分解酶，不能分解乳糖产酸产气，由此两种细菌通过糖发酵试验可以区分开来（表 1-4）。

表 1-4 糖发酵试验结果

细菌	葡萄糖	乳糖
大肠埃希菌	⊕	⊕
伤寒沙门菌	+	-

注：“⊕”表示产酸产气；“+”表示产酸不产气；“-”表示既不产酸也不产气。

2. 吲哚试验（indole test） 含有色氨酸酶的细菌可分解色氨酸生成吲哚，吲哚无色，若加入对二甲基氨基苯甲醛后，该试剂可与吲哚结合形成红色的玫瑰吲哚，称吲哚试验阳性，如大肠埃希菌、变形杆菌等；不含色氨酸酶的细菌，因不能分解色氨酸，不能产生吲哚，加入对二甲基氨基苯甲醛后不变红色，称为吲哚试验阴性，如产气荚膜梭菌。

3. 甲基红试验（methyl red test） 大肠埃希菌和产气荚膜梭菌都是 G^-短杆菌，两者都能分解葡萄糖、乳糖，产酸产气，不易区别。但两者产生的酸类和总酸量不同：产气荚膜梭菌分解葡萄糖产生丙酮酸后，可使 2 分子丙酮酸进一步转变为 1 分子中性的乙酰甲基甲醇，使培养基中的酸类减少，pH 变大，加入甲基红指示剂后呈橘黄色，为甲基红试验阴性；大肠埃希菌分解葡萄糖产生的丙酮酸，不转化为乙酰甲基甲醇，培养液呈酸性，pH 小于 4.5，加入甲基红指示剂后呈红色，称甲基红试验阳性。

4. V-P 试验（Voges Proskauer test） 产气荚膜梭菌生成的乙酰甲基甲醇在碱性条件下，可被空气中的 O_2 氧化生成二乙酰，二乙酰可与培养基中含胍基的化合物反应，生成红色化合物，称 V-P 试验阳性；大肠埃希菌可分解葡萄糖产生丙酮酸，不生成乙酰甲基甲醇，无二乙酰产生，故 V-P 试验阴性。

5. 枸橼酸盐利用试验（citrate utilization test） 产气荚膜梭菌能利用枸橼酸盐作为唯一碳源在培养基上生长，分解枸橼酸盐生成碳酸盐，同时分解培养基的铵盐生成氨，由此培养基变为碱性，使指示剂溴百里酚蓝（BTB）由淡绿转为深蓝，此为枸橼酸盐利用试验阳性；大肠埃希菌不能利用枸橼酸盐，故为枸橼酸盐利用试验阴性。

吲哚试验（I）、甲基红试验（M）、V-P 试验（V）、枸橼酸盐利用试验（C）四种试验合称为 IMViC 试验（字母“i”是为了发音需要加入的），常用于鉴定肠道杆菌（表 1-5）。

表 1-5 IMViC 试验结果

	I	M	V-P	C
大肠埃希菌	+	+	–	–
产气杆菌	–	–	+	+

注：“+”阳性，“–”阴性。

气相色谱法和液相色谱法可通过对细菌分解代谢产物中挥发性或不挥发性有机酸和醇类的检测，准确、快速地确定细菌的种类，是目前细菌生化鉴定的高新技术。

（二）合成代谢产物及其临床意义

考点：细菌合成代谢产物在药学中的应用

细菌通过新陈代谢不但能合成菌体的组成成分，如蛋白质、脂肪、核酸等，还能合成很多在医学上具有重要意义的代谢产物。

1. 热原质（致热原）（pyrogen） 是指通过注射进入人或动物机体引起发热的物质，热原质主要指细菌体中的脂多糖，另外酵母菌中的酵母多糖也有热原质的特性。脂多糖多由革兰氏阴性菌产生，少数革兰氏阳性菌也能生成，因其进入人或动物体内能引起发热反应，故称热原质。热原质耐高热，高压蒸汽灭菌 121℃ 20min 不能使其破坏，加热 180℃ 4h 或 250℃ 45min 才能使热原质失去作用。热原质可通过一般细菌滤器，但没有挥发性，所以，除去液体中的热原质的最好方法是蒸馏法。药液、水等被细菌污染后，有热原质存在的可能性，输入机体后可引起发热反应，严重的可致死。生物制品或注射液制成后要除去热原质比较困难，所以在制备和使用过程中必须严格无菌操作、防止细菌污染以确保无热原质存在。

临床使用注射剂时，常有患者发生寒战、发热、头痛、恶心、休克等症状，严重时甚至死亡，此为热原反应。为了提高药品质量和用药安全，人们对热原质进行了广泛研究。

2. 毒素（toxin） 细菌产生的毒素有内毒素和外毒素两种。内毒素（endotoxin）是革兰氏阴性菌细胞壁的脂多糖，其毒性成分为类脂 A，菌体死亡崩解后释放出来。外毒素（exotoxin）是由革兰氏阳性菌和少数革兰氏阴性菌在生长代谢过程中释放至菌体外的蛋白质，具有抗原性强、毒性强、作用特异性强等特点。

□. 侵袭性酶 某些细菌可产生具有侵袭性的酶，能损伤机体组织，促进细菌在机体中的扩散，细菌重要的致病因素，如链球菌的透明质酸酶等。

4. 色素（pigment） 某些细菌在营养丰富、氧气充足、温度适宜等条件下能产生色素，可用于细菌的鉴别。细菌色素有两类：①水溶性色素，溶于水，能弥散至培养基或周围组织中，如铜绿假单胞菌产生的绿脓色素使培养基或脓汁呈绿色。②脂溶性色素，不溶于水，仅保持在菌体内使菌落着色而培养基颜色不变，如金黄色葡萄球菌的金黄色色素。

5. 抗生素（antibiotic） 由某些微生物在代谢过程中产生的能抑制或杀死其他微生物或癌细胞的物质，称为抗生素。抗生素多由放线菌和真菌产生，细菌仅产生少数几种，如多黏菌素、杆菌肽等。

6. **细菌素**（bactericin） 为某些细菌产生的仅作用于有近缘关系细菌的抗菌物质。细菌素为蛋白类物质，抗菌范围很窄，无治疗意义，但可用于细菌分型和流行病学调查。

7. **维生素**（vitamin） 某些细菌产生的维生素，除供自身需要外还可分泌到菌体所在的环境中，如大肠埃希菌合成的维生素 B_6、维生素 B_{12}、维生素 K_2 等，对人体有利。

第5节 细菌的致病性

细菌的致病性是指细菌在宿主体内定居、增殖并引起疾病的性质，具有致病性的细菌称为致病菌或病原菌（pathogenic bacterium）。有些细菌在正常情况下对人不致病，但在机体抗病能力降低等特定条件下可致病，称为条件致病菌。病原菌进入机体后能否引起感染，取决于病原体的致病性和机体的免疫力状态两方面的因素。病原菌的致病作用与其毒力、侵入数量、侵入途径和机体的免疫状态密切相关。

一、细菌的毒力

考点：细菌毒力的构成

细菌的毒力（virulence）是指细菌致病能力的强弱程度，通常以半数致死量（LD_{50}）表示。LD_{50}即在一定时间内,通过一定途径使一定体重或年龄的实验动物半数死亡所需要的最小细菌数或毒素量。病原菌毒力由侵袭力和毒素构成。

（一）侵袭力

侵袭力（invasiveness）是指细菌突破机体的防御机制，在体内定居、繁殖、扩散蔓延的能力。构成侵袭力的主要物质有细菌的侵袭性酶、荚膜及其他表面结构。

1. **细菌的侵袭性酶** 该类酶本身无毒性，但在细菌感染的过程中能起到破坏机体组织屏障的作用，利于细菌抗吞噬或向深层组织中扩散，常见的有：

（1）血浆凝固酶：金黄色葡萄球菌产生的血浆凝固酶能使血浆中液态的纤维蛋白原转变为固态的纤维蛋白，加速血浆的凝固以保护病原菌不被吞噬或免受抗体等的作用。

（2）链激酶：大多数引起人类感染的链球菌能产生该酶，链激酶的作用是能激活溶纤维蛋白酶原成为溶纤维蛋白酶，使纤维蛋白凝块溶解利于细菌扩散。

（3）透明质酸酶：又称扩散因子，可溶解机体结缔组织中的透明质酸，使结缔组织疏松，通透性增加。如A族链球菌产生的透明质酸酶，可促使病原性细菌在组织中迅速扩散，造成全身性感染。

（4）胶原酶：胶原酶能水解肌肉和皮下组织中的胶原蛋白，便于细菌在组织中的扩散。产气荚膜梭菌能产生该酶。

此外，许多细菌形成的神经氨酸酶是一种黏液酶，能分解细胞表面的黏蛋白；A族链球菌产生的链道酶，可分解脓液中的DNA而加速细菌的蔓延。

2. **荚膜与其他表面结构** 细菌的荚膜具有抗吞噬作用和抗杀菌物质的作用，如将无荚膜细菌注射到易感动物的体内，细菌易被吞噬和消除；有荚膜的细菌则可引起易感动物病变，甚至死亡。肺炎球菌、炭疽芽孢杆菌、鼠疫耶尔森菌等的荚膜是很重要的毒力因素。有些细菌表面有其他表面结构或类似荚膜的物质，如链球菌的微荚膜、沙门氏杆菌的Vi抗原、大肠埃希菌的K抗原等，不仅能阻止细菌被吞噬，而且有抵抗补体和抗体的作用。此外，黏附因子如革兰氏阴性菌的普通菌毛、革兰氏阳性菌的膜磷壁酸等，细菌可借助于这些黏附因子黏附在组织细胞的表面。

（二）毒素

考点：外毒素和内毒素的特点

细菌毒素按其来源、性质和作用的不同，可分为外毒素和内毒素两大类。

1. **外毒素** 主要由革兰氏阳性菌产生，少数革兰氏阴性菌也能产生，如志贺氏痢疾杆菌的神经毒素、霍乱弧菌的肠毒素等。外毒素毒性强，小剂量即能使易感机体死亡。如纯化的肉毒梭菌外毒素（肉毒毒素）是目前已知的毒性最强的物质，1mg 可杀死 2 亿只小白鼠；破伤风毒素对小白鼠的致死量为 6～10mg；白喉毒素对豚鼠的致死量为 3～10mg。

外毒素具有高度的亲组织性，能选择性地作用于某些组织和器官，引起特殊病变。如破伤风梭菌、肉毒梭菌、白喉棒状杆菌所产生的外毒素，虽具有嗜神经性，但作用部位不同，患者临床症状也不相同。破伤风痉挛毒素对脑干和脊髓前角神经细胞有高度亲和性，可阻止甘氨酸等抑制性神经介质的释放，使骨骼肌出现强烈痉挛；肉毒毒素可阻断外周胆碱能神经末梢传递乙酰胆碱等介质的释放，麻痹运动神经末梢，使眼和咽部等肌肉松弛性麻痹；白喉毒素有对周围神经末梢、心肌等特殊组织的亲和性，通过抑制蛋白质合成引起心肌炎、肾上腺出血和神经麻痹等。

链 接 微整形神器——A 型肉毒杆菌毒素

"瘦脸针""除皱针""瘦腿针"这几个整形名词，其实有一个共同的名字：A 型肉毒杆菌毒素。它可阻断神经介质乙酰胆碱的释放，使肌肉张力下降或肌肉松弛性麻痹，最初是用来治疗 12 岁以上患有肌肉张力性疾病的患者，如斜视、眼肌痉挛症等。近年来在临床常通过局部肌内注射，达到瘦脸、瘦腿、面颈部除皱等美容目的。不规范注射肉毒杆菌毒素也可能会引发一定的并发症和副作用，如头痛、眼睑下垂、复视、闭眼不全、面部肌肉不对称、假面样感觉等，有些甚至出现过敏性休克。

外毒素的化学成分是蛋白质，不耐热，不稳定，60～80℃约 30min 即被破坏。外毒素抗原性强，经 0.3%～0.4%甲醛溶液处理去毒后的制品称为类毒素。类毒素毒性消除但仍保留抗原性，能刺激机体产生特异性的抗毒素。类毒素一般作为预防某些传染病的制剂，如注射白喉类毒素可以预防白喉杆菌感染。

2. 内毒素 内毒素主要是革兰氏阴性菌细胞壁中的脂多糖成分，存在于菌体内，是菌体的结构成分。细菌在存活状态时不释放出来，只有当细菌死亡破裂或用人工方法裂解细菌后才能释放，故称内毒素。大多数革兰氏阴性细菌都有内毒素，如沙门菌、痢疾杆菌、大肠埃希菌、奈瑟菌等。此外，极个别的革兰氏阳性细菌以及螺旋体、衣原体、支原体等也含有脂多糖，所以具有内毒素样活性。

内毒素毒性作用相对较弱，对组织器官的选择性不强，各种细菌产生的内毒素具有相似的致病作用，引起的主要临床症状：①极微量的内毒素可致机体出现发热反应。②白细胞反应，表现为白细胞总数在开始短暂降低后迅速持续升高，伤寒沙门菌例外。③低血压与休克。大量内毒素入血可导致内毒素血症，内毒素通过活化巨噬细胞、中性粒细胞等诱发其释放多种生物活性介质，使小血管功能紊乱而出现微循环障碍，表现出微循环衰竭、血压下降、主要组织器官血液灌注不足等，严重者可发展为内毒素休克。④弥散性血管内凝血（DIC），指微血栓广泛沉积在小血管中，是一种复杂的病理过程或综合征，可引起皮肤黏膜出血渗血、内脏广泛出血等现象，严重者可致死。

内毒素化学性质稳定，耐热，加热 100℃ 1h 不被破坏。加热 160℃ 2～4h，或用强碱、强酸、强氧化剂煮沸 30min 才能灭活。内毒素抗原性弱，不能用甲醛脱毒制成类毒素。

外毒素和内毒素的区别，见表 1-6。

表 1-6 细菌外毒素和内毒素的比较

	外毒素	内毒素
来源	G^+菌及部分 G^-菌分泌到细菌外	G^-菌细胞壁成分
化学组成	蛋白质	脂多糖
热稳定性	不稳定，易破坏	耐热，不易破坏
毒性作用	强，各种外毒素有高度的亲组织性，能选择性地作用于某些组织和器官，引起特殊病变	弱，各种内毒素对组织器官的选择性不强，具有相似的致病作用，可引起发热、白细胞反应、低血压与休克、DIC 等
抗原性	强，可刺激机体产生抗毒素。经甲醛处理可脱毒成为类毒素，可用于人工自动免疫	弱，刺激机体后产生抗菌性抗体，不产生抗毒素，不能经甲醛处理成为类毒素
编码基因	常为质粒	染色体

鲎的血液中因含有铜离子而成蓝色，微量的内毒素即可使鲎血液中的凝固因子产生凝胶反应。鲎试剂是从鲎血液中提取变形细胞溶解物经低温冷冻干燥而制成的生物试剂，能快速灵敏地检测出人体中 0.01～1.00ng/ml 的微量内毒素，在制药和食品工业中可用于对内毒素污染的监测。

二、细菌的数量

病原菌引起感染，必须有足够的数量。有些病原菌毒力极强，极少量的侵入即可引起机体发病，如鼠疫杆菌，数个细菌侵入人体就可发生感染；对大多数病原菌而言，需要达到一定的数量才能引起感染，少量的侵入易被机体防御系统清除。细菌致病所需的数量与毒力成反比，毒力越强则致病所需的菌数越少。

三、细菌的侵入途径

考点：细菌致病的主要途径

病原菌的侵入途径与感染发生有密切关系，多数病原菌只有通过特定的门户侵入，并在特定部位定居繁殖才能引起感染。如痢疾杆菌必须经口侵入，定居于结肠内才能发生疾病；破伤风梭菌只有经伤口侵入，在厌氧条件下于局部组织生长繁殖产生外毒素，才可引发疾病，若随食物进入机体则无法引起感染。病原菌的这种特性是在长期进化过程中，细菌寄生与机体免疫系统抗寄生之间相互作用、相互适应的结果。

细菌侵入机体的主要途径：①经消化道感染，如痢疾杆菌、霍乱弧菌等。②经呼吸道感染，如结核分枝杆菌、白喉棒状杆菌等。③经创伤感染，如金黄色葡萄球菌、乙型溶血性链球菌等。④接触感染，如淋病奈瑟球菌、布氏杆菌等。⑤节肢动物媒介感染，如鼠疫耶尔森菌等。有些病原菌可通过多种途径感染，如炭疽杆菌可通过破损的皮肤黏膜、呼吸道、消化道感染；结核分枝杆菌除常见的呼吸道感染外，还可通过破损的皮肤黏膜、消化道感染。

四、感染的发生、发展和结局

感染是指病原菌在一定条件下突破机体的防御屏障侵入机体，产生不同程度的病理反应，其发展与结局，取决于病原菌的毒力、数量、机体免疫状况以及环境等影响因素。

（一）感染的来源

1. 外源性感染 指引起感染的病原菌来自宿主体外。外源性感染的传染源主要有患者、恢复期患者、健康带菌者、病畜、带菌动物和媒介昆虫等。

2. 内源性感染 指引起感染的病原菌来自机体自身的体表或体内。内源性感染的病原菌大多是体内的正常菌群，少数是感染后以潜伏状态存在于体内的病原菌，如结核分枝杆菌。当机体免疫力降低，或由于外界因素的影响，如长期大量使用抗生素、恶性肿瘤、器官移植等可发生内源性感染。

（二）感染的类型

考点：细菌感染的类型

1. 隐性感染（inapparent infection） 当机体免疫力较强，或入侵的病原菌数量不多、毒力较弱时，感染后对人体损害较轻，不出现明显的临床症状，称隐性感染。隐性感染后机体可获得特异性免疫力，在防止同种病原菌感染上有重要意义。

2. 显性感染（apparent infection） 当机体免疫力较弱，或入侵的病原菌毒力较强、数量较多时，感染后病原菌可在机体内生长繁殖，产生毒性物质，造成机体组织细胞受到一定程度的损害，表现出明显的临床症状和体征，称显性感染。显性感染的过程在体内可分为潜伏期、发病期和恢复期，这是机体免疫力与病原菌之间力量对比变化所造成的，也反映了感染与免疫的发生与发展。

显性感染按病情缓急可分为急性感染和慢性感染两类。急性感染发病急，病程短，只有数日或数周，病愈后病原菌从体内消失，如霍乱等。慢性感染发病慢，病程长，往往持续数月或数年，胞内寄生菌可引起慢性感染，如结核分枝杆菌。

显性感染按感染的部位可分为局部感染和全身感染两类。

（1）局部感染（local infection）：病原菌侵入机体后只局限在一定部位定居，经生长繁殖产生毒性产物引起局部病变。局部的感染是机体的免疫作用使得入侵的病原菌限制于局部，阻止病原菌在机体中的蔓延扩散，如化脓性球菌引起的疖、痈等。

（2）全身感染（systemic infection）：在机体与病原菌相互作用中，由于机体的免疫功能薄弱，不能局限病原菌，以致病原菌及其毒性产物向周围扩散，经淋巴系统或直接入血，引发全身感染。临床上全身感染可能出现下列情况。

1）菌血症（bacteremia）：病原菌由原发病灶不断地侵入血流中，但由于受到机体细胞免疫和体液免疫的作用，病原菌未能在血中大量生长繁殖，如伤寒早期的菌血症、布氏短杆菌菌血症。

2）毒血症（toxemia）：病原菌只在机体的局部生长繁殖，细菌不侵入血流，但其产生的外毒素进入血流，外毒素经血液循环到达易感组织细胞而引起特殊的中毒症状，如白喉、破伤风等。

3）败血症（septicemia）：在机体防御能力大为减弱的情况下，病原菌不断侵入血流并在其中大量繁殖，释放毒素，造成机体严重损害引起全身中毒症状，如鼠疫耶尔森菌可引起败血症。

4）脓毒血症（pyemia）：化脓性细菌引起败血症时，由于细菌随血流扩散，在全身如肝、肺、肾等多个器官引发新的化脓性病灶，如金黄色葡萄球菌严重感染时引起的脓毒血症。

3. 带菌状态 机体在隐性感染或传染病痊愈后，病原菌未被及时清除，而在体内继续存在并不断排出体外，称带菌状态。处于带菌状态的人称带菌者，带菌者虽然体内带有病原菌但无临床症状，不易引起人们的注意，是传染病流行的重要传染源。健康人包括隐性感染者若体内带有病原菌，称健康带菌者，如在流行性脑脊膜炎或白喉的流行期间，不少健康人的鼻咽腔内可带有脑膜炎球菌或白喉棒状杆菌；医护人员因常与患者接触，易成为带菌者。病愈后体内带有病原菌的人，称恢复期带菌者，如痢疾、伤寒、白喉恢复期带菌者比较常见。及时查出带菌者并有效地加以隔离治疗，是防止传染病流行的重要手段之一。

第6节 常见病原性细菌

一、球 菌

球菌是细菌中的一大类，根据革兰氏染色法可分为G^+菌和G^-菌两类，对人致病的球菌主要有葡萄球菌、链球菌、淋病奈瑟菌等。由于此类球菌能引起机体发生化脓性炎症，所以又称化脓性球菌。

（一）葡萄球菌

葡萄球菌（*Staphylococcus*）广泛地分布于自然界，人和动物的体表以及与外界相通的腔道中也有，是最常见的化脓性球菌。

【生物学性状】

考点：葡萄球菌的典型形态与染色特性

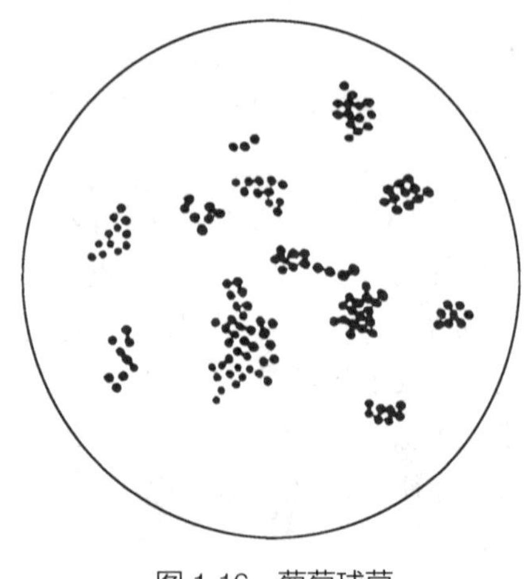

图1-16 葡萄球菌

（1）形态与染色：典型的葡萄球菌呈球形，直径0.4～1.2μm，无鞭毛和芽孢。通过染色在显微镜下可看到葡萄串样的排列（图1-16）。革兰氏染色阳性。

（2）培养特性：营养要求不高，在普通培养基上生长良好，需氧或兼性厌氧，最适生长温度37℃，最适pH 7.4左右。葡萄球菌的耐盐性很强，能在含10%～15% NaCl的培养基中生长，利用此特性可进行菌种筛选。不同型的菌株可产生不同的色素，使菌落呈现不同的颜色。

（3）分类：葡萄球菌分类方法很多，根据生化反应和产生色素的不同，分为金黄色葡萄球菌、表皮葡萄球菌、腐生葡萄球菌。金黄色葡萄球菌产生金黄色色素，致病性较强，为致病菌，许多国家药典规定，在外用药物中不得检出金黄色葡萄球菌。表皮葡萄球菌产生白色色素，致病性弱或无。腐生葡萄球菌产生白色或柠檬色色素，一般不致病。

考点：葡萄球菌的抵抗力

（4）抵抗力：葡萄球菌是抵抗力最强的无芽孢细菌。在干燥的脓汁、痰液中可存活数月，加热80℃ 30～60min才被杀死。对碱性染料敏感，用2%～4%结晶紫可治疗皮肤黏膜的葡萄球菌感染，对青霉素、红霉素、庆大霉素等抗生素敏感，但随着抗生素的广泛使用，耐药菌株逐年增加。

【致病性】 金黄色葡萄球菌可通过伤口、裂口以及消化道而感染，其产生的致病物质主要有血浆凝固酶、溶血毒素、肠毒素和杀白细胞素等，所致疾病如下。

（1）化脓性感染：金黄色葡萄球菌的局部化脓性感染有疖、痈、毛囊炎、脓疱疮等，其特点是脓汁黄且黏稠，病灶局限，与周围组织界限明显。内脏器官也可因金黄色葡萄球菌进入血流播散而发生感染，导致肺炎、脓胸、中耳炎、心内膜炎等疾病。若用外力挤压疖、痈或过早切开尚未成熟的脓肿，金黄色葡萄球菌可通过淋巴和血液扩散至全身，导致全身性感染，引起败血症、脓毒血症等，葡萄球菌引起的败血症在各种败血症中占首位。

案例 1-1

患者，男，10岁，因左手小指外伤后肿胀、疼痛前来就诊。经检查，其伤口感染病菌已化脓，且脓汁黏稠，炎症部位与周围组织界限清晰。取脓性分泌物涂片，用革兰氏染色法染色后镜检，发现有呈葡萄状排列的革兰氏阳性球菌。

思考题：1. 初步诊断该患者可能感染了何种细菌？

2. 该细菌具有什么样的生物学性状？

（2）食物中毒：由葡萄球菌肠毒素引起。当人们食用了被肠毒素污染过的食品1～6h后，会出现恶心、呕吐、腹泻等胃肠道症状，患者发病较急，但预后良好，一般1～2天可自行痊愈。

（3）假膜性肠炎：健康人的肠道中有少量金黄色葡萄球菌寄居，若长期使用广谱抗生素，肠道中不耐药的大肠埃希菌、脆弱类杆菌等被杀伤，耐药的金黄色葡萄球菌乘机大量繁殖产生肠毒素，引起以腹泻为主要症状的急性肠炎。葡萄球菌性肠炎本质是一种菌群失调症，其病理特点为肠黏膜上覆盖着一层由炎性渗出物、坏死组织和细菌组成的假膜。

【防治原则】 注重个人卫生，对伤口及时处理以免感染；严格无菌操作，防止医院内交叉感染；对脓肿应及时切开排脓，根据药敏试验合理选用抗生素进行治疗。

（二）链球菌

链球菌（*Streptococcus*）是另一大类常见的化脓性球菌。此类细菌种类多，型别复杂，广泛分布于自然界以及人和动物的咽腔、胃肠道等部位，多数为人体的正常菌群，少数为致病菌。

【生物学性状】

考点：链球菌排列方式与染色特性

（1）形态与染色：显微镜下可看到链球菌呈球形或卵圆形，链状排列。链的长短不一，短的由4～8个细菌组成，长的可达20～30个细菌（图1-17）。临床标本及固体培养基中以短链多见，液体培养基中易形成长链，链的长短与菌种、生长环境有关。革兰氏染色阳性，但培养时间较长或被吞噬细胞吞噬后可转为阴性。无芽孢和鞭毛，有的可形成由透明质酸组成的荚膜，但继续培养后可被链球菌产生的透明质酸酶分解而消失。

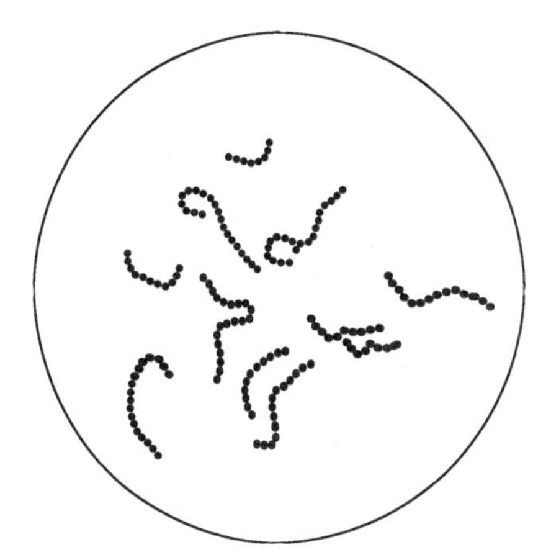

图1-17 链球菌

（2）培养特性：营养要求较高，在普通培养基上生长不良，需要在含有血清、血液的培养基上生长。需氧或兼性厌氧，少数专性厌氧。最适生长温度 37℃，最适 pH 7.4 左右。

（3）分类：链球菌的分类方法有多种，根据溶血能力和溶血现象可分为以下 3 类。

①甲型溶血性链球菌：菌落周围有草绿色溶血环，又称草绿色链球菌。甲型溶血性链球菌是人体呼吸道、肠道的正常寄居菌，为条件致病菌，可引起亚急性细菌性心内膜炎、泌尿系统感染等疾病。

②乙型溶血性链球菌：菌落周围可形成一个 2～4mm 宽且完全透明的无色溶血环，故又称溶血性链球菌。乙型溶血性链球菌能产生溶血毒素，致病力强，可引起人和动物的多种疾病。

③丙型链球菌：菌落周围无溶血环，又称为不溶血性链球菌。丙型链球菌常存于乳类和粪便中，一般无致病性。

（4）抵抗力：链球菌抵抗力不强，加热 60℃约 30min 可被杀死，对一般消毒剂敏感。冷冻干燥可保存数月至数年而不丧失致病力。乙型溶血性链球菌对青霉素、氯霉素、红霉素等抗生素敏感，青霉素是治疗链球菌感染的首选药物，极少产生耐药性。

【致病性】 致病性链球菌可通过直接接触、飞沫吸入或皮肤、黏膜等伤口侵入机体，产生多种毒素和侵袭性酶，主要有透明质酸酶、链激酶、链道酶、溶血毒素和红疹毒素等，所致疾病如下。

考点：链球菌局部化脓性感染特点

（1）化脓性感染：局部皮肤和皮下组织感染致病性链球菌，可引起痈、脓疱疮、蜂窝组织炎、淋巴结炎、淋巴管炎等，其化脓性特点是脓汁稀薄，病灶与周围组织界限不清晰。此外，还可发生扁桃体炎、中耳炎、肾盂肾炎、产褥热等其他系统的化脓性感染。

（2）猩红热：为急性呼吸道传染病，是机体感染溶血性链球菌后，由其产生的红疹毒素而导致的中毒性疾病，临床症状为发热、咽峡炎、全身弥漫性鲜红皮疹、疹退后有明显的脱屑等。

（3）链球菌超敏反应性疾病：有些患者感染链球菌后，可发生风湿病或急性肾小球肾炎。该类疾病的病变部位虽不能检出链球菌，但可检出链球菌抗原与相应抗体形成的免疫复合物，此类疾病是由病原菌引起机体发生了超敏反应而致。

链球菌感染后，机体可获得一定的免疫力。但由于链球菌的型别多，各型之间又无交叉免疫，故可反复感染。

【防治原则】 注意环境卫生，对患者和带菌者应及早治疗，以减少传染源。对急性咽峡炎或扁桃体炎患者应及早彻底治疗，防止风湿病或急性肾小球肾炎等超敏反应性疾病的发生。治疗可选用青霉素、红霉素等药物。

（三）淋病奈瑟球菌

淋病奈瑟球菌（*Neisseria gonorrhoeae*）简称淋球菌，是淋病的病原体，淋病是我国目前发病人数最多的性传播疾病。

【生物学性状】

考点：淋病奈瑟球菌排列方式与染色特性

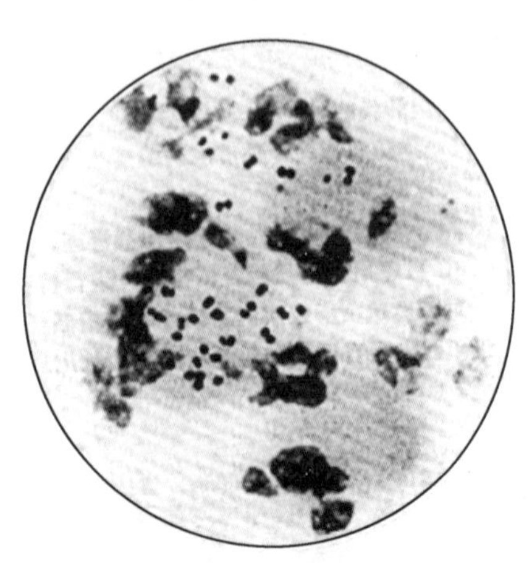

图 1-18 淋病奈瑟球菌

（1）形态与染色：淋病奈瑟球菌呈卵圆形或圆形，常成双排列，两球菌接触面平坦，像一对黄豆（图 1-18）。长约 0.7μm，宽约 0.5μm，无芽孢和鞭毛，有荚膜和菌毛。革兰氏染色阴性。

（2）培养特性：营养要求较高，用普通培养基不易培养，在含有血清、血液、卵黄囊等的培养基上才能生长良好。专性需氧，初次从人体标本分离时，为了促进其发育，需提供 5%～10%的二氧化碳。最适培养温度 37℃，最适 pH 7.5。

（3）抵抗力：淋病奈瑟球菌对理化因素的抵抗力普遍较弱。对热敏感，加热 55℃约 5min 可灭活，100℃立即死亡。淋病奈瑟球菌对各种消毒剂也很敏感，尤其对可溶性银盐敏感，1∶4000 的硝酸银溶液可快速杀死淋球菌，在 1%苯酚溶液中 1～3min 死亡。对青霉素敏感，但近年来耐药菌株逐渐增加。

【致病性】

考点：淋病奈瑟球菌所致疾病

人类是淋病奈瑟球菌唯一的自然宿主，主要通过直接性接触传播，间接传染较少见。一般感染初期影响男性前尿道，感染部位有黄色脓性分泌物，伴有尿频、尿痛、尿急等症状；女性则影响尿道和子宫颈，感染部位有黄色脓性分泌物，伴有阴道炎和外阴炎等。男女患者如不及时治疗，感染可扩散到整个生殖系统，男性可引起前列腺炎、输精管精囊炎及附睾炎；女性引起输卵管炎、尿道膀胱炎等。此外，女性患者还可在分娩时经产道传染给胎儿，引起新生儿眼结膜炎，又名"脓漏眼"。为防止新生儿发生该病，不论其母亲有无淋病，所有新生儿出生后均以1%的硝酸银溶液滴眼以预防间接感染。

【防治原则】 淋病是社会问题，预防淋病应加强性健康教育，杜绝不正当性关系，取缔娼妓；患者应及早到正规医院治疗；治疗可选用青霉素、新青霉素等药物。

二、杆 菌

杆菌在细菌中种类繁多，形态复杂，广泛分布于自然界。在此主要介绍常见的致病性杆菌。

（一）肠道杆菌

1. 埃希菌属 大肠埃希菌（*Escherichia coli*），是肠杆菌科埃希菌属的代表菌种，是肠道中的正常菌群，在一定条件下进入人体的其他部位可致病。

【生物学性状】 大小为（0.5～0.7）μm×（2～3）μm，无芽孢，有鞭毛，革兰氏染色阴性。在普通琼脂培养基上生长良好，最适温度37℃，最适pH 7.4左右。埃希菌属的细菌在土壤、水中可存活数月，且比其他肠道杆菌具有更强的耐热性，加热55℃约60min或60℃约15min仍有部分细菌存活。亚硝酸盐、胆盐、煌绿等对其有选择性抑制作用，本属细菌对磺胺、链霉素、金霉素等均敏感，青霉素的作用较弱。

【致病性】 埃希菌属细菌一般不致病，某些菌株还能产生大肠菌素，抑制肠道致病菌和腐生菌的繁殖。但在机体免疫力下降或外伤等作用下，该菌寄居部位改变，可侵入肠道外组织或器官，引起化脓性炎症，如胆囊炎、腹膜炎、尿道炎、肾盂肾炎和手术后感染等。某些致病性大肠埃希菌可引起婴儿腹泻或急性胃肠炎等肠道感染。

【卫生学检查】 大肠埃希菌寄居肠道随粪便排出体外，可污染水源、土壤和食品等。环境中检出大肠埃希菌数量越多，表明粪便污染环境的情况越严重，间接提示有肠道致病菌存在的可能性。大肠埃希菌被许多国家列为控制菌之一，国际上也广泛将大肠埃希菌作为卫生学检查的指示菌，常用大肠菌群数和细菌总数两项指标。

（1）大肠菌群数：指一群在37℃约24h能发酵乳糖，产酸产气，需氧或兼性厌氧的革兰氏阴性菌。我国卫生标准规定：每1000ml饮水中大肠菌群数不得超过3个；瓶装汽水、果汁等每100ml中大肠菌群数不得超过5个。

（2）细菌总数：指每毫升或每克样品培养后，所得细菌菌落的总数。我国卫生标准规定：生活饮用水的细菌总数每毫升不得超过100个。

2. 沙门菌属 沙门菌属（*Salmonella*）是寄生于人和动物肠道内的一大群形态、生化反应和抗原构造相似的革兰氏阴性杆菌，是肠杆菌科中重要的一个属。沙门菌属的细菌能引起人畜共患性疾病的发生，如伤寒沙门菌引起的伤寒，迄今仍是发展中国家一种常见的肠道传染病，沙门菌食物中毒在全球范围内也是一个引人注目的公共卫生问题。

【生物学性状】 大小为（0.5～1）μm×（2～3）μm，通常具有周鞭毛，无芽孢，一般无荚膜。革兰氏染色阴性。营养要求不高，在普通培养基上即能生长，需氧或兼性厌氧，最适温度37℃，最适pH 7.4左右。沙门菌属细菌抵抗力不强，60℃约15min即可被杀死，在5%苯酚溶液中5min死亡。但在水中可存活2～3周，在粪便中可存活1～2个月，对氯霉素、复方新诺明等药物敏感。

【致病性】 本属细菌可通过食物、饮水等消化道途径感染，能产生毒力较强的内毒素。此外，其致病性还取决于各种沙门菌的不同侵袭力以及机体的免疫力。临床上可引起 3 种类型的疾病。

（1）伤寒和副伤寒：又称肠热症，由伤寒沙门菌（*S.typhosa*）和甲、乙、丙型副伤寒沙门菌（*S.paratyphosa* A. B. C）引起。

伤寒的病程较长，3～4 周。病菌经消化道侵入，以菌毛吸附在小肠黏膜表面，到肠壁淋巴组织大量繁殖，进入血流引起第一次菌血症，患者主要出现头痛、食欲缺乏、持续发热等前驱症状。病菌随血流进入器官和组织，如肝、脾、肾、骨髓、胆囊，有时甚至是心脏，在其间生长繁殖后，再次进入血液引起第二次菌血症，并释放内毒素。此时患者全身中毒症状加剧，表现为持续高热，肝脾大，血液中的白细胞数量显著下降，约有 50%患者胸腹部皮肤出现玫瑰疹。胆囊中的细菌随胆汁进入肠道，部分排出，部分经肠黏膜再次进入肠淋巴组织，引起迟发型超敏反应，导致局部肠壁组织坏死、溃疡，严重者可发生出血和肠穿孔。肾中的细菌可随尿液排出体外。随着机体细胞免疫的建立和加强，细胞内的寄生病菌被杀灭，病情得到缓解，机体逐渐恢复，少数患者可成为胆囊带菌者。

副伤寒与伤寒有相似的病理过程，但症状较轻，病程也短，1～3 周。

伤寒和副伤寒的带菌者是该类疾病重要的传染源，因此对饮食行业工作者进行带菌检查尤为必要。伤寒痊愈后机体可获得牢固免疫力，主要依赖细胞免疫。

（2）食物中毒：最常见的沙门菌感染。由肠炎沙门菌、猪霍乱沙门菌等引起的食物中毒，需大量病菌进入机体才能致病，且潜伏期短，一般于 12～48h 发病。主要症状有恶心、呕吐、腹泻、发热等急性胃肠道症状。病程短，2～4 天内可自愈，预后良好。

（3）败血症：多由猪霍乱沙门菌引起，病菌进入肠道后，很快侵入血流，常引起脑膜炎、胆囊炎、心内膜炎、肾盂肾炎等，败血症症状严重。

【防治原则】 搞好饮食卫生，加强饮水、食品等的卫生监督以切断传染源。对食品加工和饮食服务人员定期进行健康检查，及早发现带菌者并及时治疗。治疗上常用氯霉素、氨苄西林、复方新诺明等药物。

3. 志贺菌属 志贺菌属（*Shigellae*）细菌统称为痢疾杆菌，是引起人类及灵长类动物细菌性痢疾的致病菌。

【生物学性状】 大小为（0.5～0.7）μm×（2～3）μm，不形成荚膜，无芽孢和鞭毛，有菌毛。革兰氏染色阴性。营养要求不高，在普通培养基上生长良好，需氧或兼性厌氧，37℃培养 18～24h 后呈光滑湿润、无色半透明、边缘整齐的光滑型圆形菌落，直径约 2mm。本属细菌对理化因素的抵抗力较弱，各种志贺菌中相对以宋内志贺菌对外界环境的抵抗力最强，福氏志贺菌、鲍氏志贺菌次之，痢疾志贺菌抵抗力最弱。在污染的物品和瓜果蔬菜上，志贺菌属细菌可存活 10～20 天，加热 60℃约 15min 或阳光照射约 30min 可被杀死。对酸敏感，在粪便中有其他产酸菌即可使本属细菌在数小时内死亡。因此对该属细菌的粪检必须及时，否则不易检出。对各种消毒剂敏感，由于抗生素的广泛应用，志贺菌属细菌的耐药菌株不断增多。

【致病性】 志贺菌属的致病性主要取决于侵袭力和内毒素，少数菌株还可产生外毒素。传染源是痢疾患者和带菌者，传播途径主要是粪-口途径感染。痢疾是常见的肠道传染病，在我国全年均可发生，以夏、秋季常见，人对志贺菌属细菌普遍易感。常见感染有以下 3 种类型。

（1）急性菌痢：典型特征是起病急，出现腹痛腹泻、脓血黏液便、里急后重、发热等症状，病菌一般不会侵入血液，极少发生菌血症。患者经及时治疗，预后良好。但如果治疗不彻底，可转为慢性菌痢。

（2）慢性菌痢：通常由于急性菌痢治疗不彻底，或症状不典型延误治疗，或因营养不良、胃酸过低伴有肠道寄生虫病以及免疫功能低下等可发展为慢性菌痢。病程超过 2 个月，迁延不愈。

（3）中毒性菌痢：以小儿多见，无明显消化道症状，但表现出明显的全身中毒症状。因细菌产生的内毒素被肠壁迅速吸收，导致微循环功能紊乱，患儿出现高热、休克、弥散性血管内凝血等症状，病死率高。

【防治原则】 应控制传染源、切断传播途径、保护易感人群。对急性菌痢患者及早发现、及时隔离、彻底治疗。对从事饮食业、保育员、自来水厂的工作人员等应定期进行体检，及早发现带菌者。加强粪便、饮食、饮水的管理，搞好环境卫生，饭前便后洗手，注意饮食卫生和个人卫生。加强流行病学调查分析，针对流行规律采取相应措施。对易感人群采用口服福氏和宋内志贺菌变异株减毒活疫苗进行人工自动免疫，提高人群免疫力。治疗上可用庆大霉素、氨苄西林、复方新诺明、诺氟沙星等抗菌药物以及小檗碱、马齿苋等中药。

（二）分枝杆菌

分枝杆菌属（*Mycobacterium*）是一类生物学性质独特的细菌，因菌体细长稍弯曲有分枝生长的趋势，故称分枝杆菌。该属引起人类疾病的主要是结核分枝杆菌和麻风分枝杆菌，在此仅介绍结核分枝杆菌。结核分枝杆菌又称结核杆菌，是人和动物结核病的病原菌。据世界卫生组织（WHO）统计，全球约有17亿人（约占总人口数的1/3）感染结核分枝杆菌，每年有近300万人死于结核病，发展中国家和地区该病情尤为严重，结核病已成为传染病中的头号杀手，对人类的身体健康是一个重大威胁。

【生物学性状】

考点：结核分枝杆菌的生物学性状

（1）形态与染色：大小约0.4μm×（1～4）μm，结核分枝杆菌的典型形状是细长略弯曲，呈单个或分枝状排列，有荚膜、无鞭毛、无芽孢。革兰氏染色不易着色，一般用齐-内（Ziehl-Neelsen）抗酸染色法染色，结核分枝杆菌被染成红色，其他细菌和背景中的物质为蓝色（图1-19）。

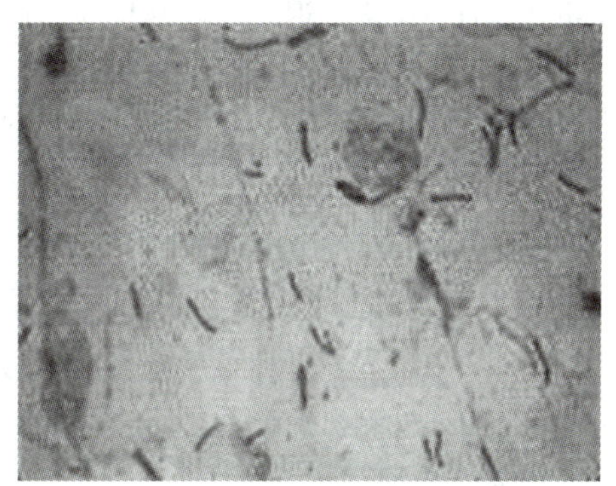

图1-19 结核分枝杆菌

（2）培养特性：营养要求高，在含有蛋黄、马铃薯、甘油和天冬素等培养基上才能生长。专性需氧菌，最适温度37℃，最适pH 6.5～6.8。生长缓慢，繁殖一代约需18h，接种后培养3～4周才出现肉眼可见的菌落。菌落干燥，坚硬，表面颗粒状，呈乳酪色或黄色，形似菜花样。

（3）抵抗力：结核分枝杆菌因含有大量脂类，对某些理化因素的抵抗力较强。在干痰中可存活6～8个月，若黏附于尘埃上，可保持传染性8～10天。阳光直射下该菌2～7h可被杀死，故结核病患者的衣物可用日光消毒。在3%HCl或NaOH溶液中能耐受30min，因而常用酸、碱中和处理污染严重的检材，杀死杂菌和消化黏稠物质，提高检出率。结核分枝杆菌对湿热、紫外线、乙醇的抵抗力弱，在液体中加热63℃约15min或在75%乙醇溶液中数分钟即可死亡。

（4）变异性：结核分枝杆菌对链霉素、利福平、异烟肼等抗结核药物较易产生耐药性。耐药菌株常出现活力和毒力减弱，如异烟肼耐药菌株对豚鼠的毒力消失，但对人类仍有一定的致病性。卡-介（Calmette-Guérin）二氏将牛型结核分枝杆菌培养于胆汁、甘油、马铃薯培养基中，历时13年经230次传代，使其毒力发生变异，成为对人无致病性且仍保持良好免疫性的菌株，称为卡介苗（Bacille Calmette-Guérin，BCG）。卡介苗接种于人体后，可使机体获得抗结核免疫力。

【致病性】 结核分枝杆菌的致病作用可能与菌体在组织细胞内大量增殖引起炎症反应、菌体自身成分与其代谢产物的毒性作用、细菌诱导机体产生迟发型超敏反应性损伤等有关。结核分枝杆菌可通过呼吸道、消化道和破损的皮肤黏膜等多种途径进入易感机体，引起多种脏器组织的结核病，如皮肤结核、肠结核、肺结核等，其中以肺结核最常见。机体的肺结核有两种表现类型。

（1）原发感染：即首次感染结核分枝杆菌，多见于儿童。结核分枝杆菌随同飞沫或尘埃通过呼吸道进入肺泡，被巨噬细胞吞噬后在其内大量生长繁殖，最终导致巨噬细胞死亡崩解，释放出的结核分枝杆菌或在细胞外繁殖侵害，或被其他巨噬细胞吞噬再重复上述过程，如此反复形成以中性粒细胞和淋巴细胞浸润为主的渗出性炎症病灶，称为原发灶。随着机体抗结核免疫力的建立，原发灶大多可纤维化和钙化而自愈。但原发灶内可长期潜伏少量结核分枝杆菌，不断刺激机体强化已建立的抗结核免疫力，也可作为以后内源性感染的来源。极少数免疫力低下者，结核分枝杆菌可经淋巴、血流扩散至全身，导致全身粟粒性结核或结核性脑膜炎。由于初次感染的机体对结核分枝杆菌缺乏特异性免疫力，因此感染病灶易扩散。

（2）继发感染：又称原发后感染，多见于成年人。大多为内源性感染，极少由外源性感染所致。继发感染的特点是病灶局限，一般不累及邻近的淋巴结，主要表现为慢性肉芽肿性炎症，形成结核结节，发生纤维化或干酪样坏死。病变常发生在肺尖部位，病菌可随痰液排出体外，传染性强。

【免疫性】

（1）人体免疫力：人体对结核分枝杆菌的感染率很高，但发病率却较低，这表明机体对结核分枝杆菌有较强的免疫力。而这种免疫力的持久性，依赖于结核分枝杆菌在机体内的存活，一旦体内结核分枝杆菌消失，抗结核免疫力也随之消失，此种免疫称为有菌免疫或传染性免疫（infection immunity）。抗结核免疫主要是细胞免疫，发挥作用的细胞包括致敏的T淋巴细胞和被激活的巨噬细胞。致敏的T淋巴细胞可直接杀死带有结核分枝杆菌的靶细胞，释放能激活巨噬细胞的多种淋巴因子；被激活的巨噬细胞对结核分枝杆菌有吞噬消化、抑制繁殖、阻止扩散和杀灭的能力。值得注意的是，在机体感染结核分枝杆菌时，细胞免疫与迟发型超敏反应是同时存在的，而迟发型超敏反应的发生对机体有不利的一面。

（2）免疫力的测定：测定机体对结核分枝杆菌有无免疫力可采用结核菌素试验。结核菌素试验可使用旧结核菌素（old tuberculin，OT）和精制纯蛋白衍生物（purified protein derivative，PPD）两种试剂，目前主要采用纯蛋白衍生物。试验时将一定量的OT或PPD注入受试者前臂皮内，48～72h内检查注射局部。若注射部位出现红肿硬节，且直径大于5mm者为阳性；若注射部位虽有红肿但无硬结或硬结直径不到5mm者为阴性。如受试者曾感染过结核分枝杆菌或接种过卡介苗，其结核菌素试验结果会表现出在注射部位出现迟发型超敏反应炎症，为阳性，说明该受试者对结核分枝杆菌有一定的免疫力。结核菌素试验可用来检测可疑患者是否感染结核分枝杆菌、接种卡介苗后是否转阳以及检测机体细胞免疫功能。

【防治原则】

考点：预防结核病的有效方式

（1）预防接种：卡介苗接种是预防结核病的有效措施之一，广泛接种卡介苗能大大降低结核病的发病率。通常新生儿出生后就必须接种，一般在接种后6～8周，结核菌素试验转阳（硬结直径为5～15mm）则表示接种者已产生免疫力，若结核菌素试验为阴性则应再补种，接种卡介苗成功后所产生的特异性免疫力可维持6～10年。未接种过卡介苗的，年龄3个月以内者直接补种，3个月～3岁者，要先进行结核菌素试验，若为阴性则补种，年龄大于或等于4岁者没必要再补种。

（2）治疗：对结核病患者应早发现、早治疗，采用联合应用抗结核药促使病灶愈合、消除症状和防止复发。常用的抗结核药物有异烟肼、链霉素、对氨基水杨酸钠和利福平等，各种抗结核药物合并应用，有协同、降低菌体耐药性产生和减少药物毒性等作用。目前由于结核分枝杆菌耐药菌株较多，因此在治疗过程中应做药敏试验，以选用合适的药物。

（三）破伤风梭菌

破伤风梭菌（*Clostridium tetani*）是破伤风的病原菌，广泛存在于自然界，尤其在土壤中多见。当机体受到创伤，或伤口被污染，或新生儿在断脐时消毒不严、使用不洁器械等，均有可能感染该菌。

【生物学性状】

考点：破伤风梭菌的生物学性状

（1）形态与染色：大小为（0.5～1.7）μm×（2.1～18.1）μm，菌体细长，有周鞭毛，有芽孢，无荚膜。成熟的芽孢为正圆形，位于菌体顶端，使得菌体呈鼓槌状，这是该菌的形态特征（图1-20）。革兰氏染色阳性，但培养时间过久可转呈革兰氏阴性。

（2）培养特性：营养要求不高，在普通培养基上能生长，常用肉渣培养基培养，肉汤呈浑浊状并产生硫化氢、甲基硫醇等有腐臭味的气体。专性厌氧菌，在有氧条件下不能生长繁殖，最适生长温度为37℃，最适pH为7.4左右。

（3）抵抗力：破伤风梭菌繁殖体的抵抗力与一般细菌相似，但其芽孢的抵抗力极强，在土壤中可存活数十年，耐煮沸1h，5%苯酚溶液中可存活10～15h，对青霉素敏感。

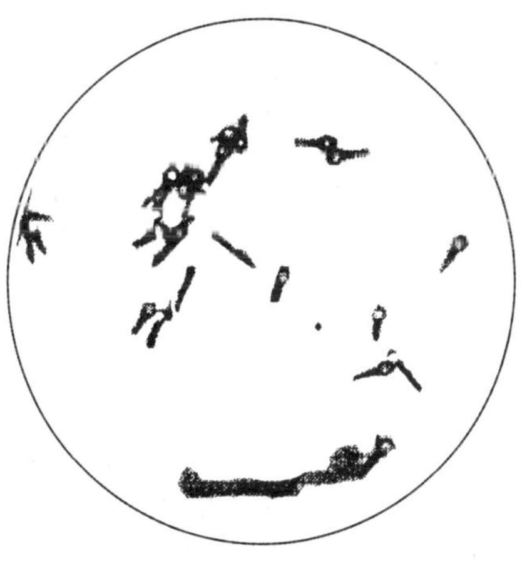

图1-20 破伤风梭菌的芽孢

【致病性】

考点：破伤风梭菌感染的条件

破伤风梭菌能产生毒性强烈的外毒素，一种是破伤风痉挛毒素，又称神经毒素，对神经系统尤其是脑干神经核脊髓前角神经细胞有高度的亲和力，对人的致死量小于1μg，是引起破伤风的主要致病物质；另一种是溶血毒素，能引起组织局部坏死和心肌损害，与致病性无关。

破伤风梭菌及其芽孢随外伤侵入机体，是否形成感染需要条件，即伤口局部能否造成厌氧环境。伤口窄而深，且混有其他需氧或兼性厌氧菌，或伤口内有异物或大量组织时其氧化还原电势下降等，均易形成厌氧环境，有利于破伤风梭菌芽孢的萌发和细菌繁殖。

破伤风的潜伏期平均为6～10日，亦可短于24h或长达20～30日，甚至数月。新生儿破伤风一般在断脐带后7日左右发病，故俗称“七日风”。一般来说，潜伏期或前驱症状持续时间越短，病情就越严重，死亡率越高。患者先有乏力、头晕、头痛、烦躁不安、打呵欠等前驱症状，这些前驱症状一般持续12～24h。接着出现典型的肌肉强烈收缩，患者咀嚼不便、张口困难、牙关紧闭、面部表情肌群阵发性痉挛，呈现出独特的“苦笑”面容。随后患者表现出颈项强直、角弓反张等症状。在持续紧张收缩的基础上，任何轻微刺激，如光线、声响、震动或触碰患者身体，均能诱发全身肌群的痉挛和抽搐。持续性呼吸肌群和膈肌痉挛，可以造成呼吸停止，致人死亡。疾病期间，患者神志清楚，一般无高热。

【防治原则】

考点：破伤风的防治原则

彻底清创是预防破伤风感染的有效方法。正确处理伤口，对于污染严重的伤口，特别是战伤，要清除伤口周围的一切坏死无活力的组织以及异物，充分引流，不予缝合。如发现接生消毒不严时，可用3%过氧化氢溶液洗涤脐部，然后涂以碘酊消毒。除了清创，还有下列一些主要措施。

1. 人工自动免疫 注射类毒素可以使机体产生破伤风抗毒素而获得免疫力。我国已在儿童计划免疫程序中推行“白、百、破”混合疫苗注射，使机体获得对百日咳、白喉、破伤风3种常见病的免疫力。

2. 人工被动免疫 现常用的被动免疫法是注射从牛或马等动物血清中精制所得的破伤风抗毒素（TAT）。对于受伤后可能被破伤风梭菌污染的人，应尽早肌内注射TAT 1500～3000U；对于已发病的破伤风患者应早期、足量注射TAT，以中和破伤风外毒素，一旦破伤风外毒素与神经组织结合，TAT则不能发挥效应。TAT是一种异种蛋白，有抗原性，可导致机体过敏反应，因此注射前要做皮试，如为阳性，可采用脱敏疗法。青霉素可抑制破伤风梭菌，并有助于其他感染的预防，可及早使用。

案例1-2

患者，男，32岁，因张口困难，2天前来医院就诊。自述4天前被锈迹斑斑的铁耙刺伤小腿，到乡卫生院对伤口实施清创缝合，拆线后遂表现出说话、吞咽时张口困难，颈部和背部肌肉疼痛等症状。经检查，该患者体温37.5℃，神志清晰，张口度只有0.1cm，咬肌和颈部肌肉张力明显变强。初步诊断该患者得的是破伤风。

思考题： 1. 该患者可能感染了何种细菌？

2. 对该患者该采取哪些防治的措施？

（四）铜绿假单胞菌

1882 年，Gessard 首先从临床脓液标本中分离到一种细菌，因其脓液呈绿色，故命名为铜绿假单胞菌，又称绿脓杆菌，是假单胞菌属的代表菌。铜绿假单胞菌在自然界分布广泛，人和动物的皮肤、呼吸道、消化道等也可存在该菌。人、畜肠道是铜绿假单胞菌的繁殖场所，临床感染的病原菌主要来自肠道。

【生物学性状】

（1）形态与染色：大小为（0.5～1.0）μm×2μm，杆状，单个、成对或短链排列，单端 1～3 根鞭毛，有菌毛，无芽孢。革兰氏染色阴性。

（2）培养特性：营养要求不高，在普通培养基上生长良好。专性需氧菌，最适生长温度 35℃，但能在 41℃生长。铜绿假单胞菌的菌落大小不一，边缘不齐，扁平湿润，能产生多种水溶性色素，主要有①绿脓色素使脓汁呈现蓝绿色，溶于水和氯仿中，无荧光性。②荧光色素为黄绿色，只溶于水。③红脓色素为红褐色，溶于水。

（3）抵抗力：铜绿假单胞菌对外界的抵抗力较其他无芽孢细菌强，在干燥或潮湿的地方均能长期生存。对热的抵抗力不强，加热 56℃约 30min 可被灭活。对染料、苯酚、甲酚皂等消毒剂敏感，但对醛类、汞类和表面活性剂等有不同程度的抵抗力。铜绿假单胞菌天然能抵抗多种抗生素，如青霉素 G、头孢霉素、卡那霉素、四环素、链霉素等，有“天然抗药菌”之称。

【致病性】 铜绿假单胞菌是人体正常菌群之一，寄居在皮肤、肠道等处，与其他菌群保持相对平衡。但在长期大量使用抗生素、大面积烧伤或机体免疫功能低下时，可引起急性或慢性感染，如皮肤、黏膜感染，肺炎、脑膜炎、败血症等，是医院内感染的重要病原菌之一。此外，由于该菌能产生胶原酶，故一旦眼部感染铜绿假单胞菌，会导致角膜溃疡、穿孔甚至失明。因此，我国药典规定，滴眼液、眼膏制剂以及一般外用药物绝对不得检出铜绿假单胞菌。

【防治原则】 因铜绿假单胞菌对大多数抗生素有耐药性，故临床上应用单一抗生素治疗的有效率很低。目前，治疗该菌可使用的抗生素有羧苄西林、头孢氨苄、氨基糖苷类的庆大霉素等，使用前应进行药敏试验，并采用联合用药的方式。同时，免疫治疗也是控制铜绿假单胞菌感染的有效措施，如注射多价菌苗、丙种球蛋白等。

三、螺 形 菌

（一）霍乱弧菌

霍乱弧菌（*Vibrio chderae*）是霍乱的病原体。

【生物学性状】

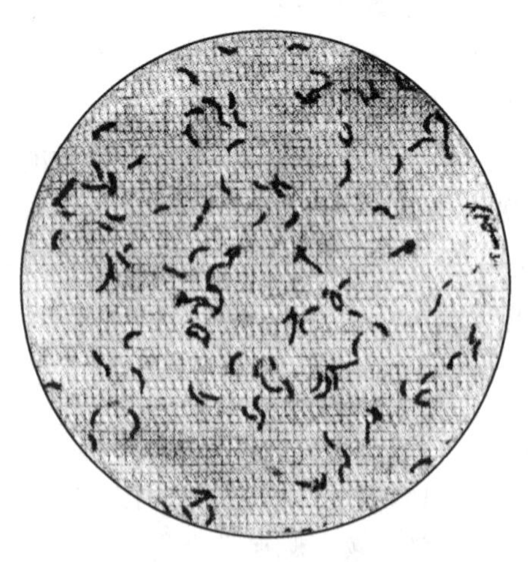

图 1-21 霍乱弧菌

（1）形态与染色：霍乱弧菌的形态非常典型（图 1-21）。菌体弯曲如弧形或逗点状，无荚膜、无芽孢，单端鞭毛。革兰氏染色阴性。

（2）培养特性：营养要求不高，在普通培养基上生长良好。需氧或兼性厌氧，最适温度 37℃，最适 pH 7.2～7.4，在 pH 8.4～8.6 的培养基中该菌也能生长，可用此特性抑制其他细菌生长而将霍乱弧菌分离出来。霍乱弧菌生长速度很快，能形成无色透明、光滑湿润、边缘整齐的菌落。

（3）抵抗力：不耐热，湿热 55℃15min 可被杀死；在 0.5% 的苯酚溶液数分钟可灭活；对氯敏感，可用 1∶4 的含氯石灰加水处理患者排泄物、呕吐物等，1h 可杀灭病菌。霍乱弧菌在水中可存活 2 周以上，对链霉素、氯霉素等抗生素敏感。

【致病性】 霍乱弧菌可通过鞭毛运动穿过肠黏膜表面的黏液层，借助菌毛黏附于肠上皮细胞进行迅速生长繁殖，产生霍乱肠毒素，霍乱肠毒素是目前已知的致泄作用最强的外毒素。患者和带菌者为传染源，被污染的水源或食物经消化道感染人体。霍乱弧菌对酸敏感，但如通过胃酸到达小肠，则经过短暂的潜伏期后便骤然发病。主要症状多以剧烈腹泻开始，继之呕吐，每天大便数次至数十次，排泄物呈"米泔"样。由于上吐下泻严重，引起体内水、电解质的丢失，可导致电解质平衡紊乱和代谢性酸中毒，经过补液纠正脱水后，大多数患者逐渐恢复正常，少数出现微循环衰竭、休克而死亡。

霍乱是急性胃肠道传染病，发病急，传播快，危害十分严重。霍乱在《中华人民共和国传染病防治法》中被列为甲类传染病，也是《国际卫生条例》(2005)规定的国际检疫传染病之一。至今在世界上已发生过7次霍乱大流行，特别是1961年暴发的第七次世界大流行，波及140多个国家和地区，死亡人数达上万人。

【防治原则】 早发现、早隔离、早治疗是防治霍乱的基本原则。加强卫生宣传教育，搞好饮食卫生以及粪便无害化处理，保障饮水安全。治疗上可使用氯霉素、诺氟沙星等药物。

(二)幽门螺杆菌

1983年，幽门螺杆菌(*Helicobacter pylori*，Hp)首次从慢性活动性胃炎患者的胃黏膜活检组织中分离出来，是目前所知能够在人的胃中生存的唯一微生物种类。目前我国Hp感染率约50%，感染部位主要在胃及十二指肠球部，是与胃炎、胃溃疡和胃癌有关的病原体。

【生物学性状】

(1)形态与染色：幽门螺杆菌是一种运动活泼，单极、多鞭毛、末端钝圆、螺旋形弯曲的细菌(图1-22)，革兰氏染色阴性。

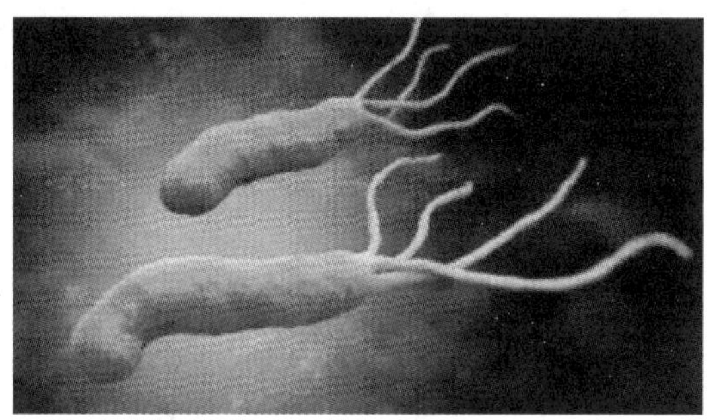

图1-22 幽门螺杆菌

(2)培养特性：幽门螺杆菌是微需氧菌，对生长条件要求十分苛刻，在普通培养基中不生长，需补充血清、淀粉、活性炭等，常用心脑浸出液琼脂、布氏琼脂、哥伦比亚琼脂等。最适温度35～37℃，在30℃和42℃条件下均生长不良，此特点可与其他弯曲菌区别，生长适宜pH 5.5～8.5。

(3)抵抗力：幽门螺杆菌在体外非常脆弱，不耐热，对普通的消毒剂都非常敏感。

【致病性】 幽门螺杆菌主要存在于感染者的胃、口腔和粪便中，其传播途径主要有口-口传播(如共餐、接吻等)和粪-口传播(如进食被污染的水或食物)，具有明显的家庭聚集现象。

感染的主要症状是反酸、烧心以及胃痛、口臭；还会引起慢性胃炎，主要临床表现是上腹部不适、隐痛，有时发生嗳气、反酸、恶心、呕吐，病程缓慢，但是容易反复发作，长期存在可能导致胃癌。

【防治原则】 目前尚无有效疫苗预防幽门螺杆菌的感染，在日常生活中要尽量控制传染源，切断传播途径，保护易感人群。

根除幽门螺杆菌，一般使用PPI(质子泵抑制剂)四联疗法，即PPI抑制胃酸药物加铋剂，再加两种抗生素(克拉霉素、阿莫西林、甲硝唑等)，均为一天服用两次，但PPI和铋剂是在饭前服用，两种抗生素是在饭后服用，以防对胃肠道产生刺激，疗程一般为14天，根除率达90%以上。

其他一些常见的病原性细菌，见表1-7。

表1-7 其他常见病原性细菌

细菌分类	菌名	革兰氏染色	传播途径	主要所致疾病
球菌	肺炎链球菌	G^+	呼吸道	大叶性肺炎
	脑膜炎奈瑟菌	G^-	呼吸道	流行性脑脊髓膜炎
杆菌	百日咳鲍特菌	G^-	呼吸道	百日咳

续表

细菌分类	菌名	革兰氏染色	传播途径	主要所致疾病
杆菌	白喉棒状杆菌	G^+	呼吸道	白喉
	产气荚膜梭菌	G^+	创伤	气性坏疽
	肉毒梭菌	G^+	消化道	食物中毒
	炭疽芽孢杆菌	G^+	破损皮肤、消化道、呼吸道	皮肤炭疽、肠炭疽、肺炭疽

自测题

选择题（A 型题）

1. 革兰氏阳性菌细胞壁特有的成分是（　　）
   A. 肽聚糖　　B. 几丁质
   C. 脂多糖　　D. 磷壁酸
   E. 外膜
2. 有关芽孢叙述错误的是（　　）
   A. 是细菌的休眠体
   B. 是细菌的特殊结构
   C. 是细菌的繁殖体
   D. 对不良环境的抵抗力很强
   E. 是灭菌是否彻底的判断依据
3. 有关鞭毛的叙述错误的是（　　）
   A. 化学成分为蛋白质
   B. 是细菌的运动器官
   C. 伸出细胞表面，呈波曲状
   D. 可用于鉴别细菌
   E. 可传递遗传物质
4. 关于菌毛的说法错误的是（　　）
   A. 是细菌的运动器官
   B. 有普通菌毛与性菌毛之分
   C. 普通菌毛与细菌致病性有关
   D. 性菌毛可传递遗传物质
   E. 化学成分为蛋白质
5. 荚膜的化学组分主要是（　　）
   A. 多糖和多肽　　B. 脂类和核酸
   C. 蛋白质和核酸　　D. 多糖和脂类
   E. 蛋白质和磷壁酸
6. 细菌生长繁殖所需的条件不包括（　　）
   A. 营养物质　　B. 气体
   C. 温度　　D. 光线
   E. 酸碱度
7. 关于金黄色葡萄球菌的特性，下列说法错误的是（　　）
   A. 可通过伤口引起感染
   B. 革兰氏阳性球菌
   C. 引起局部化脓性感染时病变比较局限
   D. 不易产生耐药性
   E. 无鞭毛和芽孢
8. 能引起风湿热、肾小球肾炎等超敏反应性疾病的是（　　）
   A. 金黄色葡萄球菌　　B. 淋病奈瑟球菌
   C. 肺炎链球菌　　D. 乙型溶血性链球菌
   E. 表皮葡萄球菌
9. 关于铜绿假单胞菌的特性，叙述错误的是（　　）
   A. 产生水溶性色素　　B. 对多种抗生素敏感
   C. 革兰氏阴性杆菌　　D. 营养要求不高
   E. 为条件致病菌
10. 急性细菌性痢疾患者，粪便标本的性状是（　　）
    A. 米泔水样便　　B. 成形黄软便
    C. 果酱色腥臭便　　D. 黏液脓血便
    E. 成形黑软便
11. 破伤风梭菌及芽孢具有的形态特征是（　　）
    A. 鼓槌状
    B. 网球拍或汤匙状
    C. 分枝状
    D. 一端或两端膨大呈棒状
    E. 弯曲状
12. 符合破伤风梭菌感染的条件为（　　）
    A. 表皮擦伤　　B. 吞入破伤风梭菌
    C. 手术切口　　D. 伤口形成厌氧微环境
    E. 吸入破伤风梭菌
13. 有效预防结核病所采用的生物制剂是（　　）
    A. 牛痘苗　　B. 抗生素
    C. 卡介苗　　D. 干扰素
    E. 维生素
14. 关于幽门螺杆菌的特性，叙述错误的是（　　）
    A. 运动活泼
    B. 主要存在于感染者的胃、口腔和粪便中
    C. 传播途径主要是口-口传播和粪-口传播
    D. 可以用疫苗进行有效预防
    E. 在普通培养基中不生长

第2章
放 线 菌

放线菌（actinomycete）是一类具有丝状分枝的原核细胞型微生物，菌落呈放射状生长而得名。大多数放线菌是需氧型腐生菌，广泛分布于自然界，尤其在含水量较低、有机物丰富和呈微碱性土壤环境中数量最多，泥土特有的“泥腥味”主要由放线菌的代谢产物土腥味素所致。由于许多放线菌有极强的分解纤维素、石蜡、角蛋白等的能力，故它们在环境保护、提高土壤肥力以及自然界物质转化中起着重要作用。

放线菌与人类关系极为密切，是抗生素的主要产生菌。在已发现的天然抗生素中，70%以上由放线菌产生，如链霉素、土霉素、四环素和红霉素。此外，一些放线菌的次级代谢产物还在临床上作为抗肿瘤药物，如多柔比星、博来霉素和放线菌素 D。放线菌还可用于制造各种酶制剂、维生素和有机酸等重要的医药类产品。也有少数寄生型放线菌可以感染人和动植物，构成危害。

第 1 节　放线菌的生物学特性

一、放线菌的形态和结构

放线菌革兰氏染色多为阳性，无荚膜、鞭毛和芽孢。放线菌的结构和化学成分和细菌相似，而形态学上有较大差距，其菌体呈丝状，有分枝，主要以孢子繁殖，这些特征与霉菌相似。因此，放线菌是介于细菌与真菌之间而又接近于细菌的一类丝状原核细胞型微生物。

（一）放线菌的菌丝

放线菌的菌丝是放线菌的孢子在合适的环境下吸收水分出芽，芽管伸长呈放射状、分枝状的丝状物。菌丝直径很小，一般呈无隔单细胞状态，大量的菌丝交织缠绕成为菌丝体（mycelium）。按照菌丝着生部位及功能的不同，将其分为基内菌丝、气生菌丝和孢子丝，如图 2-1 所示。

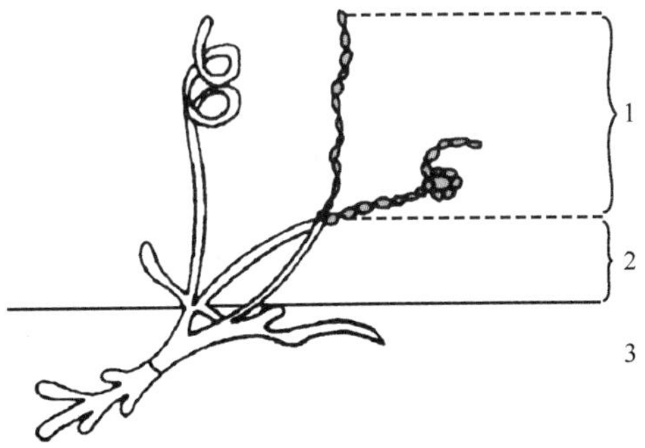

图 2-1　放线菌基内菌丝、气生菌丝及孢子丝着生位置

1. 孢子丝；2. 气生菌丝；3. 基内菌丝

1. 基内菌丝　匍匐生长于培养基质表面或伸向基质内部的菌丝，具有吸收营养物质的功能，又称为营养菌丝或初级菌丝。菌丝横径 0.2～1.0μm，无隔膜，多数不断裂。有些可产生色素，分为脂溶性色素和水溶性色素两类，后者可向培养基质内扩散，使之呈现一定的颜色。

2. 气生菌丝　基内菌丝发育到一定阶段，分化出向空间生长的菌丝称为气生菌丝或二级菌丝。气生菌丝较基内菌丝粗，一般颜色也较深，可覆盖整个菌落表面，呈绒毛状、粉状或颗粒状。

3. 孢子丝　当气生菌丝逐渐成熟，在其顶端分化出可形成孢子的菌丝，即孢子丝，又称繁殖菌丝。孢子丝有直形、波形、螺旋状等多种形态，以螺旋状多见。孢子丝的形态、着生方向、螺旋方向（左旋或右旋）、数目等是鉴定放线菌的重要依据，如图 2-2 所示。

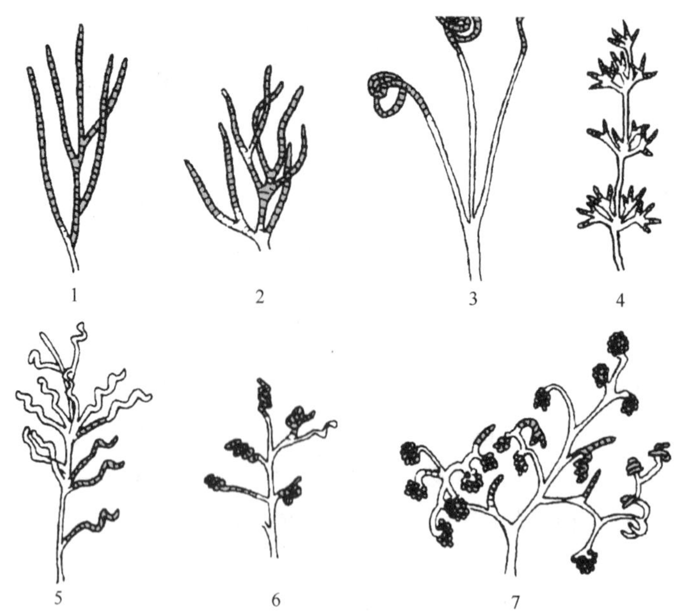

图 2-2 放线菌不同类型的孢子丝

1. 孢子丝直形，单叉分枝；2. 孢子丝丛生，波曲；3. 孢子丝顶端大螺旋；4. 孢子丝轮生；5. 孢子丝螺旋；6. 孢子丝紧螺旋；7. 孢子丝紧螺旋

（二）放线菌的孢子

孢子丝发育到一定阶段即分化形成孢子，孢子成熟后可从孢子丝中逸出飞散。放线菌的孢子为无性孢子，是放线菌的繁殖器官。孢子的形状多样，有球形、椭圆形、杆形、梭形等。孢子的颜色十分丰富，呈灰、白、黄、红、蓝、绿等颜色，孢子表面的纹饰因种而异，在电子显微镜下清晰可见，有的光滑，有的呈褶皱状、刺状、毛发状等。放线菌孢子的颜色和其表面结构特征在一定条件下比较稳定，可以作为菌种鉴定的依据之一。

二、放线菌的培养

（一）放线菌的培养条件

1. 营养 放线菌对营养要求不高，在普通培养基上即能生长。多数放线菌分解淀粉的能力较强，故培养基中大多含有一定量的淀粉。容易吸收和利用的碳源主要是淀粉、糊精、葡萄糖和麦芽糖，氮源可利用蛋白胨、氨基酸、硝酸盐、铵盐和尿素等，对无机盐的要求较高，一般需加入如钾、钠、硫、磷、铁等多种元素。实验室常用的有高氏一号培养基和淀粉铵琼脂等培养基。

2. 温度 腐生型放线菌生长的最适温度一般为 28～32℃，寄生型放线菌的温度则为 37℃，高温放线菌在 50～60℃也能生长。

3. 气体 大多为需氧菌，在实验室液体培养时若静置，会见到液面与瓶壁交界处形成菌苔，在抗生素生产过程中一般需要通气搅拌以增加发酵液中溶氧的含量以提高产量。

4. pH 最适 pH 为 7.2～7.6。放线菌对酸敏感，故在酸性条件下生长不良。

放线菌生长缓慢，需 3～7 天才能形成典型的菌落，放线菌菌种保藏可将孢子混入砂土管内，在 4℃下可保存 1～5 年。

（二）放线菌的菌落特征

放线菌的菌落通常为圆形，略大于或接近普通细菌菌落，但比真菌菌落小得多，主要具有以下一些特征：①表面干燥、坚实、致密牢固；②基内菌丝伸入到培养基中，与培养基结合牢固，不易挑起；③菌落不透明，正、反两面常呈现不同的色泽，从培养基的背面可以观察基内菌丝的颜色，如白、绿、橙红、紫、黑等多种颜色；④普通气生菌丝大多呈白色，当孢子丝发育成熟后，形成大量孢子堆覆盖于气生菌丝的表面，使菌落呈现白、粉、淡黄、紫、灰等多种颜色。不同种类的放线菌菌落具有一定的特征，是鉴定的依据。

考点：放线菌的培养条件及菌落特征

（三）放线菌的繁殖方式和生活史

放线菌主要通过无性孢子的方式进行繁殖。在液体培养基中，也可通过菌丝断裂的片段形成新的菌丝体而繁殖，故在工业发酵生产抗生素时，常采用搅拌培养以获得大量菌丝体。下面以链霉菌的生活史为例来说明放线菌的生活周期，如图 2-3 所示。

1. 孢子萌发 在适宜的环境条件下，孢子吸收水分而萌发，长出 1～3 个芽管。

2. 基内菌丝 芽管继续延长，分枝形成基内菌丝。

3. 气生菌丝 基内菌丝发育到一定阶段，向培养基外部空间生长形成气生菌丝。

4. 孢子丝 气生菌丝发育到一定阶段，在顶端形成孢子丝。

5. 孢子 由孢子丝发育形成孢子。如此反复循环，构成了放线菌的生活史。

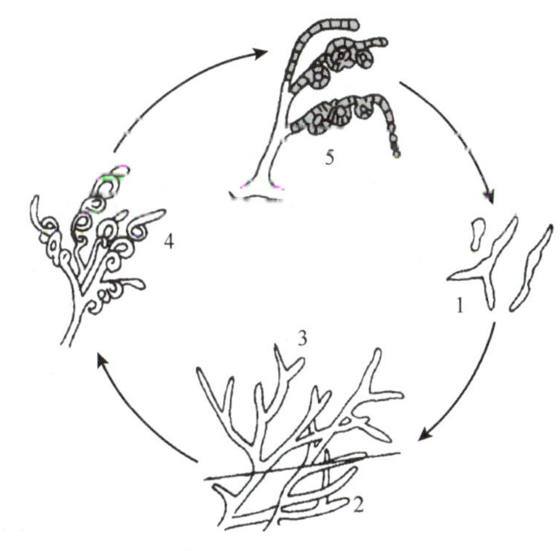

图 2-3 链霉菌生活史

1. 孢子萌发；2. 基内菌丝；3. 气生菌丝；4. 孢子丝；5. 孢子丝分化为孢子

考点：放线菌的生活周期

第 2 节 主要的放线菌属

一、链霉菌属

链霉菌属（*Streptomyces*）是放线菌目中最大的一个属，绝大多数腐生好氧，形态上的突出特点是有发育良好的基内菌丝和气生菌丝，气生菌丝特化形成的孢子丝和孢子所具有的特征在放线菌中最为显著。链霉菌属的孢子丝形态有直的、波浪形、螺旋形等，能形成长的孢子链。形态如图 2-4。

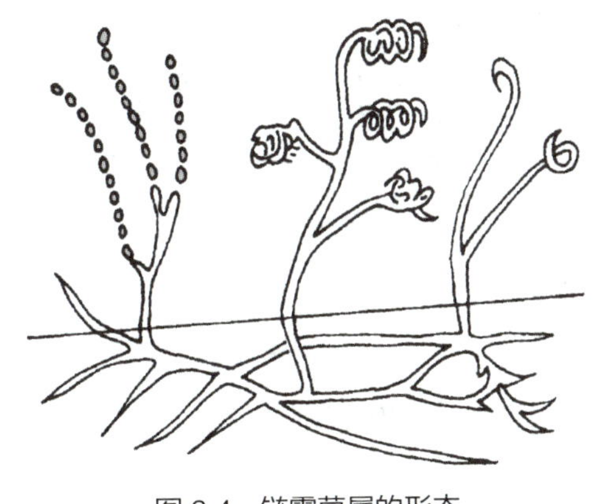

图 2-4 链霉菌属的形态

链霉菌属的次级代谢产物种类丰富，最重要的就是抗生素。在放线菌产生的抗生素中，有约 90%是由链霉菌属产生的。生产的抗生素主要有链霉素、卡那霉素、土霉素、氯霉素、四环素、金霉素、新霉素、红霉素、两性霉素 B、制菌霉素、万古霉素、丝裂霉素等。有的链霉菌能产生一种以上的抗生素，而不同种的链霉菌也能产生同种抗生素。

二、诺卡菌属

诺卡菌属（*Nocardia*）的放线菌主要形成基内菌丝，气生菌丝发育不好，大多数种不长气生菌丝，有的种产生一薄层气生菌丝，成为孢子丝（图 2-5）。基内菌丝和孢子丝有横隔，断裂后形成长度不等的杆形，这是该菌属的主要特征。菌落外观较链霉菌小，表面多皱，致密干燥，呈黄、黄绿、橙红等颜色，用接触环一触即碎。据报道，诺卡菌属能产生 30 多种抗生素，如治疗结核病和麻风的利福霉素，对引起植物白叶病的细菌和原虫、对病毒有作用的间型霉素等。此外，还可用于石油脱蜡、烃类发酵以及环境治理等方面。

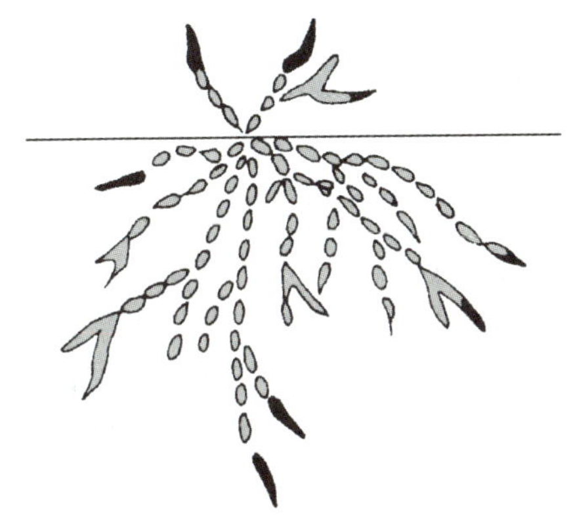

图 2-5 诺卡菌属的形态

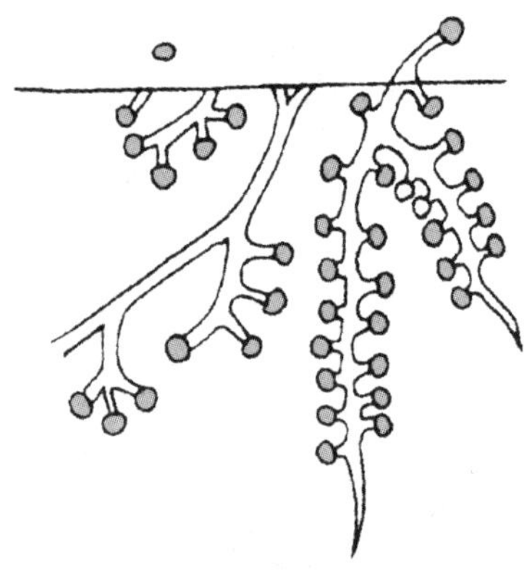
图 2-6　小单孢菌属的形态

三、小单孢菌属

小单孢菌属（*Micromonospora*）无气生菌丝，基内菌丝纤细，横径为 0.2～0.6μm，无横隔，只在基内菌丝上长出孢子梗，在每一个分枝小梗的顶端生成一个球形或椭圆形孢子（图 2-6）。菌落与培养基结合紧密，表面突起，多皱或光滑，常呈红、橙黄、深褐等颜色。小单孢菌属喜居于土壤、湿泥和盐地中，能分解自然界的纤维素、几丁质、木素等，同时也是产生抗生素较多的属，如庆大霉素、利福霉素、创新霉素等五十多种抗生素。

四、链孢囊菌属

链孢囊菌属（*Streptosporangium*）在气生菌丝上可以特化形成孢囊，由气生菌丝上的孢子丝盘卷而成。孢囊内形成孢囊孢子，无鞭毛，不能运动。有时在气生菌丝上也有结构简单的螺旋状孢子丝，故产生的无性孢子既有孢囊孢子，也有分生孢子，如图 2-7 所示。该属能产生一些对各类细菌、病毒和肿瘤都有作用的广谱抗生素，如多霉素和两性霉素 B 等。

五、游动放线菌属

游动放线菌属（*Actinoplanes*）能形成孢囊，孢囊内产生孢子，与链孢囊菌属不同的是一般不形成气生菌丝，在基内菌丝上发育形成各种形态的球形孢囊，孢囊内产生带有鞭毛的游动孢子（图 2-8）。孢囊成熟后，孢子由孢囊壁上的小孔释放或由壁膜破裂而释放，在培养基上生长 2～3 天才能形成菌落。本属产生的抗生素主要有创新霉素、萘醌类的绛红霉素等。

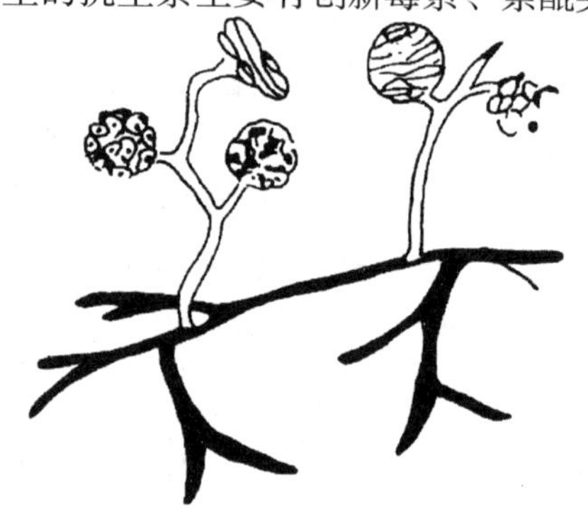
图 2-7　链孢囊菌属的形态

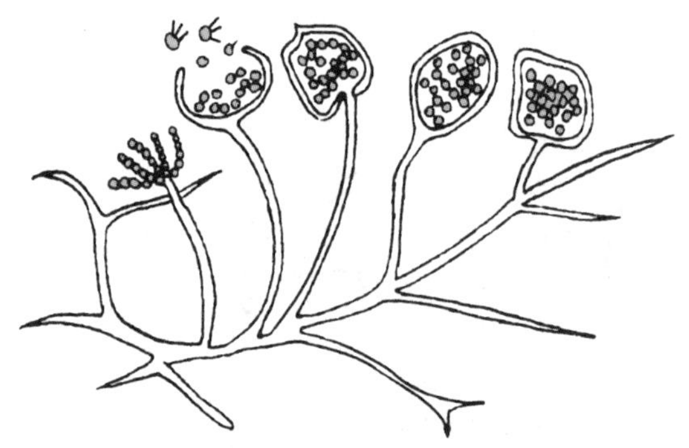
图 2-8　游动放线菌属的形态

第 3 节　病原性放线菌

少数放线菌可寄生于人和动物体内，对人致病的主要是厌氧放线菌属的衣氏放线菌（*A. israelii*）和需氧的诺卡菌属；对牛致病的是牛型放线菌（*A. bovis*），可引起牛放线菌病，对人无致病能力。

一、衣氏放线菌

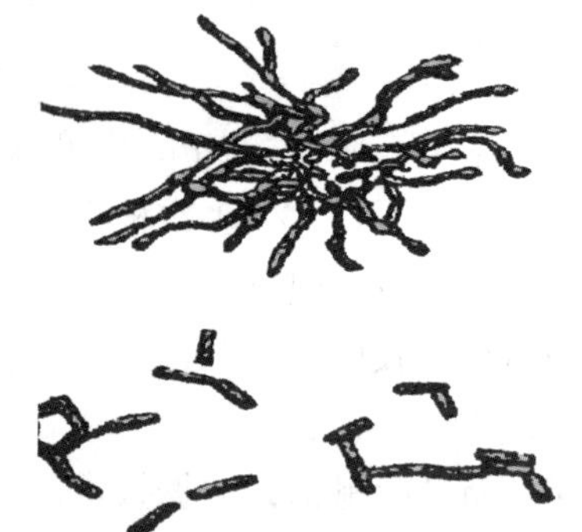
图 2-9　衣氏放线菌的形态

【生物学性状】　衣氏放线菌革兰氏染色阳性，基内菌丝有横隔，断裂为 V、Y、T 型（图 2-9）。无鞭毛和荚膜，营养要求较高，在含糖肉汤中，37℃培养 3～6 天后，培养基底部形成灰色球形小菌落。

【致病性】　衣氏放线菌存在于正常人的口腔、齿垢、扁桃体等部位，是口腔的正常菌群，属条件致病菌。当机体免疫力降低，特别是由于拔牙，局部组织受到损伤或大量使用抗生素、皮质激素、免疫抑制剂等药物后，导致菌群失调，使放线菌引起的二重感染发病率急剧上升。多数为慢性感染，也有亚急性的局部肉芽肿样炎症，形成脓肿，引起化脓，多发于面颈部、胸部、腹部，在脓液、痰液和组织切片中可发现硫黄样颗粒，经压片镜检，能查见呈放射状排列的菌丝。

【防治原则】 注意口腔卫生，牙病等口腔疾病应及早治疗和修补。治疗上可用青霉素、红霉素、林可霉素等抗生素。

二、诺 卡 菌 属

【生物学性状】 诺卡菌属需氧，营养要求不高，在沙氏培养基上37℃培养约一周以上可见菌落，菌落呈黄色或红色颗粒。

【致病性】 诺卡菌属中对人致病的主要种类有星形诺卡菌、豚鼠诺卡菌和巴西诺卡菌，其中星形诺卡菌引起的疾病在我国最为常见。病原菌经呼吸道或创口侵入人体，一般为外源性感染，按侵入机体的部位可分为以下三种类型：①肺和全身诺卡菌病，主要症状是出现类似脓肿的急性感染或伴发脓肿的急性肺炎；②局限性或皮下诺卡菌病，症状类似孢子菌丝病，有的病例表现为蜂窝组织炎、局部脓包等症状；③放线菌足肿病，本病好发于足部和腿部，通常由木刺或碎片划伤引起，可产生结节和脓肿。

【防治原则】 预防创伤和呼吸道感染，可用磺胺药、红霉素等治疗。长期以来，人们缺乏对病原性放线菌的足够重视，缺乏对病原菌的认识。由于放线菌感染比较少见，放线菌感染容易被误诊为真菌感染，从而导致治疗上的延误，熟悉放线菌的致病机制并采取有效手段对疾病治疗具有重要意义。

自 测 题

选择题（A型题）

1. 放线菌具吸收营养功能的菌丝是（　　）
   A. 基内菌丝　　B. 气生菌丝
   C. 孢子丝　　D. 孢子
   E. 芽孢
2. 放线菌的菌体呈分枝丝状体，它是一种（　　）
   A. 多细胞的真核生物
   B. 单细胞原核生物
   C. 单细胞的真核生物
   D. 无细胞壁的原核生物
   E. 非细胞型微生物
3. 放线菌是抗生素的主要生产菌，其中（　　）属是产抗生素最多的放线菌。
   A. 链霉菌　　B. 小单孢菌
   C. 诺卡菌　　D. 高温放线菌
   E. 游动放线菌
4. 最适宜放线菌生长的温度为（　　）
   A. 18～25℃　　B. 22～28℃　　C. 28～32℃
   D. 30～35℃　　E. 32～37℃
5. 放线菌在什么环境中生长良好（　　）
   A. pH 3.0～4.5　　B. pH 4.5～5.0　　C. pH 5.0～6.5
   D. pH 7.2～7.6　　E. pH 7.6～8.6
6. 下列关于细菌和放线菌的叙述正确的是（　　）
   A. 都为原核单细胞微生物
   B. 是抗生素的主要产生菌
   C. 革兰氏染色均可分为阳性、阴性菌
   D. 都是以孢子进行繁殖
   E. 都是真核细胞型微生物
7. 放线菌与人类关系极为密切是因为（　　）
   A. 它可用于制造维生素
   B. 它可用于酿酒
   C. 它可产生抗生素
   D. 大多数放线菌对人有致病作用
   E. 它在自然界的物质循环中发挥作用
8. 放线菌与细菌的相似点是（　　）
   A. 细胞基本结构相似　　B. 菌体形态相似
   C. 繁殖方式相同　　D. 菌落特征相似
   E. 培养条件相似
9. 放线菌的菌落特征是（　　）
   A. 表面较光滑　　B. 菌落多为圆形
   C. 容易挑起　　D. 菌落透明
   E. 菌落质地致密牢固
10. 放线菌的菌丝结构不具有（　　）
   A. 细胞壁　　B. 细胞膜
   C. 细胞质　　D. 细胞核
   E. 核糖体

第3章

其他原核细胞型微生物

原核细胞型微生物除了已介绍的细菌、放线菌外，还有古菌、蓝细菌、螺旋体、立克次体、支原体和衣原体。

蓝细菌（*cyanobacteria*）：曾被认为是蓝藻，但后来发现蓝细菌没有细胞核，没有叶绿体，有 70S 核糖体，是原核生物，与属于真核生物的藻类有本质的区别。蓝细菌能进行与高等植物类似的光合作用，但仅有十分简单的光合作用结构装置。含有叶绿素 a，以水作为电子供体并且产生氧气。蓝细菌忍受极端环境的能力极强，分布广泛，在淡水、海洋、极地、森林甚至沙漠岩石的沟壑里也有它们的足迹。其细胞内含有丰富的色素，如藻青素，使得大多数蓝细菌细胞呈蓝绿色，但也有少数由于存在藻红素而呈红棕色。蓝细菌属单细胞生物，但有些经常以丝状的细胞群体存在，我国食用的“发菜”就是蓝细菌的丝状体。

古菌（*archaea*）：原来叫古细菌，现改称为古菌。因某些原核生物的栖息环境类似于早期（原古）的地球环境，故将这些生物统称为古菌。古菌具有一些独特的性状，不同于其他的原核生物：如不具有一般细菌细胞壁所含有的肽聚糖；16S rRNA 序列既不同于一般细菌又不同于真核生物；蛋白质合成起始氨基酸是甲硫氨酸；有数个 RNA 聚合酶及核糖体又类似于真核生物等。现在人们认为古菌和细菌大约是在 40 亿年以前从它们最近的共同祖先分支进化产生的，而现代的真核生物又是从古菌分支进化而来，这使古菌成为一种引人注目的生命形式。生物工程的学者们希望能获得古菌特殊的抗热、抗冷、抗酸、抗碱等酶类，因而古菌有许多尚未了解的方面等待人们的探索。

以上简单介绍了原核微生物中的蓝细菌和古菌，以下主要介绍其他四类原核细胞型微生物。

第1节　螺　旋　体

螺旋体（*spirochete*）是一类细长而柔软、弯曲呈螺旋状、运动活泼的原核细胞型微生物，生物学地位介于细菌和原虫之间。其基本结构及生物学性状与细菌类似，有细胞壁、核质，以二分裂方式繁殖，且对抗生素敏感；与原虫相似之处在于细胞壁与外膜之间有鞭毛或称轴丝，能够屈曲与收缩，可使螺旋体自由活泼运动。

螺旋体在自然界和动物体内分布广泛，种类很多。分类主要依据是其抗原性，螺旋数目、大小与规则程度以及两螺旋间距离，其中对人类具有致病作用的有 3 个属。

1. **钩端螺旋体属**（*Leptospira*）　螺旋非常细密、规则，一端或两端弯曲呈钩状。

2. **密螺旋体属**（*Treponema*）　螺旋细密、规则，两端尖细。对人致病的有梅毒螺旋体、品他螺旋体等。

3. **疏螺旋体属**（*Borrelia*）　有 3～10 个螺旋，螺旋稀疏、不规则呈波状。对人致病的有回归热螺旋体和伯氏疏螺旋体等。

一、钩端螺旋体

钩端螺旋体（*Leptospira*）简称钩体，所引起的人和动物疾病称为钩体病，目前该病是我国重点防控的传染病之一。

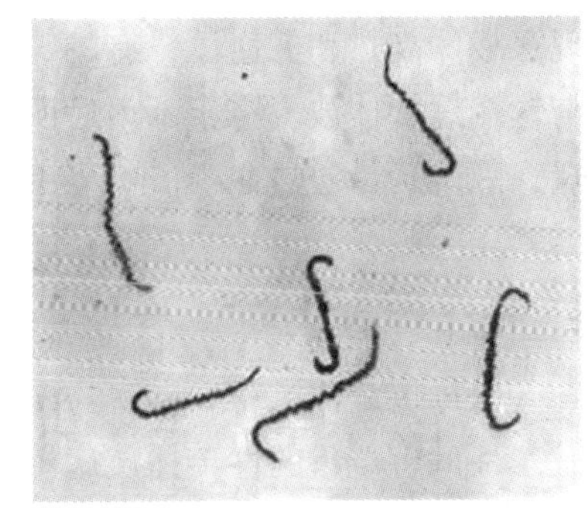
图3-1 钩端螺旋体（镀银染色法）

【生物学性状】

1. 形态与染色 钩端螺旋体的菌体呈细长丝状，螺旋盘曲细致，规则而紧密，菌体一端或两端弯曲成“C”或“S”形，在暗视野显微镜下可见钩体像一串发亮的微细珠粒，运动活泼（图3-1）。革兰氏染色阴性，但不易着色，常用Fontana镀银染色法，钩体被染成棕褐色。

2. 培养特性 钩端螺旋体是唯一能在体外人工培养的致病性螺旋体。营养要求较高，在Korthof液体培养基（含10%兔血清、磷酸缓冲液、蛋白胨）上生长良好，最适pH为7.2～7.4，生长温度在28℃左右较为合适。因它们属于水生生物，故对干燥敏感。实验动物以幼龄鼠和金地鼠最易感。

3. 抵抗力 抵抗力弱，加热60℃ 1min死亡，对低温抵抗力较强，置于-30℃可保存6个月，其毒力、动力等均不改变。对化学消毒剂敏感，如0.15%的各种酚类作用10～15min即被杀死，1%苯酚溶液10～30min可被杀死，在水中可存活数周至数月。对青霉素、金霉素、多西环素等抗生素敏感。

【致病性】 钩体病是一种人畜共患的自然疫源性疾病，世界各地均有流行。每年春、夏季节发病较多，病势急剧，尤其是肺弥散性出血型常可致死。

人感染钩端螺旋体后均引起钩体病，患者主要是农民、渔民、屠宰工人以及一些进入疫区工作或旅行的人群。钩端螺旋体在自然界可感染动物和家畜（如鼠类、猪、犬、牛等），其中以鼠类和猪为主要传染源和储存宿主，并在其肾小管中长期繁殖，随尿排出，带菌动物的尿污染周围的环境，如水源、稻田沟渠等，人接触了被污染的水和泥土就有被感染的可能。

钩端螺旋体可通过微小的伤口、鼻眼黏膜、胃肠道黏膜、生殖道等侵入人体内，迅速穿过血管壁进入血流，临床症状可分为3期。①早期：钩体在血液中生长、繁殖并不断死亡，造成钩体血症，并释放内毒素样物质，患者出现典型的全身感染中毒症状，如发热、头痛、乏力、眼结膜充血、淋巴结肿大等急性感染症状；②中期即器官损伤期：此期钩体侵犯肝、肾、心、肺、脑等脏器，临床上出现肺出血型、肺弥散性出血型、休克型、黄疸出血型、肾衰竭型或脑膜炎型等；③恢复期或后发病期：经过败血症后，多数患者恢复健康，不留后遗症，称为恢复期，少数患者出现眼和神经系统后发症。

患者病后可获得对同型钩体牢固的免疫力，以体液免疫为主。

案例3-1 钩体病

患者，男，农民，25岁，一向体健，发病前数周有下田劳作及污水接触史，7月份某天因寒战、咳嗽、气短1天入院。体检：39.3℃，两腋下及腹股沟淋巴结肿大、压痛，结膜充血，两肺闻及湿性啰音，腓肠肌压痛。并做了相关实验室检查和X线胸片检查，钩端螺旋体血清学诊断试验阴性。当晚初诊为钩体病后给予抗钩体病治疗（以青霉素为主），病情稳定，继续以青霉素为主等治疗6天后，行X线胸片复查，原两肺病灶已完全吸收消失，不留痕迹，临床症状、体征消失，康复出院。

思考题： 1. 根据上述内容你能给出初步诊断为钩体病的依据吗？

2. 钩端螺旋体血清学诊断试验阴性能否排除诊断？为什么？

【防治原则】 钩端螺旋体病是一种人畜共患病，预防措施主要是消灭传染源、切断传播途径和增强机体抗钩体免疫力。做好防鼠、灭鼠工作，加强对带菌家畜的管理。保护好水源，避免或减少与污染的水和土壤接触，接触疫水人群可口服多西环素进行紧急预防。对易感人群进行多价死疫苗接种，所用疫苗必须是当地流行的血清型。该类疫苗虽然有保护作用，但是副作用很大。近年国内试用钩端螺旋体外膜亚单位疫苗，免疫效果好，不良反应小。

钩端螺旋体病治疗首选青霉素，对过敏者可改用庆大霉素或多西环素。部分患者注射青霉素后出现寒战、高热和低血压，有的甚至出现抽搐、休克、呼吸和心搏骤停，称为赫氏反应。赫氏反应可能与钩端螺旋体被青霉素杀灭后所释放的大量毒性物质及可溶性抗原有关。钩体所致脑膜炎可首选甲硝唑，因该药易通过血-脑屏障，能破坏菌体 DNA 结构。

考点：钩体的传播途径及防治原则

二、梅毒螺旋体

梅毒螺旋体（*Treponema pallidum*，TP）分类上属苍白密螺旋体苍白亚种，是梅毒的病原体，梅毒是一种危害严重的性传播疾病（STD）。

【生物学性状】 梅毒螺旋体是小而柔软、纤细的螺旋状微生物，菌体长 5～12μm，宽 0.5μm 左右，螺旋弯曲规则，平均 8～14 个，两端尖直，运动活泼（图 3-2）。一般细菌染料难以使其着色，可用吉姆萨染色法将其染成桃红色，或用镀银染色法将其染成棕褐色。梅毒螺旋体是厌氧菌，可在体内长期生存繁殖，只要条件适宜，便以横断裂方式一分为二进行繁殖，但不能在无生命的人工培养基上生长繁殖。

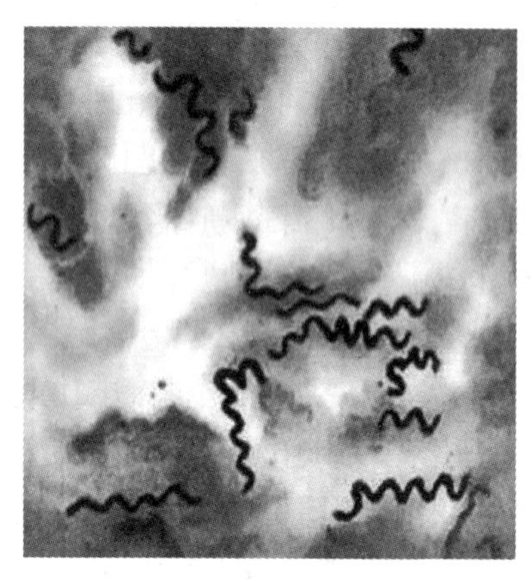

图 3-2 梅毒螺旋体（镀银染色法）

梅毒螺旋体抵抗力极弱，对冷、热、干燥均十分敏感，离体 1～2h 即死亡。对化学消毒剂敏感，在 1%～2%的苯酚中数分钟死亡，苯扎溴铵、来苏水、乙醇、高锰酸钾溶液等都很容易将其杀死。在血液中 4℃经 3 日可死亡，故在血库冷藏 3 日后的血液就无传染梅毒的危险。对青霉素、四环素、砷剂等敏感。

【致病性】 在自然情况下，人是梅毒的唯一传染源。由于传染方式不同可分为先天性梅毒和获得性梅毒。

1. 先天性梅毒 又称胎传梅毒，由患梅毒的孕妇经胎盘传染给胎儿。TP 在胎儿内脏（肝、肺、脾等）及组织中大量繁殖，造成流产或死胎。如胎儿不死则称为梅毒儿，会出现皮肤梅毒瘤、马鞍鼻、骨膜炎、锯齿形牙、先天性耳聋等症状。

2. 获得性梅毒 主要由性接触传染，梅毒患者是唯一传染源。在患者的皮肤、黏膜中含 TP，可通过皮肤或黏膜的极小破损处侵入。临床表现复杂，依其传染过程分为以下 3 期。

（1）一期梅毒：TP 侵入皮肤 3 周左右，在入侵部位出现无痛性硬结及溃疡，称作硬性下疳，多发于外生殖器，也可见于肛门、直肠和口腔，其溃疡渗出物中含有大量 TP，传染性极强。如不治疗，硬性下疳在一个月左右能自然愈合，一期梅毒的早期诊断对防治梅毒具有重要意义。进入血液的 TP 则潜伏在体内，经 2～3 个月无症状的潜伏期后进入二期梅毒。

（2）二期梅毒：全身皮肤、黏膜出现梅毒疹，主要见于躯干及四肢，全身淋巴结肿大，有时可累及骨、关节、眼及其他器官，在梅毒疹及淋巴结中有大量螺旋体。二期梅毒未经治疗，症状可在 3 周至 3 个月后自然消退，多数患者发展成三期梅毒。

（3）三期梅毒：发生于感染 2 年以后，也有长达 10～15 年者。主要表现为皮肤黏膜的溃疡性损害或内脏器官的肉芽肿样病症，如眼、鼻损害，心血管梅毒，神经梅毒等，甚至死亡。此期病灶中的螺旋体很少，不易检出。

从出现硬性下疳至梅毒疹消失 1 年的一期、二期梅毒又称为早期梅毒，此期传染性强而组织破坏性小；三期梅毒又称晚期梅毒，该期传染性小、病程长而破坏性大。

梅毒的免疫是有菌免疫，包括细胞免疫和体液免疫，以细胞免疫为主，体液免疫只有一定的辅助防御作用。当螺旋体从体内清除后仍可再感染梅毒，出现相应症状。此病的周期性潜伏与再发的原因可能与体内产生的免疫力有关，如机体免疫力强，TP 变成颗粒形或球形，在体内一定部位潜伏起来，一旦免疫力下降，TP 又侵犯某些部位而复发。

【防治原则】

梅毒是一种通过性传播的疾病，预防的主要措施是加强性健康教育，加强卫生宣传教育，目前无疫苗预防。对确诊的梅毒患者应及早治疗，可使用青霉素治疗3个月至1年，以血清中抗体转阴为治愈指标，且治疗结束后需要定期复查。

考点：梅毒的致病性及防治原则

三、回归热螺旋体

回归热螺旋体分类上属疏螺旋体属，是回归热的病原体。回归热是一种以节肢动物（如人虱、蜱等）为媒介，发病症状以发热期和间歇期反复交替出现为特征的急性传染病。

回归热螺旋体长10～30μm，直径0.3～0.5μm，有5～10个不规则的疏螺旋（图3-3），运动活泼。

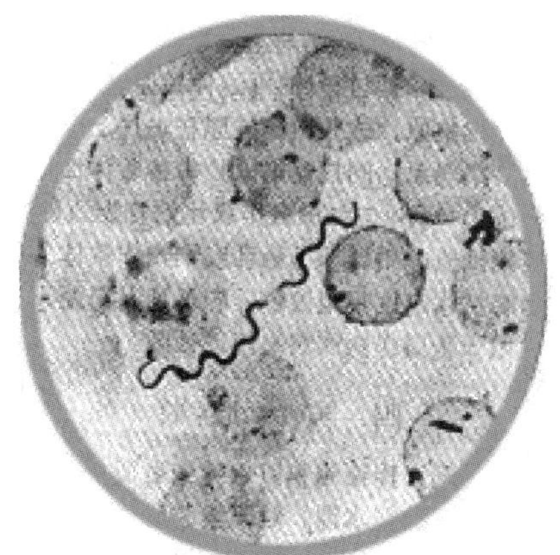

图3-3 回归热螺旋体

螺旋体经节肢动物叮咬进入人体内，经过1周左右的潜伏期，便大量出现在血液，此时患者突发高热，有肝脾大、黄疸等症状。发热持续1周左右骤退，同时血中螺旋体消失，间歇1～2周后，可再次发热。如此反复可达数次，每次发作时病情均比前一次轻，直至康复。预防本病主要是搞好环境卫生和个人卫生，消灭传播媒介。治疗可用四环素、青霉素等抗生素。

第2节 支 原 体

支原体（mycoplasma）是一类无细胞壁、呈高度多态性、能通过滤菌器、能在无生命的人工培养基中生长繁殖的最小的原核细胞型微生物。支原体在自然界分布广泛，人类、家畜、家禽等体内也能分离到，其中有些株对宿主可造成一定危害。对人致病的主要为肺炎支原体、人型支原体、生殖道支原体、解脲脲原体等。

【生物学性状】

1. 形态与染色 因支原体无细胞壁，故可呈现多形性，在液体培养基中可呈环状、球形、双球形、丝形、分枝状等不规则形态。支原体体积微小，能通过细菌滤器，其最外层是细胞膜，与其他原核微生物不同，支原体的细胞膜含有甾醇。支原体不易被革兰氏染料着色，吉姆萨染色可将其染成淡紫色。

2. 培养特性 支原体可人工培养，但由于生物合成及代谢能力有限，细胞中主要成分需从外界摄取，因此营养要求较高。一般采用的培养基是以牛心浸液为基础，添加10%～20%的动物血清和10%的新鲜酵母浸液，以提供生长所需的脂肪酸、氨基酸、维生素、胆固醇等物质。多数支原体在pH 7.0～8.0生长良好，最适培养温度为37℃，多数需氧或兼性厌氧。支原体不耐干燥，固体培养时相对湿度在80%～90%的大气环境中生长良好。支原体主要以二分裂方式繁殖，繁殖速度较细菌慢，在液体培养基中生长量较少，不易见到浑浊，只有小颗粒沉于管底和黏附管壁；在固体琼脂平板上培养2～7天，用低倍镜可观察到“油煎蛋”样菌落，菌落呈圆形，边缘整齐、透明、光滑，中心部分较厚，边缘较薄（图3-4）。

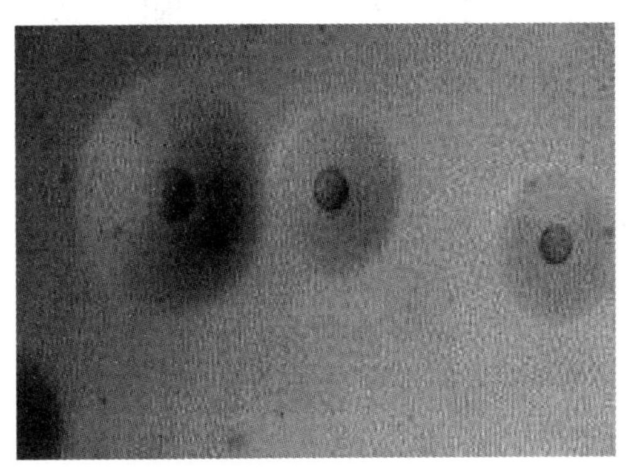

图3-4 支原体“油煎蛋”菌落

3. 抵抗力 支原体因无细胞壁，对理化因素要比细菌敏感，易被清洁剂和消毒剂灭活，对热抵抗力较弱，一般55℃，5～15min可被杀死，对苯酚、重金属盐、来苏水等化学消毒剂敏感。对干扰细胞壁合成的抗生素，如青霉素、头孢菌素等不敏感，但对于扰蛋白质合成的抗生素，如多西环素、交沙霉素等抗生素敏感，对作用于 DNA 旋转酶而阻碍 DNA 复制的喹诺酮类药物如左旋氧氟沙星、司帕沙星等敏感。

考点：支原体的定义及菌落特征

【致病性】 支原体在细胞外寄生，很少侵入血液及组织内，多数支原体对宿主无致病性。对人致病的主要有呼吸道感染的肺炎支原体和泌尿生殖系统感染的溶脲脲原体。

肺炎支原体是人类原发性非典型性肺炎的病原体，约占非细菌性肺炎的 50%。肺炎支原体的传染源是患者和带菌者，主要通过密切接触带支原体的飞沫，由呼吸道途径在人群中传播。肺炎支原体感染引起的病理改变以间质性肺炎为主，又称原发性非典型肺炎。慢性气管炎患者常可合并肺炎支原体的感染。临床症状一般较轻，可出现咳嗽、发热、头痛等症状。溶脲脲原体通过性行为传播，可引起泌尿生殖系统感染，如非淋球菌性尿道炎、阴道炎、盆腔炎、输卵管炎等。此外，还可通过胎盘感染胎儿，引起早产、死胎和新生儿呼吸道感染，并且与不孕症有关。

【防治原则】 目前尚无预防支原体感染的有效疫苗。要严防支原体污染实验动物和细胞培养（特别是传代细胞），保证实验用动物血清、生物培养基、传代细胞培养等的质量。支原体治疗上多选用大环内酯类、喹诺酮类、四环素类抗生素治疗。

附：支原体与 L 型细菌的区别

支原体与 L 型细菌均无细胞壁，因而在多形态性和菌落特征方面较相似，如对作用于细胞壁的抗生素不敏感、“油煎蛋”样菌落等，但两者之间仍有较大区别（表 3-1）。

表 3-1　支原体与 L 型细菌的区别

生物学性状	支原体	L 型细菌
存在条件	广泛分布于自然界	多见于实验条件下诱导产生
培养条件	营养要求高，在培养基中稳定，一般需加胆固醇	营养要求高，需高渗培养，生长一般不需加胆固醇
固体培养基上生长性状	“油煎蛋”样菌落较小，直径大多为 0.1～0.3mm	“油煎蛋”样菌落稍大，直径大多为 0.5～1mm
液体培养基上生长性状	液体培养浑浊度较低	液体培养有一定浑浊度，可黏附于管底或管壁
致病性	对动物、人致病	大多无致病性
其他	遗传上与细菌无关，天然无细胞壁	可恢复为有细胞壁的细菌

第 3 节　衣　原　体

衣原体（chlamydia）是一类专性细胞内寄生的原核细胞型微生物，在 1970 年前曾一直被认为是病毒，它与病毒的相同之处有：①具有滤过性，可通过细菌滤器；②专性细胞内寄生；③在活细胞培养后能形成包涵体。但后来发现衣原体具有以下一些与病毒不同的生物学特性：①含有 DNA 和 RNA 两类核酸；②以二分裂方式进行繁殖；③有细胞壁，革兰氏染色阳性；④有核糖体；⑤具有一些代谢活性的酶类，能进行简单的代谢活动；⑥多种抗生素可抑制其生长。因此，衣原体具有与细菌相似的生物学特性，隶属于细菌范畴。

【生物学性状】

1. 形态和生活周期 衣原体具有独特的生活周期，在不同的时期可见到原体和始体两种形态。

（1）原体（elementary body，EB）：原体颗粒呈球形，小而致密，直径 0.2～0.4μm，在电子显微镜下可观察到中央有致密的类核结构（图 3-5），吉姆萨染色呈紫色。EB 主要存在于细胞外，较为稳定，具有高度感染性，无繁殖能力，可吸附于易感细胞表面，经吞噬、吞饮等作用进入细胞，被宿主细胞包裹形成一个空泡。在空泡里面，原体逐渐延长，演化成无感染力的始体。

（2）始体（initial body）：亦称网状体，始体体积较原体大，直径为 0.8～1.2μm，圆形或卵圆形，始体吉姆萨染色呈蓝色，代谢活泼。始体是衣原体的繁殖方式，无感染性，以二分裂方式形成大量原体。在细胞质中形成的包涵体即由原体组成，一旦宿主细胞破裂便释放出具有感染性的原体，重新感染细胞。衣原体的生活周期，见图 3-6。

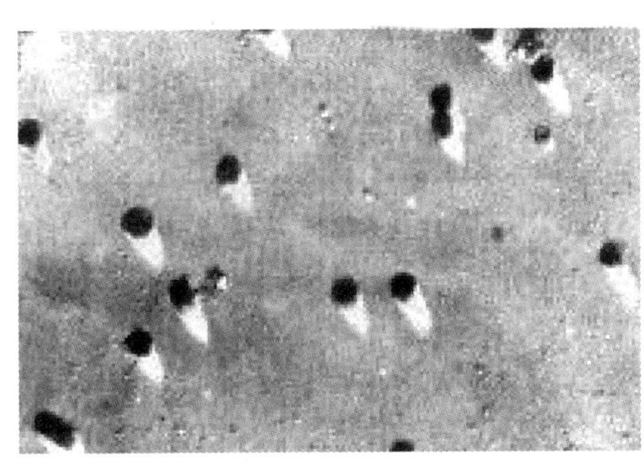

图 3-5 电镜下沙眼衣原体的原体颗粒

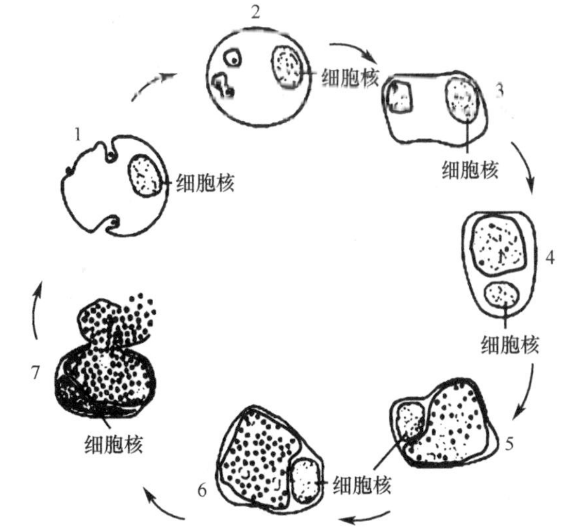

图 3-6 衣原体的生活周期

1. 吸附和摄入；2. 吞噬体融合；3. 原体发育成始体；4. 始体增殖；5. 始体分化为无数原体，形成包涵体；6. 包涵体成熟；7. 细胞破裂，释放原体

2. 培养特性 衣原体缺乏产能代谢机制，不能合成 ATP，依赖于宿主细胞提供富含能量的中间代谢产物作为其代谢活动的原料，因此衣原体为专性细胞内寄生，不能在人工培养基上生长。衣原体的培养类似于病毒的培养，需提供易感的活细胞。如沙眼衣原体是由我国微生物学家汤飞凡及其助手于 1956 年用鸡胚卵黄囊接种法分离出来的，对全球人民防盲的贡献是很大的，并解决了新生儿结膜炎、男性非淋球菌性尿道炎等疾病的病原学问题。

3. 抵抗力 衣原体耐冷不耐热，56～60℃，5～10min 可灭活，-60～-20℃可保存数年。对常用消毒剂敏感，如 75%乙醇溶液、10%甲醛溶液等可快速将其杀死。衣原体对红霉素、四环素、氯霉素、多西环素等抗生素敏感，这些抗生素有抑制衣原体繁殖的作用，在衣原体感染的临床治疗上具有良好的效果。沙眼衣原体能合成叶酸，对磺胺类药物敏感。衣原体对溶菌酶不敏感。

【致病性】 对人致病的衣原体有沙眼衣原体、鹦鹉热衣原体和肺炎衣原体。

1. 沙眼衣原体 根据侵袭力和引起人类疾病的部位不同，将沙眼衣原体分为 3 个生物型：沙眼生物型、生殖生物型、性病淋巴肉芽肿生物型。

沙眼衣原体不仅可以引起沙眼，还可以引起生殖系统感染、呼吸道感染、性病淋巴肉芽肿以及其他器官疾病。

（1）沙眼：全球每年约有 5 亿人患沙眼，其中有 700 万～900 万人失明，是人类致盲的第一病因，可通过眼-眼、眼-手-眼等途径直接或间接感染。病原体侵入眼结膜上皮细胞后，在其中大量繁殖并在细胞质内形成包涵体，导致局部炎症。患者早期表现为流泪，并伴有黏液状脓性分泌物，眼结膜充血，随着病变的深入，血管翳和瘢痕形成，眼睑板内翻、倒睫，严重的导致角膜损害，影响视力，最终可致失明。

（2）包涵体结膜炎：包括婴儿结膜炎和成人结膜炎两种。婴儿结膜炎系婴儿通过产道垂直感染，引起急性化脓性结膜炎（包涵体脓漏眼），不侵犯角膜能自愈。成人结膜炎经两性接触、经手至眼或污染的游泳池水感染，引起滤泡性结膜炎，病变类似沙眼，但不形成角膜血管翳及结膜瘢痕，数月后可痊愈。

（3）泌尿生殖系统感染：经性接触传播，沙眼衣原体是性病中较多见的一种病原体，并可引起多种并发症，如急、慢性盆腔炎，输卵管炎，睾丸炎，不孕不育等。

（4）性病淋巴肉芽肿：人是性病淋巴肉芽肿衣原体的唯一宿主，主要通过性接触传播。在男性主要侵犯腹股沟淋巴结，产生化脓性淋巴结炎和慢性淋巴肉芽肿溃疡；在女性可侵犯会阴、肛门、直肠等，引起病变而导致会阴-肛门-直肠组织狭窄。

2. 鹦鹉热衣原体 鹦鹉热衣原体主要使动物感染，也可使人感染。人可由吸入病禽的感染性分泌物而致病，引起呼吸道症状及肺炎，临床上称为鹦鹉热或鸟疫。

3. 肺炎衣原体 人类是已知的肺炎衣原体的唯一宿主，其可经呼吸道传播。感染结果中，最常见的是无症状或轻微症状，部分感染者可出现肺炎和支气管炎。

【防治原则】 预防上应加强卫生宣传教育，注意个人卫生，提倡健康性行为。加强疫鸟的管理。治疗上可用四环素类抗生素、红霉素、利福平等药物。目前尚无有效沙眼衣原体疫苗。

考点：沙眼衣原体所致疾病

第4节 立克次体

立克次体（rickettsia）是一类专性细胞内寄生的原核细胞型微生物。迄今已知对人致病的立克次体20余种，它们大多在嗜血节肢动物和自然界哺乳动物之间保持循环传染。人类感染立克次体可因生产劳动、资源开发、战争等进入自然疫源地区，经嗜血节肢动物叮咬而感染。立克次体是引起斑疹伤寒、恙虫病、Q热等传染病的病原体。在我国分布的主要致病立克次体：普氏立克次体、莫氏立克次体、恙虫病东方体等。

立克次体的共同特点：①大多为人畜共患病原体。②以节肢动物作传播媒介或储存宿主。③大小介于细菌和病毒之间，革兰氏染色阴性。④多形态性，主要为球杆状。⑤专性细胞内寄生。⑥对多种抗生素敏感。

【生物学性状】

1. 形态与染色 立克次体大小为（0.3～0.6）μm×1.2μm，呈球杆状、双球状、丝状等。革兰氏染色阴性，但较难着色，常用吉姆萨染色使其呈紫红色。在电镜下可以见到立克次体有多层结构的细胞壁，由脂多糖蛋白组成，与革兰氏阴性菌相似。

2. 培养特性 与病毒培养方式相似，需在细胞内寄生。立克次体以二分裂方式生长繁殖，生长速度缓慢，一般培养温度以32～35℃为宜，繁殖一代所需要的时间为8～10h。

3. 抵抗力 除Q热立克次体对热的抵抗力较强外，一般56℃ 30min可被杀死，对化学消毒剂敏感，在0.5%苯酚或皂酚溶液中约5min可被灭活。立克次体离开宿主细胞后会很快死亡，但在干燥的虱粪中可保持传染性半年以上。对氯霉素、四环素类抗生素敏感，应特别注意的是磺胺类药物不仅不能抑制反而能刺激其生长。

【致病性】 立克次体通过虱、蚤、蜱等节肢动物叮咬或粪便污染伤口侵入机体，在血管内皮细胞及网状内皮系统中繁殖。因立克次体能产生内毒素和磷脂A等致病物质，引起细胞肿胀、坏死、微循环障碍、弥散性血管内凝血及血栓的形成，患者出现皮疹和肝、脾、肾、脑等实质性脏器的病变，其毒性物质随血液遍及全身可使患者出现严重的毒血症。我国主要的立克次体病有斑疹伤寒、恙虫病和Q热。

1. 斑疹伤寒 斑疹伤寒可分为流行性斑疹伤寒和地方性斑疹伤寒。

（1）流行性斑疹伤寒：由普氏立克次体引起，主要通过人虱为媒介在人群中传播，又称虱型斑疹伤寒，常流行于冬春季。虱叮咬患者后，立克次体在虱肠管上皮细胞内繁殖，当携带病原体的虱叮咬人体时，由于抓痒使虱粪中的立克次体从抓破的皮肤破损处侵入而感染，经14天左右的潜伏期后发病。主要症状表现为高热、头痛，4～5天出现皮疹，有的伴神经系统、心血管系统以及其他实质器官的损害。

（2）地方性斑疹伤寒：由莫氏立克次体引起，鼠是其天然储存宿主，通过鼠虱或鼠蚤在鼠群间传播，鼠虱又可将立克次体传染给人，又称鼠型斑疹伤寒。若感染人群中有人虱寄生，则又通过人虱在人群中传播，此时传播方式与流行性斑疹伤寒相同，但病原体不同。

地方性斑疹伤寒和流行性斑疹伤寒相比，发病缓慢，病情较轻，病程短。两者病后有牢固免疫力，并可相互交叉免疫。

2. 恙虫病 恙虫病东方体原称恙虫病立克次体，是恙虫病的病原体。该病为自然疫源性疾病。恙虫病东方体寄居于恙螨体内，并可经卵传代。恙螨生活在湿度较大的丛林边缘和河流沿岸杂草丛生的地方，通过叮咬，病原体可在鼠群中传播，牛、羊等家畜，野鸟、猴等也可被感染。人进入流行区后，病原体自恙螨叮咬处侵入，患者出现高热，被叮咬处溃疡，形成黑色焦痂，这是恙虫病的特征之一。此外，还有神经系统中毒症状，如头痛、头晕、昏迷等；循环系统中毒症状以及其他如肝、肺、脾损害的症状。

3. Q 热 由 Q 热立克次体引起，其寄居在蜱体内，通过蜱叮咬野生啮齿动物和家畜使之感染，并随受感染动物的粪便、尿液等排泄物排出体外。人类通过接触带有病原体的排泄物或饮用含有病原体的乳制品而感染，也可经呼吸道吸入病原体感染。因此 Q 热立克次体是立克次体中唯一可不借助节肢动物而可经其他途径使人发生感染的病原体，患者多以发热、头痛、肌肉酸痛为主要症状，常伴有肺炎、肝炎等。

【防治原则】

预防重点是保持环境卫生，注意个人卫生，控制和消灭立克次体的传播媒介和储存宿主，采取灭鼠、灭虱、灭蚤等措施。特异性预防可接种灭活疫苗和减毒活疫苗，治疗可使用四环素类抗生素、氯霉素等。

自测题

选择题（A 型题）

1. 下列病原菌能引起斑疹伤寒的是（　　）
   A. 伤寒沙门氏菌　B. 普氏立克次体
   C. 肺炎支原体　D. 白色念珠菌
   E. 新型隐球菌
2. 下列微生物中必须在活细胞内才能增殖的是（　　）
   A. 病毒、支原体　B. 衣原体、立克次体
   C. 螺旋体、真菌　D. 立克次体、支原体
   E. 衣原体、放线菌
3. 在人工培养基上可长出油煎蛋样菌落的微生物是（　　）
   A. 衣原体　B. 噬菌体
   C. 支原体　D. 立克次体
   E. 病毒
4. 具有独特的生活周期的微生物是（　　）
   A. 真菌　B. 螺旋体
   C. 衣原体　D. 立克次体
   E. 支原体
5. 能在无生命培养基上生长繁殖的最小微生物是（　　）
   A. 真菌　B. 螺旋体
   C. 衣原体　D. 立克次体
   E. 支原体
6. 不属于原核细胞型微生物的是（　　）
   A. 狂犬病毒　B. 恙虫病东方体
   C. 沙眼衣原体　D. 肺炎支原体
   E. 钩端螺旋体
7. 属于原核细胞型微生物的是（　　）
   A. 衣原体　B. 支原体
   C. 立克次体　D. 螺旋体
   E. 以上都是
8. Korthof 培养基适合培养何种微生物（　　）
   A. 钩体　B. 支原体
   C. 立克次体　D. 衣原体
   E. 放线菌
9. 支原体与细菌的不同点是（　　）
   A. 能分枝繁殖
   B. 无细胞壁
   C. 以 RNA 为遗传物质
   D. 不能在人工培养基上生长
   E. 可在细胞培养中生长繁殖
10. 用于培养钩端螺旋体的培养基是（　　）
    A. 罗氏培养基　B. Korthof 培养基
    C. 沙保氏培养基　D. 牛肉浸液
    E. 以上均可
11. 沙眼衣原体可引起（　　）
    A. 性病　B. 脑膜炎
    C. 癣病　D. 肺部感染
    E. 多种内脏、皮肤、黏膜感染
12. Q 热立克次体常引起（　　）
    A. 性病　B. 脑膜炎
    C. 癣病　D. 肺部感染
    E. 多种内脏、皮肤、黏膜感染

第4章
真　菌

真菌（fungi）是一类不含叶绿素，无根、茎、叶分化，具有细胞壁的真核细胞型微生物。与原核微生物相比，真核细胞型微生物的主要特征为细胞核分化程度高，有核膜、核仁和核孔；含有线粒体、内质网和高尔基体等细胞器；细胞分裂方式为有丝分裂，分裂过程中出现染色体和纺锤丝；形态上有不同程度分化，有单细胞球形的酵母菌，也有多细胞的霉菌菌丝体及大型真菌子实体；大多数真菌有无性繁殖和有性繁殖两个阶段。

真菌与人类的关系非常密切，在酿造、食品及医药方面给人类带来了巨大利益，如在酿酒和食品加工中广泛使用的酵母菌，在抗生素和有机酸等制药工业中起到很大作用的霉菌，还有为人们所熟悉的大型真菌，如平菇、香菇、木耳、茯苓、灵芝等，具有食用和药用价值。真菌多为异养生活，许多真菌可以引起食品、衣物及药品等的腐败变质，也有的真菌因能引起人和动植物的疾病，给人类带来极大的危害。

真菌种类繁多，有10万余种，还没有一个被世界公认而确定合理的分类系统。目前广泛采用的是将真菌界分为子囊菌门、担子菌门、接合菌门和壶菌门四个门和有丝分裂孢子真菌类。霉菌和酵母菌基本上包括了除担子菌门的各种类型，在医药工业中也应用广泛，下面将主要以霉菌和酵母菌作为代表，介绍真菌的形态结构、繁殖方式及应用等方面内容。

第1节　酵　母　菌

酵母菌（yeast）是一类单细胞真菌，在自然界分布很广，尤其喜欢在偏酸性和含糖较多的环境中生长，如在水果、蔬菜、花蜜的表面和果园的土壤中最常见。

一、酵母菌的形态和大小

酵母菌细胞的形态通常有球形、卵圆形、腊肠形、椭圆形或藕节形等，其细胞直径约为细菌的10倍。例如，典型的酵母菌——啤酒酵母的细胞宽度为2.5～10μm，长度为4.5～21μm，在光学显微镜下可模糊地看到它们细胞内的结构分化。酵母菌无鞭毛，因而不能运动。

二、酵母菌的结构

酵母菌具有典型的真核细胞结构（图4-1）。

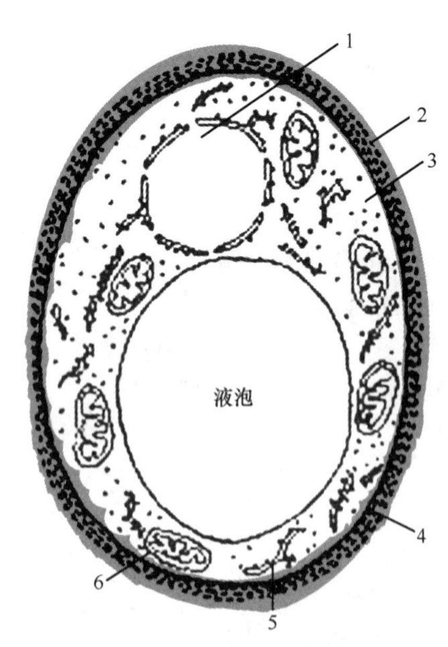

图4-1　酵母菌细胞结构

1. 细胞核；2. 细胞壁；3. 核糖体；4. 细胞膜；5. 内质网；6. 线粒体

1. 细胞壁　酵母菌细胞壁厚约25nm，约占细胞干重的25%。细胞壁一般具有3层结构，外层为甘露聚糖，内层为葡聚糖，都是复杂的分枝状聚合物，其间夹杂一层蛋白质分子，葡聚糖层是维持细胞壁强度的主要物质，当细胞处于高渗的环境下而收缩时，它能维持细胞的弹性。此外，细胞壁中还含有少量的类脂和几丁质。

2. 细胞膜 酵母菌的细胞膜与原核微生物相似，位于细胞壁的内侧，由蛋白质和磷脂组成。另外，酵母菌的细胞膜上含有甾醇，可增强细胞膜的硬度。

3. 细胞核 酵母菌细胞核呈球形，由核膜、染色质、核仁和核基质组成，是细胞遗传信息的主要储存库。活细胞内的核可用相差显微镜观察，染色体呈线状，由组蛋白和 DNA 牢固结合而成。染色体的数目因种而异，如啤酒酵母的核中有 17 条染色体。

4. 细胞质和其他细胞构造 细胞质是细胞新陈代谢的场所，是一种黏稠液体。酵母菌细胞质中还有一些其他的细胞构造。①线粒体：外形呈杆状或球状，外面由双层膜包裹，内膜向内折叠成嵴，上面富含参与电子传递和氧化磷酸化的酶，其功能是进行氧化磷酸化；②内质网：在质膜和液泡膜或核膜之间的双层膜系统，常呈孔状、网状、管状或囊泡状；③液泡：在成熟的酵母菌细胞中，有一个大型的液泡，内含浓缩的盐、氨基酸、糖类和脂类等物质，其作用可能是储藏营养物质和水解酶类，同时还有调节渗透压的功能。

考点：酵母菌的结构

三、酵母菌的繁殖

酵母菌的繁殖方式有无性繁殖和有性繁殖两种。

1. 无性繁殖 ①芽殖：酵母菌最常见的无性繁殖方式。成熟的酵母菌先长出一个小芽，芽细胞长到一定程度脱离母细胞，于是在母细胞上就留下一个芽痕，可在扫描电镜下清晰地看到（图 4-2），每个酵母菌有一至多个芽痕。根据芽痕的数目可确定某细胞曾产生过的芽体数。有些酵母菌的芽体成熟后并不脱离母体细胞，可在芽体上又长出新的芽体，呈菌丝状结构，称为假菌丝。能形成假菌丝状的酵母被称为假丝酵母。②裂殖：少数酵母菌进行的无性繁殖方式，类似于细菌的裂殖。其过程是细胞延长，核分裂为二，细胞中央出现隔膜，将细胞横分为两个大小相等、各具有一个核的子细胞。

2. 有性繁殖 酵母菌在分类学上属于子囊菌门，以产生子囊孢子的方式进行有性繁殖。两个邻近的酵母细胞各自伸出一根管状的原生质突起，随即相互接触、融合，形成一个通道，两个细胞核在通道内结合形成二倍体细胞核，然后进行减数分裂，形成 4 个或 8 个细胞核。每一子核与其周围的原生质形成孢子即子囊孢子。

酵母菌的生活史，见图 4-3。

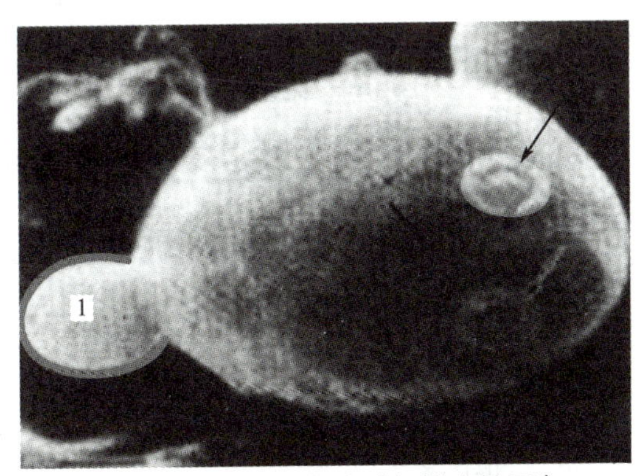

图 4-2 酿酒酵母细胞（扫描电镜图）

1. 表示发育中的芽孢，箭头所指为芽痕

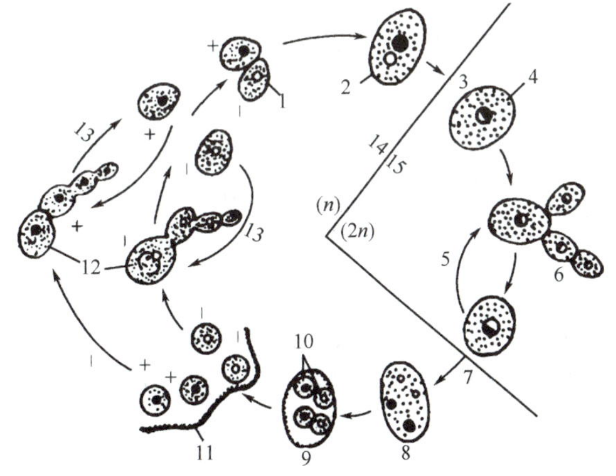

图 4-3 酵母菌的生活史

1. 配囊融合；2. 质配；3. 核配；4. 合子；5. 二倍体细胞；6. 发芽；7. 减数分裂；8. 年轻子囊；9. 成熟子囊；10. 子囊孢子；11. 子囊壁溶解；12. 单倍体细胞；13. 出芽繁殖；14. 单倍体期（n）；15. 二倍体期（$2n$）

四、酵母菌培养与菌落特征

（一）酵母菌的培养条件

酵母菌对营养要求不高，在自然界分布广泛。与细菌相似，人工培养的营养物质同样包括水、碳源、氮源、生长因子和无机盐等，但酵母菌普遍喜欢在含有葡萄糖、蔗糖、麦芽糖、淀粉等的培养基上生长。除了营养要求不高外，对酸不太敏感，多数在 pH 2～9 的范围内均可生长，最适 pH 4～6。最适生长温度为 22～28℃，在最适温度下，经 24～48h 培养后就可观察到长出的菌落。

（二）酵母菌的菌落特征

酵母菌菌落特征与细菌相似，但比细菌菌落大而且厚。菌落表面光滑、湿润，一般较黏稠，易被挑起，菌落质地均匀，正反面和边缘、中央部位的颜色都很均一，大多为乳白色，少数为红色。如果培养时间过长，菌落表面会形成皱缩，有的酵母菌菌落会发出酒香味，这些特征都是鉴定的依据。

考点：酵母菌的繁殖方式及菌落特点

五、酵母菌的应用

酵母菌（yeast）属子囊菌门，是人类应用较早的一类真菌，具有很强的发酵作用，广泛应用于食品发酵、啤酒酿造和乙醇制造等工业中。此外，酵母菌是不可多得的营养品，不但含有丰富的蛋白质和 B 族维生素还具有人体所必需的氨基酸及矿物质等营养成分，可作为食用、药用（干酵母）或饲料添加剂，目前已生产出富硒酵母、富铁酵母、富锌酵母等以酵母为载体的微量元素药物。酵母菌也是产生单细胞蛋白，提取制备凝血质、麦角固醇、辅酶 A、细胞色素 C 等重要生化药物的理想菌种，在酿造、食品、化工、制药工业等方面有着重要的作用。

链 接 单细胞蛋白

单细胞蛋白，也叫微生物蛋白，它是用许多工农业废料及石油废料人工培养的微生物菌体。因而，单细胞蛋白不是一种纯蛋白质，而是由蛋白质、脂肪、碳水化合物、核酸及不是蛋白质的含氮化合物、维生素和无机化合物等混合物组成的细胞质团。单细胞蛋白中重要的是酵母蛋白、细菌蛋白和藻类蛋白，它们的化学组成中一般以蛋白质、脂肪为主。其广泛用于食品加工和饲料中。单细胞蛋白不仅能制成“人造肉”，供人们直接食用，还常作为食品添加剂，用以补充蛋白质或维生素、矿物质等。

第 2 节 霉 菌

霉菌（mould）是丝状真菌的俗称，意即“发霉的真菌”，它们往往能形成分枝繁茂的菌丝体，但又不像蘑菇那样产生大型的子实体。在潮湿温暖的地方，很多物品上长出一些肉眼可见的绒毛状、絮状或蛛网状的菌落，那就是霉菌。

一、霉菌的菌丝

构成霉菌营养体的基本单位是菌丝（hypha），它的直径一般为 3～10μm，比细菌和放线菌的细胞约粗 10 倍。菌丝可伸长并产生分枝，许多分枝的菌丝相互交织在一起成团，即菌丝体（mycelium）。

霉菌菌丝细胞的构造与酵母菌细胞十分相似。其外由厚实、坚韧的细胞壁包裹，其内有细胞膜，再里面就是细胞质，细胞核由双层的核膜包裹。在细胞质中存在线粒体、内质网、液泡、核糖体等结构。

（一）根据分化程度将霉菌菌丝分类

1. **营养菌丝** 深入培养基中吸收营养的菌丝体称为营养菌丝，又称为基内菌丝。

2. **气生菌丝** 吸收营养后伸展到空气中的菌丝即气生菌丝。

3. **繁殖菌丝** 气生菌丝成熟时往往特化形成可产生孢子的繁殖菌丝。

（二）根据是否有隔膜将霉菌菌丝分类

1. **无隔菌丝** 菌丝中无隔膜，整个菌丝就是一个单细胞，其中含有多个细胞核，称作多核菌丝，这是低等真菌所具有的菌丝类型，如根霉、毛霉和犁头霉等的菌丝。

2. **有隔菌丝** 菌丝中有隔膜，被隔膜隔开的一段菌丝就是一个细胞，菌丝由很多个细胞组成，每个细胞内有一个或多个细胞核。在有隔菌丝中，隔膜上有孔，使细胞间的细胞质和营养物质可以相沟通。这是高等真菌所具有的菌丝类型，如木霉、青霉、曲霉等许多霉菌属于此类。霉菌的无隔菌丝和有隔菌丝，见图 4-4。

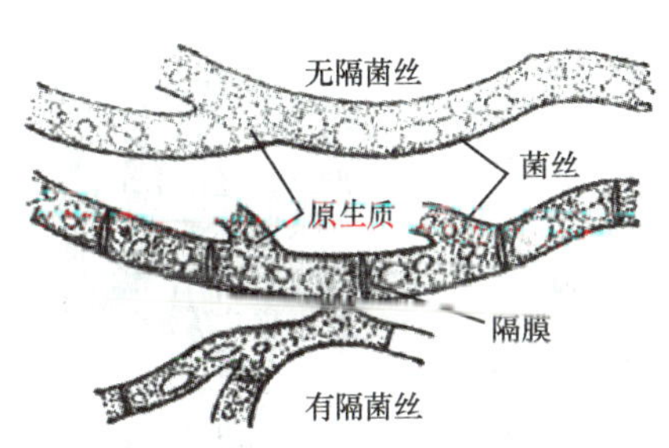

图 4-4 霉菌的菌丝

二、霉菌的繁殖

霉菌的繁殖能力极强，繁殖方式也多种多样。虽然霉菌菌丝体上任一片段在适宜条件下都能发展成新个体，但主要依靠产生无性或有性孢子进行繁殖，孢子（spore）是霉菌的繁殖器官，繁殖方式主要有无性繁殖和有性繁殖两种。

（一）霉菌的无性孢子繁殖

1. 关节孢子 菌丝生长到一定阶段时出现横隔膜，然后从隔膜处断裂成短柱状的节段称为关节孢子。

2. 厚垣孢子 有些种类的霉菌在菌丝中间或顶端发生细胞质浓缩变圆、细胞壁加厚而形成的孢子称为厚垣孢子。厚垣孢子也是霉菌的休眠体，对不良环境有较强的抗性。

3. 孢囊孢子 有细胞壁，无鞭毛，释放后可随风飞散。这类孢子在被称为孢子囊的囊状结构内形成。孢子囊由菌丝顶端细胞膨大而成，膨大部分的下方形成隔膜与菌丝隔开，膨大细胞的原生质分化成许多小块，每小块可发育成一个孢子。孢囊孢子有两种类型：一种是有鞭毛能游动的叫游动孢子；另一种是没有鞭毛不能游动的叫静孢子。

4. 分生孢子 在菌丝顶端或已分化的分生孢子梗上形成，属外生孢子，是最常见的无性孢子，有单生、成链或成簇等排列方式。可分为大分生孢子和小分生孢子，大分生孢子体积较大，由多个细胞组成；小分生孢子较小，一个孢子即为一个细胞。

5. 芽生孢子 由菌体细胞出芽形成，形成过程与酵母菌出芽类似，故名芽生孢子，简称芽孢子。

霉菌各种无性孢子，见图 4-5。

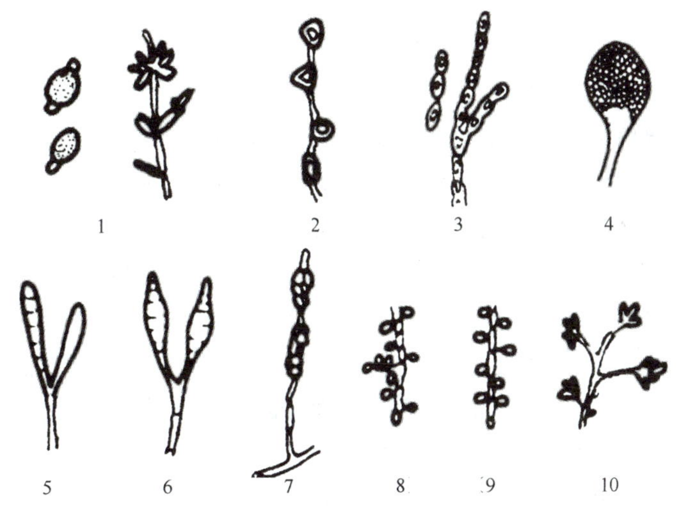

图 4-5 霉菌的各种无性孢子

1. 芽生孢子；2. 厚垣孢子；3. 关节孢子；4. 孢囊孢子；5～7.大分生孢子；8～10.小分生孢子

（二）霉菌的有性孢子繁殖

1. 有性孢子

（1）卵孢子：菌丝分化成形状不同的雄器和藏卵器，通过雌、雄配囊接触而产生的有性孢子叫卵孢子，是卵菌纲有性孢子的代表。卵孢子可以在藏卵器中休眠一段时间，条件合适萌发，经减数分裂又形成单倍体菌丝。

（2）接合孢子：接合孢子是由菌丝分化成的两个配子囊接合而形成的近圆形、壁厚、色深的大孢子，是接合菌门典型的有性孢子。

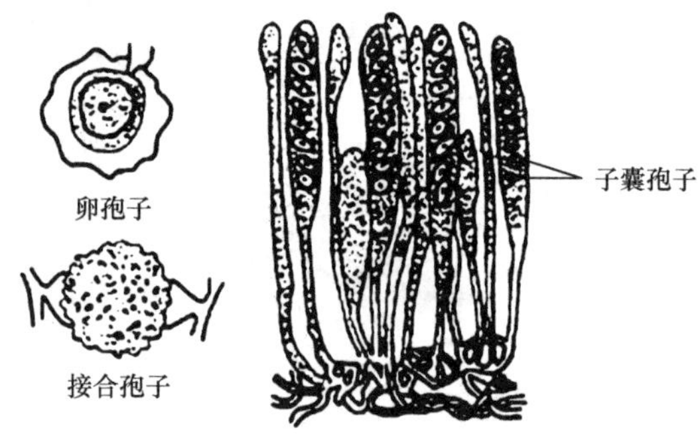

图 4-6　霉菌各种有性孢子

（3）子囊孢子：子囊孢子是在子囊内经减数分裂后形成的单倍体孢子，子囊孢子的个数因种而异，四个或八个子囊孢子最为常见。子囊外形因种而异，有球形、棒形和圆筒形等。子囊孢子属内生孢子，其形态颜色差异很大，是分类的依据。在子囊和子囊孢子发育过程中，周围的菌丝可聚集形成一个厚厚的保护性外壳，这层外壳和子囊一起称为子囊果，是子囊菌鉴别分类的重要依据。各类有性孢子，见图 4-6。

2. 有性繁殖　是指通过两个性别不同的细胞融合而产生新个体的过程，分为质配、核配和减数分裂 3 个阶段（图 4-7）。质配是两个配偶细胞的原生质融合在同一细胞中，两个核并不结合，每个核的染色体数都是单倍体的；核配即两个核结合成一个双倍体核；减数分裂则使细胞核中的染色体数目又恢复到原来的单倍体，形成单倍体的有性孢子。

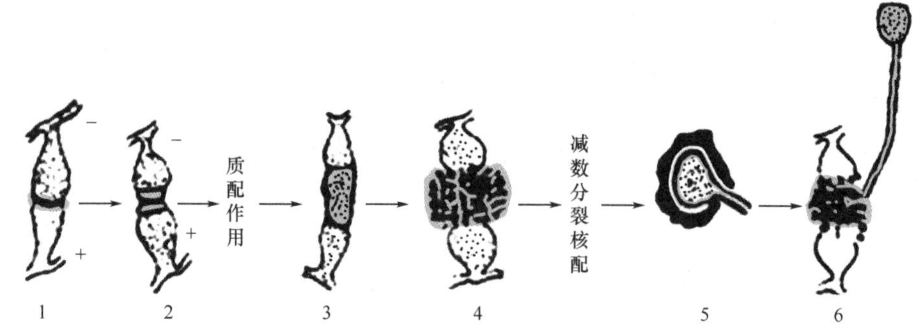

图 4-7　真菌的有性繁殖

1. 雌雄配子；2. 质配；3. 核配；4. 接合孢子；5. 子囊；6. 子囊孢子

多数真菌具有无性繁殖和有性繁殖两种方式。真菌菌体细胞可通过无性孢子萌发，形成菌丝体再发育成新的无性孢子，产生单倍体的子代，如此反复构成真菌的无性世代（asexual generation）。在一定条件下，无性世代单倍体的不同性别的菌丝或细胞形成两性配子，通过有性繁殖形成有性孢子，有性孢子又萌发成单倍体的菌丝体，这样构成了真菌的有性世代（sexual generation），如此反复循环，构成了真菌无性和有性世代交替的生活史。但有丝分裂孢子真菌主要以无性孢子繁殖，还没有发现其有性世代，也称为半知菌类。

三、霉菌培养特性及菌落特征

霉菌的营养要求不高，人工培养霉菌也很容易，实验室常用沙氏和察氏培养基。多数霉菌在 pH 2～9 的范围内均可生长，最适 pH 为 4～6，最适生长温度为 25～30℃，培养时需要较高的湿度和良好的通气状况。霉菌的繁殖能力很强，但生长速度较慢，一般需要培养 4 天以上才能看到明显的菌落。

霉菌菌落较疏松，由许多菌丝体和孢子构成。菌落较大，外观干燥，不透明，有皱褶，可呈棉絮状、绒毛状或蜘蛛网状。由于营养菌丝深入培养基内，因此接种环不易挑取，因为菌丝不断向四周扩散，菌落也不断扩大，有时可布满整个培养基表面。霉菌菌落正反面的颜色常不一致，原因是气生菌丝尤其是由它所分化出来的子实体的颜色一般比分散在固体基质内的营养菌丝颜色深。菌落边缘与中心的颜色常不一致，中心菌丝的菌龄较大，颜色较深；边缘菌丝较年轻，常呈一圈白色，表明气丝已长好，但孢子未成熟。以上菌落特征是鉴定霉菌的重要依据。

考点：霉菌的繁殖方式及菌落特点

第3节 其他常见真菌

一、毛霉属

毛霉属有发育良好的菌丝体，菌丝体由管状分支的无隔菌丝组成，为单细胞霉菌。毛霉属于接合菌门，有性孢子为接合孢子，无性孢子为孢囊孢子。毛霉分布很广，空气、土壤等环境中都有毛霉的孢子，是造成食物、药材和皮革等霉变的常见污染菌。

毛霉可产生蛋白酶，分解蛋白质的能力强，能分解大豆中的蛋白质而产生鲜味和芳香物质，可用于制作豆豉、豆腐乳等；有的种类能产生淀粉酶，可用于工业上的糖化过程；有些可用来生产乙醇、乳酸及延胡索酸等物质。

二、根霉属

根霉属与毛霉属同属接合菌门，有多核单细胞菌丝，菌丝不分隔。无性孢子是孢囊孢子，有性孢子是接合孢子。根霉的匍匐菌丝和假根有别于毛霉，根霉菌在培养基上生长时，营养菌丝产生有分枝的假根，靠假根吸收营养，两组假根之间通过弧形气生菌丝相互连接，因连接菌丝紧贴培养基表面匍匐生长，称为匍匐菌丝（图4-8）。

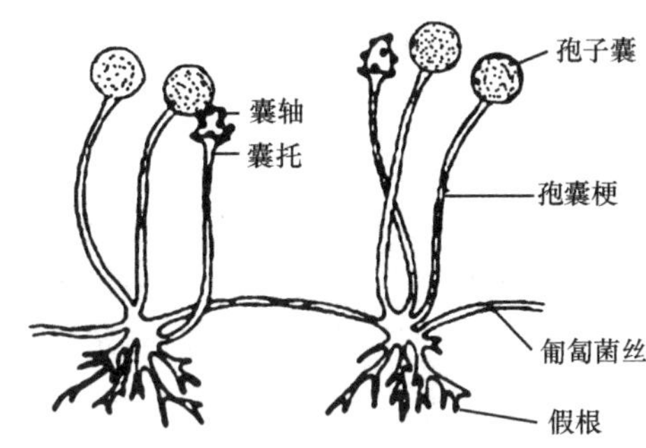

图4-8 葡枝根霉的菌体及假根、匍匐菌丝

根霉能产生高活性的淀粉酶，用于制曲酿造的历史非常悠久，是工业上重要的糖化菌种。此外根霉还经常被用于生产乙醇、乳酸等，在甾体化合物的生物转方面也有重要作用。

三、曲霉属

曲霉属属于子囊菌门，多以产生分生孢子进行无性繁殖，有性繁殖产生子囊孢子。曲霉是多细胞霉菌，菌丝有隔。曲霉的分生孢子梗常由营养菌丝分化的足细胞长出，顶端膨大成顶囊，顶囊表面以辐射状方式长出一层或双层小梗，小梗顶端长出成串的分生孢子（图4-9）。曲霉的分生孢子有绿、黄、黑、棕、红等颜色，是分类鉴定的依据。

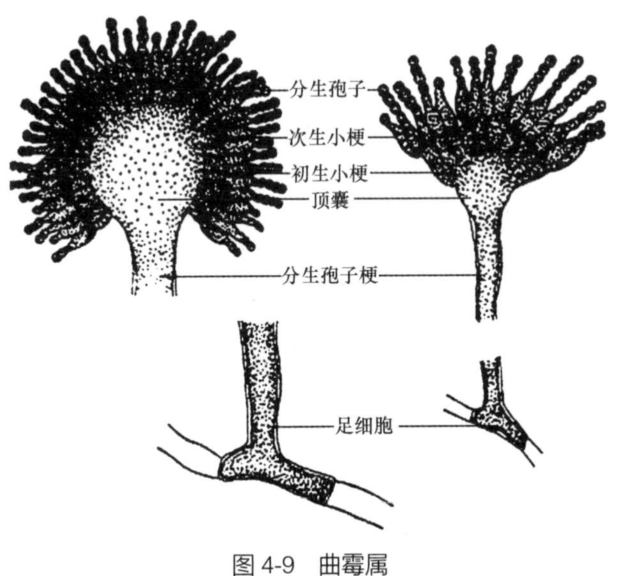

图4-9 曲霉属

曲霉菌广泛分布于自然界，空气、土壤、谷物和各种有机物中均可查见，易引起实验室污染和物品的霉变。有些曲霉可造成人和动物的疾病，可引起类似结核的症状，黄曲霉产生的黄曲霉毒素可导致家禽和人发生肝病。

在工业上，曲霉是发酵工业重要的菌种，应用曲霉菌的糖化作用和分解蛋白质的能力制曲、酿酒、造酱等，医药工业上利用曲霉菌生产枸橼酸、葡萄糖酸等有机酸以及酶制剂。

四、青　霉　属

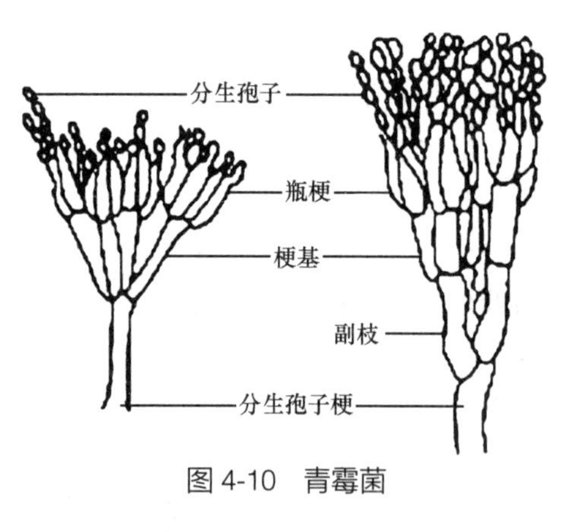

图 4-10　青霉菌

青霉属属于子囊菌门，是菌丝有隔的多细胞霉菌，主要是以产生分生孢子的形式繁殖。与曲霉相比较，没有足细胞和顶囊，但有多次分枝，再在瓶梗上生出成串的分生孢子，形似扫帚状（图 4-10）。青霉菌分布广泛，可使工农业产品、生物制剂等发生霉败变质，有些菌株则是动植物和人类的病原菌，也是实验室常见的污染菌。

青霉菌是抗生素的重要生产菌，其中的产黄青霉是工业生产青霉素的发酵生产菌种，灰黄青霉菌产生的灰黄霉素可用于治疗皮肤癣病。除产生抗生素外，青霉菌也常用于有机酸和酶制剂的生产。

五、头 孢 霉 属

头孢霉属营养菌丝体发达，往往呈绳束状排列，菌丝有横隔。以产生无性的分生孢子为主要繁殖方式，分生孢子可借助黏液聚集形成头状结构，故名头孢霉。

该属中的顶头孢霉是头孢菌素 C 的产生菌，为抗生素生产的重要菌种。头孢类药物因具有抗菌谱广、抗酸抗酶、过敏反应小等特点，是临床常用的一类抗生素。

六、大 型 真 菌

大型真菌因菌体大而得名，分类上大多属于担子菌门和子囊菌门，均为丝状真菌。有许多药用和食用真菌，如银耳、木耳、灵芝、茯苓、猴头、蘑菇等，除含有丰富的蛋白质、氨基酸、维生素、多糖和微量元素等营养物质外，还具有增强人体免疫力，抗癌、抗衰老、降低胆固醇等多种功效，如香菇多糖、茯苓多糖和猪苓多糖等均有抗癌作用，在医药和保健品种中都得以广泛应用。

这类药物在防病治病中的独特功效备受关注，在医学领域发挥越来越大的作用，需求也日益增加。除了大规模栽培外，有不少种类采用深层发酵法生产菌丝体及其发酵产物，具有工业化生产的潜力。

第 4 节　常见真菌性疾病

由病原性真菌和条件致病性真菌引起的疾病统称为真菌病，根据发病部位分为浅部真菌感染和深部真菌感染，以及产毒真菌引起的真菌中毒。

一、浅部真菌感染

浅部真菌感染是由浅在寄生性真菌侵染皮肤、毛发和指（趾）甲等浅部角化组织引起的感染。人们主要通过直接接触癣症患者或接触癣症患者的用物而感染。最常见的是皮肤癣菌，具有嗜角质蛋白的特性，它们侵犯皮肤、毛发等角质组织后，遇到潮湿、温暖的环境即大量繁殖，通过机械刺激和代谢产物的作用而引起局部病变，包括手癣、足癣、体癣和股癣等，其中手足癣最常见。也可侵犯指（趾）甲，引起甲癣，患者的指（趾）甲增厚变形，失去光泽，俗称灰指（趾）甲。

浅部真菌一般不引起严重的全身性疾病，但由于多为慢性感染，且真菌对治疗药物易产生耐药性，因而成为影响人们生活质量和卫生健康的问题之一。对皮肤癣菌的感染主要以预防为主，要尽量避免与被污染的物品直接接触，并注意皮肤清洁卫生，保持鞋袜干燥以预防足癣。治疗可用咪康唑、伊曲康唑和特比萘芬等抗真菌药物。

二、深部真菌感染

深部真菌感染是由侵袭机体深部组织、内脏以及全身的真菌感染引起，通常造成机体慢性肉芽肿炎症、溃疡、坏死等症状，常见的有新型隐球菌和白色念珠菌。

（一）新型隐球菌

新型隐球菌，又称溶组织酵母菌，是土壤、鸽粪、牛乳、水果等的腐生菌，也可存在于人口腔中，可侵犯人和动物，一般为外源性感染，但也可能为内源性感染，对人类而言，它通常是条件致病菌。细胞呈圆形或卵圆形，外包一层肥厚的荚膜，在沙保氏培养基上37℃，3～5天可形成酵母型菌落。

新型隐球菌引起的感染以外源性感染为主，经呼吸道入侵，可引起肺部轻度炎症，能自愈。但对于免疫力低下者或慢性消耗性疾病患者，病菌可经血液播散至全身，如皮肤、心脏、骨骼等部位，而最易受侵犯的是中枢神经系统，引起慢性脑膜炎，如不及时治疗，病死率高。

近年来抗生素、激素和免疫抑制剂的广泛使用，是新型隐球菌感染病例逐渐增多的主要原因。因此，对易感者要避免接触鸽子、鸽粪，减少感染的机会。治疗可选用两性霉素B静脉滴注。

（二）白假丝酵母菌

白假丝酵母菌，又名白色念珠菌，是人体内的正常菌群，存在于人的口腔、上呼吸道及女性阴道的黏膜上。只有当宿主的抵抗力降低时（特别是细胞免疫力降低时）方可致病，属条件致病菌，不仅引起皮肤、黏膜的感染，还可引起呼吸道、消化道、泌尿系统的疾病。如鹅口疮、外阴炎、阴道炎等皮肤感染；肺炎、膀胱炎、肾盂肾炎等内脏感染；脑膜炎、脑脓肿等中枢神经系统感染。近年来，在接受放化疗的肿瘤患者、接受移植而用免疫抑制剂的患者、艾滋病患者中，由白假丝酵母菌引起的感染日益增多，应给予足够重视。对白假丝酵母菌感染可选用克霉唑软膏、氟尿嘧啶、两性霉素 B 等药物。

三、真 菌 中 毒

1. 菌子中毒 由于误食了有毒真菌引起消化道症状，造成呕吐、腹泻、腹痛、黄疸、血红蛋白尿和幻觉，可损害肝、肾、心、肺、脑及胃肠道等器官，严重的导致死亡。

2. 毒素中毒症 真菌毒素是真菌产生的毒性代谢产物，产毒素的真菌易在花生、谷类、豆类物品上生长繁殖，使得这些物品发生霉变，而经常食用霉变食品的人群易发生毒素中毒症。真菌毒素中毒症不同于一般细菌性和病毒性疾病，具有以下特点：①疾病没有传染性；②一般药物和抗生素不能控制症状；③具有地区性和季节性；④死亡率高。

目前，已发现的真菌毒素有百种以上，其中黄曲霉产生的黄曲霉毒素是毒性最强的真菌毒素之一，可引起肝脏变性、肝细胞坏死、肝硬化，甚至诱发肝癌。黄曲霉毒素的毒性稳定，加热至 280℃以上才被破坏，因此一般烹调方法不能去除毒性。为了保障人们的健康，规定在玉米、花生、花生油及其制品中黄曲霉毒素的含量不得超过20ng/g；大米、食用油（不包括花生油）不得超过10ng/g；其他粮食、豆类发酵食品不得超过5ng/g；婴儿食品不得超过0.5ng/g。

链 接 真菌毒素中毒与致癌

真菌毒素是真菌产生的代谢产物，目前已知有200多种不同的真菌毒素，根据毒素对靶组织的损害作用，可分为肝脏毒素、肾脏毒素、心脏毒素、造血器官毒素等。人或动物摄入被真菌毒素污染的农、畜产品或通过吸入及皮肤接触真菌毒素可引发多种中毒症状，如黄绿青霉可产生神经毒素，急性中毒表现为神经麻痹、呼吸麻痹、抽搐，慢性中毒表现为溶血性贫血；橘青霉产生的橘青霉素毒害肾脏。有一些出血综合征也是由真菌毒素引起的，如拟分枝镰刀菌和梨孢镰刀菌产生的 T2 毒素，其急性中毒症状为全身痉挛、心力衰竭、死亡；亚急性或慢性中毒常表现为胃炎，口腔、鼻腔、咽部、消化道出血，白细胞极度减少，淋巴细胞异常增大，血凝时间延长等。

自测题

选择题（A 型题）

1. 下列属于真核细胞型微生物的是（　　）
   A. 病毒　　B. 细菌
   C. 真菌　　D. 螺旋体
   E. 放线菌
2. 下列属于真菌的是（　　）
   A. 放线菌　　B. 酵母菌
   C. 衣原体　　D. 嗜肺军团菌
   E. 螺旋体
3. 不易染色，有较厚荚膜的微生物是（　　）
   A. 肺炎支原体　　B. 新型隐球菌
   C. 梅毒螺旋体　　D. 放线菌
   E. 白色念珠菌
4. 能在污染谷物或食品上生长繁殖、产生毒素，并可使误食者发生中毒的是（　　）
   A. 产毒真菌　　B. 肉毒梭菌
   C. 金黄色葡萄球菌　　D. 沙门杆菌
   E. 新型隐球菌
5. 引起鹅口疮的病原性真菌为（　　）
   A. 白色念珠菌　　B. 表皮癣菌
   C. 新型隐球菌　　D. 酵母菌
   E. 小孢子癣菌
6. 能诱发肝癌的微生物是（　　）
   A. 白色念珠菌　　B. 黄曲霉菌
   C. 新型隐球菌　　D. 毛霉菌
   E. 小孢子癣菌
7. 长有扫帚状分生孢子头的霉菌是（　　）
   A. 毛霉　　B. 根霉
   C. 青霉　　D. 曲霉
   E. 头孢霉
8. 真菌的繁殖方式不包括（　　）
   A. 产生孢子　　B. 形成菌丝
   C. 菌丝断裂　　D. 芽生
   E. 复制
9. 沙保氏培养基常用来培养（　　）
   A. 结核杆菌　　B. 葡萄球菌
   C. 真菌　　D. 螺旋体
   E. 破伤风杆菌
10. 能形成假菌丝的真菌是（　　）
    A. 白色念珠菌　　D. 黄曲霉菌
    C. 新型隐球菌　　D. 毛霉菌
    E. 小孢子癣菌

第5章 病 毒

病毒（virus）是一类体积微小、结构简单、只含一种类型核酸（DNA 或 RNA）、严格活细胞内寄生、以复制方式增殖的非细胞型微生物。与细胞型微生物相比，病毒具有以下一些特点。

1. 个体微小　能通过细菌滤器，须用电子显微镜观察。

2. 没有细胞结构　病毒是非细胞型微生物，主要由核酸和蛋白质组成。

3. 只有一类核酸　一种病毒只含一类核酸，即只有 RNA 或 DNA。

4. 专性活细胞内寄生　病毒缺乏完整的酶系统，只能利用宿主细胞提供的原料和能量，寄生于活细胞内才能产生子代病毒。

5. 以复制方式增殖。

6. 对抗生素不敏感，对干扰素敏感。

链 接　比病毒还要小的生物——亚病毒

1971 年，美国病理学家从患有马铃薯纺锤块茎病的植株中发现了一种比病毒还要小的病原微生物，它能侵染、复制并造成病害。这种致病因子比病毒的结构还简单，甚至连蛋白质外壳都没有，仅有一个分子量很小的环状核糖核酸，迪纳称之为类病毒（viroid），是目前已知的最小的病原体。后来人们又陆续发现了十几种类病毒。

1982 年，美国病理学家发现引起疯牛病和羊瘙痒病的病原体是一种分子质量为 27kDa 的异常蛋白质，不含核酸。这是发现的最晚的、最特殊的病原体，普努西纳称之为病原性蛋白颗粒、朊蛋白或朊病毒。目前，人们发现它和很多人与动物的慢性脑病有关，如库鲁病、克-雅病、疯牛病和羊瘙痒病等。

人们把类病毒、朊病毒、拟病毒等统称为亚病毒。

病毒受理化因素作用后失去感染性，称为病毒的灭活。病毒不耐高温耐低温，多数病毒在 50～60℃ 30min 或 100℃数秒钟内即被灭活（少数如甲型和乙型肝炎病毒，比较耐热）；紫外线、X 射线和高能量粒子均可杀灭病毒。有包膜病毒对脂溶剂敏感，多数病毒对常用化学消毒剂（乙醇、过氧乙酸等）敏感，大多数病毒在 pH 6～8 范围内稳定，在 pH＜5.0 或 pH＞9.0 的环境下迅速灭活。

病毒与人类关系密切，约 80%的人类传染病由病毒引起，如病毒性肺炎、流行性感冒（简称流感）、病毒性肝炎等疾病，并且不断有新的病毒出现，如新型冠状病毒。此外某些病毒感染与肿瘤和自身免疫性疾病、先天畸形也有关系，且病毒性疾病缺乏特效药物，所以研究病毒的生物学特性、致病机制、防治原则有助于开发病毒性疾病的药物、制备特异性疫苗。

考点：病毒的特点

第 1 节　病毒的形态结构及化学组成

一、病毒的大小与形态

（一）病毒体大小

细胞外完整成熟的病毒颗粒称为病毒体（virion），具有感染性。病毒大小的测量单位为纳米（nm）。

各种病毒体大小悬殊，最大约为 300nm，如痘苗病毒；最小约为 30nm，如脊髓灰质炎病毒、鼻病毒等。大多数病毒体小于 150nm，须用电子显微镜才能观察到。

（二）病毒体的形态

病毒的形态各异，大多数病毒呈球形或近似球形，少数为杆状、丝状、蝌蚪状、砖形和子弹形。不同病毒的大小与形态，见图 5-1。

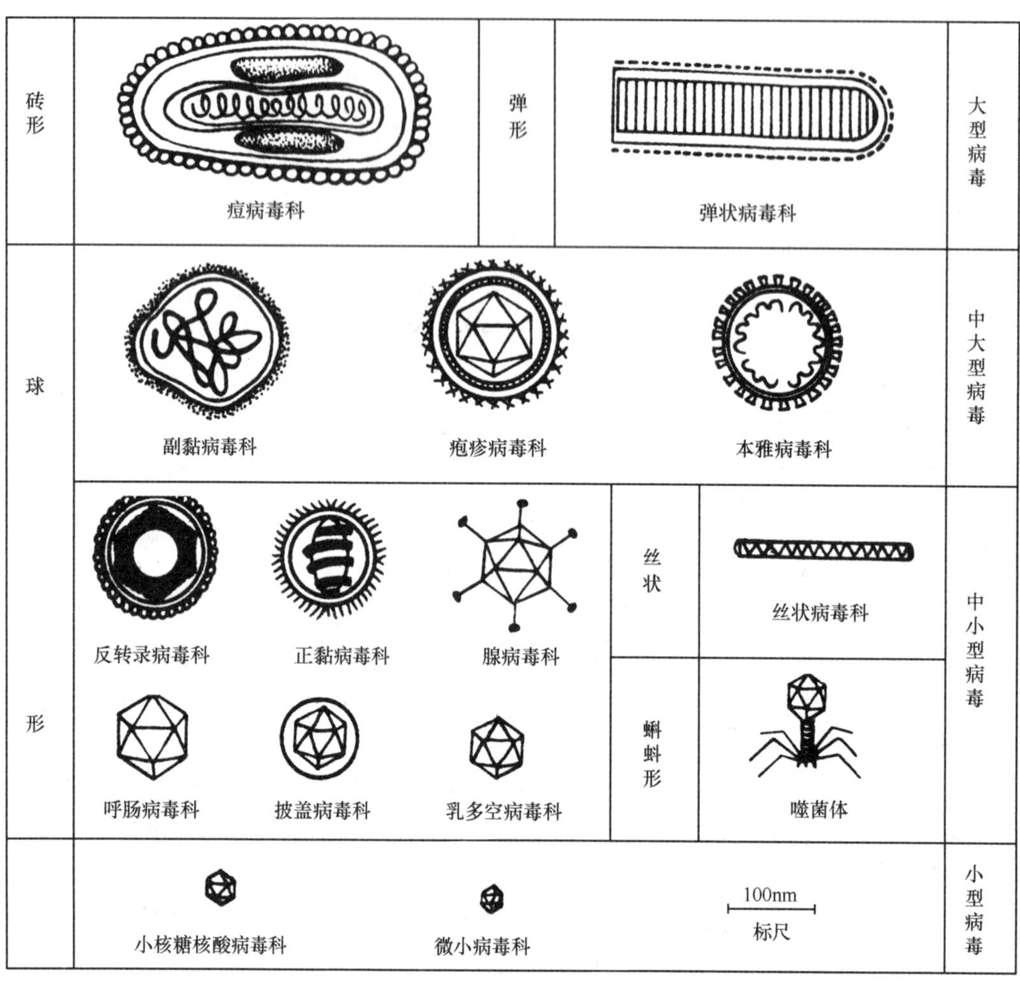

图 5-1 病毒的大小、形态

二、病毒的结构与化学组成

病毒体的基本结构为核心和衣壳两部分构成的核衣壳（nucleocapsid）。有的病毒衣壳外有包膜（图 5-2）。有包膜的病毒称为包膜病毒，如流行性感冒病毒（简称流感病毒）、冠状病毒等；无包膜的病毒称为裸露病毒，如肝炎病毒、肠道病毒等。病毒的化学组成主要为核酸（DNA 或 RNA）和蛋白质，有些病毒还含有少量的脂类和糖类。

（一）核心

病毒的核心（core）成分主要为核酸，位于病毒体的中心。一种病毒只含核酸一种类型，即 DNA 或 RNA，借此可以将病毒分为 DNA 病毒和 RNA 病毒两大类。如流感病毒、脊髓灰质炎病毒等均属 RNA 病毒，而乙型肝炎病毒、水痘-带状疱疹病毒等属 DNA 病毒。核酸构成了病毒的基因组，编码病毒蛋白，决定了病毒的遗传、变异、复制、感染等所有生物学功能。

（二）衣壳

衣壳（capsid）是包围在病毒核酸外的一层蛋白质，由一系列重复单位的蛋白质亚基组成，这些蛋白质亚基称为衣壳粒（capsomer）。病毒的衣壳和核酸共同组成核衣壳。病毒衣壳有以下功能：①维持病毒的形态结构。②保护病毒核酸免受环境中各种因素的破坏。③具有黏附作用，能与细胞表面受体结合，介导病毒进入宿主细胞，参与病毒感染细胞的过程。④具有良好的抗原性，刺激机体发生免疫应答。根据衣壳粒的数量和排列方式不同，衣壳分为3种对称型，可作为病毒鉴定和分类的依据（图5-3）。

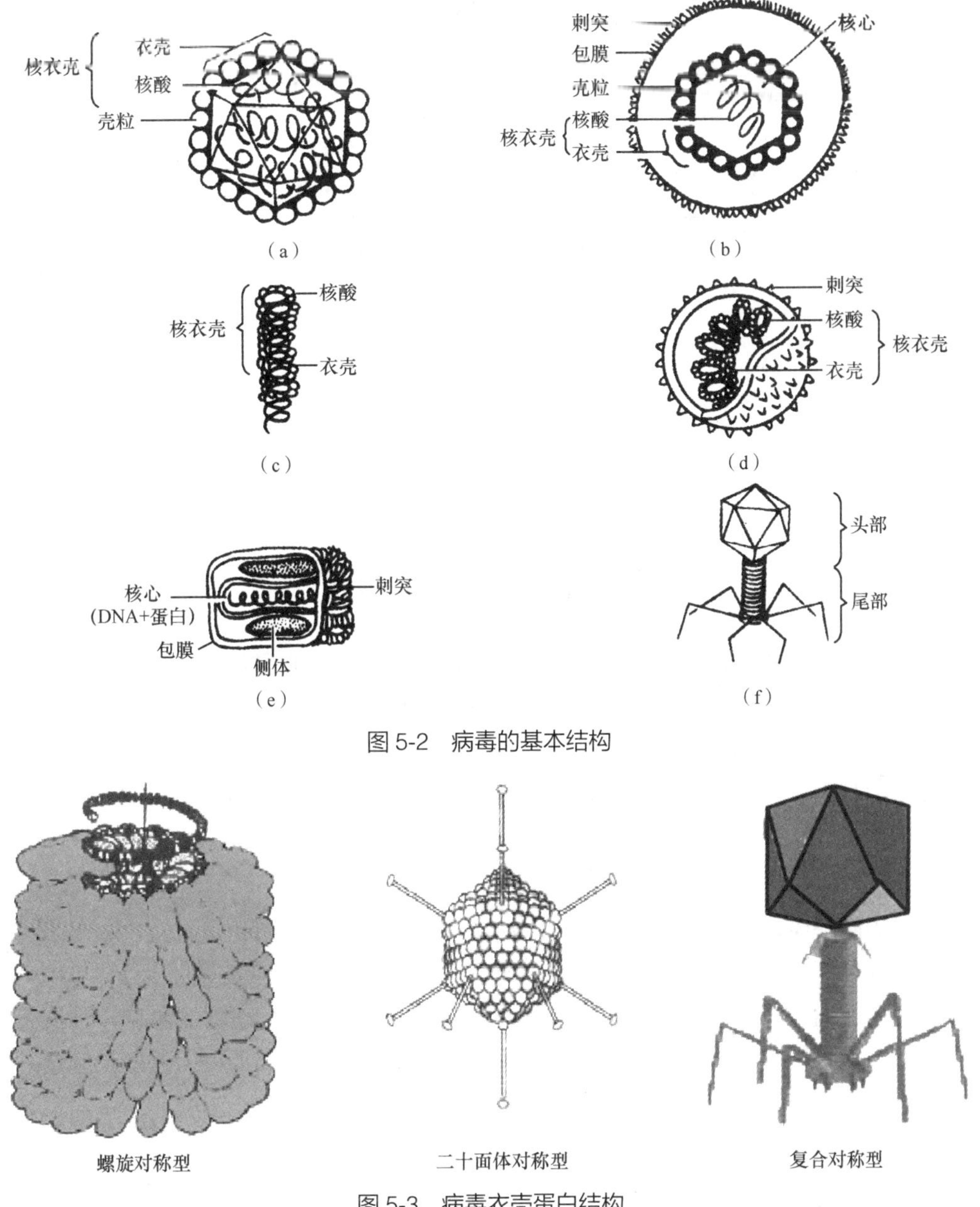

图5-2 病毒的基本结构

图5-3 病毒衣壳蛋白结构

1. **螺旋对称型**（helical symmetry） 壳粒沿着螺旋形的病毒核酸链对称排列，如正黏病毒、副黏病毒、弹状病毒等。

2. **二十面体对称型**（icosahedral symmetry） 核酸浓集成球形或近似球形，外周的壳粒排列成二十面体对称型，大多数球状病毒为二十面体对称型。

3. **复合对称型**（complex symmetry） 病毒体结构较复杂，既有螺旋对称又有二十面体立体对称，仅见于痘病毒和噬菌体等。

（三）包膜

包膜（envelope）是某些病毒在成熟的过程中以出芽的方式从宿主细胞向细胞外释放时所产生的结构（图5-4），故含有宿主细胞膜或核膜的成分，如脂质和少量糖类。有些病毒包膜表面常有不同形状的突起，称为包膜子粒（peplomere）或刺突（spike），如流感病毒包膜上的血凝素和神经氨酸酶。包膜的功能：①保护病毒的核衣壳，维持病毒体结构的完整性。②介导病毒体吸附、穿入易感细胞，参与病毒的感染。③包膜蛋白和刺突具有免疫原性，可刺激机体产生免疫应答。④包膜蛋白有内毒素样作用，可引起机体发热、中毒症状等。

脂溶剂如乙醇、乙醚等可破坏病毒的包膜，使病毒失去感染性。

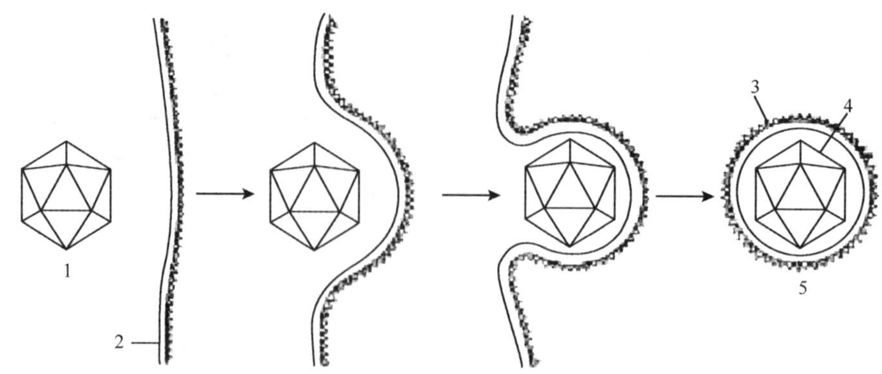

图 5-4 病毒包膜的形成

1. 病毒粒子；2. 细胞膜；3. 包膜；4. 核衣壳；5. 包膜病毒

考点：病毒的结构及化学组成

第 2 节 病毒的增殖

由于病毒缺乏完整的酶系统和细胞结构，所以必须借助宿主细胞提供的能量、原料和场所，在自身核酸控制下合成子代的核酸和蛋白质并装配成完整的病毒粒子，并以一定的方式释放到细胞外，这种增殖方式称为复制（replication）。从病毒颗粒进入易感细胞，形成新的病毒颗粒，再从细胞释放出来的过程称为一个复制周期。病毒复制的过程可分为 5 个连续的阶段，即吸附、穿入、脱壳、生物合成以及装配与释放。

一、吸　附

病毒吸附分为两个阶段。①非特异性吸附：病毒与细胞以静电引力相结合，这种吸附是非特异性的，病毒可在细胞表面任何部位吸附，不具有任何选择性，这种吸附是可逆的。②特异性吸附：不可逆性结合，病毒表面的蛋白与易感细胞面特定的表面受体结合，而吸附于易感细胞，如流感病毒包膜上的血凝素蛋白与宿主细胞呼吸道黏膜细胞表面的血凝素受体结合，然后侵入这些细胞进行增殖。

二、穿　入

病毒体吸附于易感细胞膜后，可通过不同方式进入细胞内称为穿入（penetration）。穿入的方式主要有以下几种。①膜融合：包膜病毒可通过病毒包膜与易感细胞膜融合，而进入细胞。②胞饮：病毒与易感细胞结合后，细胞膜内陷以胞饮的方式将病毒吞入，裸露病毒多以此方式穿入易感细胞。③注射式穿入：多数噬菌体以此方式进入，通过尾部收缩将衣壳内的核酸 DNA 注入宿主细胞。

三、脱　壳

病毒的核酸从衣壳内释放出来的过程称脱壳（uncoating）。病毒只有脱去衣壳暴露出核酸才能使核酸发挥模板的作用，在细胞内进行生物合成。不同病毒脱衣壳的方式不同，多数病毒在穿入细胞时，已在细胞内溶酶体的作用下脱去衣壳。少数病毒的脱壳过程比较复杂，脱壳必须有酶的参与，有的脱壳酶来自宿主细胞，有的为病毒基因所编码。

四、生物合成

病毒核酸经脱壳释放后，可利用宿主细胞提供的原料。酶系统利用能量合成大量的病毒核酸及结构蛋白的过程称为生物合成（biosynthesis）。病毒核酸类型不同，其生物合成方式不同。生物合成以病毒基因组（DNA 或 RNA）为模板，复制出子代病毒的核酸，再以子代病毒核酸为模板指导合成病毒的结构蛋白。主要有以下几个过程：①转录产生病毒早期 mRNA，并与宿主多聚核糖体结合翻译出早期蛋白。早期蛋白一部分作为抑制蛋白改变宿主的正常代谢途径，一部分作为病毒生物合成所必需的酶类，如复制病毒 DNA 的 DNA 聚合酶。②在早期蛋白的催化下以亲代核酸为模板，复制出子代病毒核酸。③转录产生病毒晚期 mRNA，作为翻译产生成病毒衣壳蛋白。

生物合成阶段，血清学方法亦不能检测出完整的病毒抗原，故称为病毒的隐蔽期。

五、装配与释放

子代病毒的核酸和结构蛋白在细胞核合成核衣壳的过程称为装配（assembly）。绝大多数 DNA 病毒在细胞核组装，RNA 病毒和痘病毒则在细胞质内组装。

病毒成熟后，被感染的宿主细胞崩解，子代病毒由感染细胞内到细胞外的过程称为释放（release）。病毒释放的方式：①破胞释放，无包膜病毒在感染细胞内增殖到一定程度后，导致感染细胞破裂，子代病毒一次性全部释放到胞外，宿主细胞死亡。如腺病毒、脊髓灰质炎病毒等。②出芽释放，绝大多数包膜病毒通过细胞核膜或细胞膜以出芽的方式在一段时间内逐个释放，病毒在释放过程中获得包膜。如冠状病毒、流感病毒。因对细胞破坏较小，宿主细胞一般不死亡且可正常分裂。③通过细胞间桥或细胞融合释放，如巨细胞病毒很少释放到细胞外，而是通过细胞间桥或细胞融合，使病毒在细胞间传播扩散。

下面以双链 DNA 病毒的增殖为例说明病毒复制的整个过程，见图 5-5。

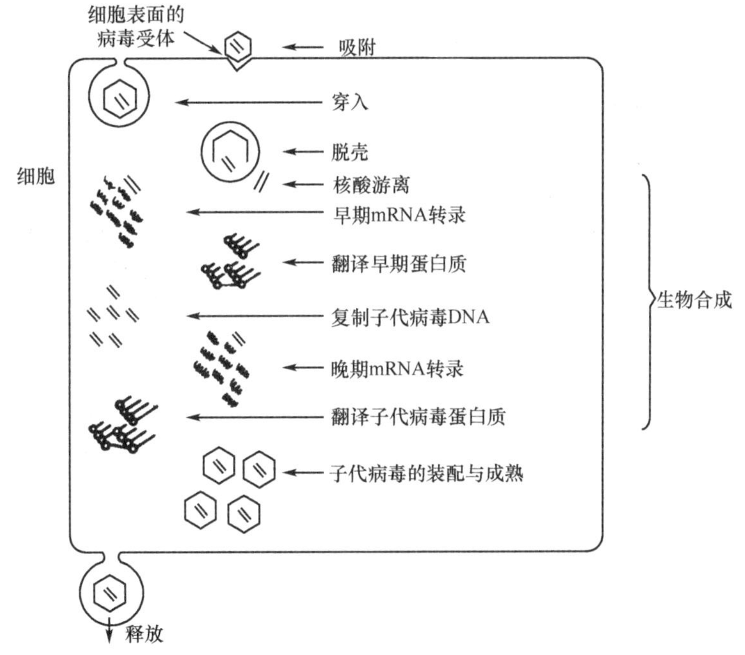

图 5-5 病毒的复制周期

第 3 节 病毒的人工培养

病毒有严格的寄生性，所以必须在活细胞内才能增殖。常用的人工培养方法有细胞培养（包括细胞培养、组织培养和器官培养）、鸡胚培养和动物接种。人工培养病毒有助于研究病毒的生长繁殖及致病机制，同时为疫苗的制备、抗病毒药物的筛选、疾病的诊断等提供实验依据。

一、细 胞 培 养

将病毒接种于活细胞中培养即细胞培养，是目前最常用的方法。除了乙型肝炎病毒，几乎所有的动物病毒都可用此法培养。细胞培养可分为原代细胞培养如人胚肾细胞培养、人羊膜细胞培养、人成纤维细胞培养和传代细胞培养如 HeLa 细胞培养。其中传代细胞通常由癌细胞或二倍体细胞突变而来，

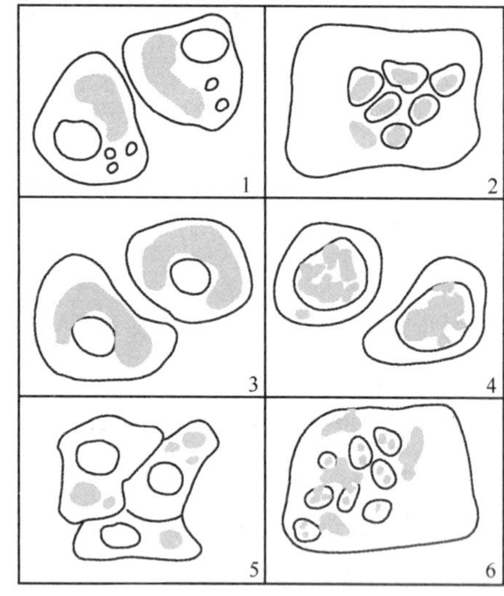

图 5-6 病毒感染细胞的包涵体

1. 牛痘苗病毒：细胞浆内嗜酸性包涵体（顾氏小体）；2. 单纯疱疹病毒：核内嗜酸性包涵体；3. 呼肠病毒：核周胞质内嗜酸性包涵体；4. 腺病毒：核内嗜碱性包涵体；5. 狂犬病病毒：胞质内嗜酸性包涵体（内基氏小体）；6. 麻疹病毒：核内和胞质内嗜酸性包涵体

染色体数为非整倍体，细胞生长迅速，可无限传代，在液氮中可长期保存，目前在病毒实验室应用广泛，但不得用于制备疫苗。

病毒在组织或细胞中培养后，能发生以下一些现象：①细胞变圆、坏死、病变、溶解和脱落，有的细胞堆聚呈葡萄状或彼此融合成多核的合胞体等，称为致细胞病变效应（cytopathic effect，CPE）。②有些病毒在细胞内增殖后，在光学显微镜下可见胞质或胞核内有大小和数量不等的圆形或不规则的小体，称为包涵体（inclusion body）。包涵体的形态、大小和位置以及染色性等特性可用于病毒的鉴定（图 5-6）。③有些细胞被病毒（如流感病毒）感染后，能吸附动物的红细胞，称为红细胞吸附现象。

二、鸡胚培养

用受精孵化的活鸡胚培养病毒的方法称为鸡胚培养，比动物接种培养病毒经济简便。该法常用于黏液病毒、疱疹病毒、痘类病毒等的原代培养，以及流感病毒、腮腺炎病毒的分类培养。根据病毒种类不同接种于鸡胚的不同部位，如培养痘苗病毒接种于鸡胚绒毛尿囊膜内，培养流感病毒及腮腺炎病毒接种于尿囊腔内。如有病毒增殖，鸡胚则出现异常变化或产生羊水或尿囊积液。收集相应组织或囊液，用血凝和血凝抑制试验等做病毒鉴定（图 5-7）。

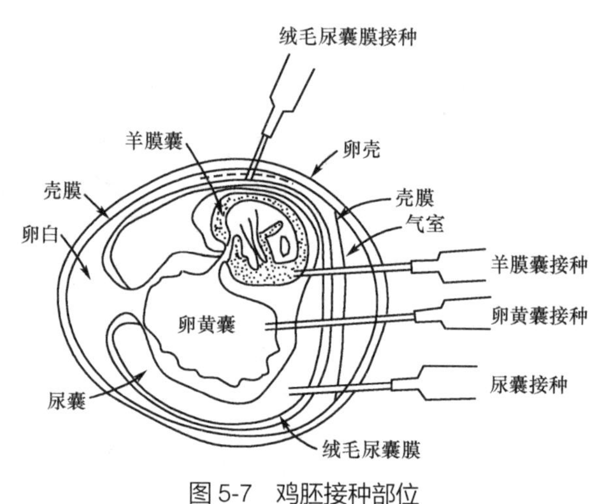

图 5-7 鸡胚接种部位

三、动物接种

动物接种是最原始的病毒培养方法，因影响因素较多该方法已较少使用。常用的实验动物有小白鼠、大白鼠、豚鼠、家兔和猴子等，根据不同种类的病毒选用合适的动物和接种途径（如鼻腔、皮内、皮下、脑内、腹腔、静脉等），接种后应每天观察动物发病状况。如动物死亡，则取动物病变组织剪碎、制成均匀悬液后继续传代鉴定。

第 4 节 病毒的干扰现象和干扰素

病毒的干扰现象（interference）指两种病毒同时或短时间内感染同一细胞时，可出现一种病毒抑制另一病毒增殖的现象，此现象可发生于异种病毒之间，也可发生于同种异型病毒之间，灭活病毒也能干扰活病毒。病毒间发生干扰的机制有很多可能，最主要的原因是病毒作用于宿主细胞，诱导产生了一种糖蛋白，称为干扰素（interferon，IFN）。当使用病毒疫苗时应避免发生干扰现象，以免影响疫苗的免疫效果。

一、干扰素的定义、分类及生物学活性

1. 干扰素的定义 干扰素是机体细胞受病毒感染或其他干扰素诱生剂作用下，由细胞基因组控制产生的一类蛋白质，具有抗病毒增殖等多种生物活性。

人干扰素的生物学活性：干扰素在 1957 年被发现时以抗病毒为唯一活性，随后研究发现干扰素还具有其他生物学作用。①广谱抗病毒作用，即一种病毒诱生的干扰素对多种病毒起作用。②免疫调节作用，γ 干扰素能增强自然杀伤（NK）细胞、细胞毒性 T 细胞（CTL）的活性，促进吞噬细胞的吞噬与抗原加工提呈作用，参与机体的免疫调节。③抗肿瘤活性，γ 干扰素还能调节癌基因的表达，抑制肿瘤细胞的分裂增殖。④干扰素具有种属特异性，即某一种属动物（或组织细胞）产生的干扰素只能对同种属或种属非常接近的动物或细胞起保护作用，即干扰素活力在同种细胞上高，在异种细胞上低。

2. 干扰素的分类 人干扰素分为 α、β、γ 3 种，其种类和性质见表 5-1。

表 5-1 人干扰素种类和性质

种类	型别	产生细胞	56℃ 30min	pH=2	抗病毒作用	抗肿瘤作用	免疫调节作用
IFN-α	Ⅰ	白细胞	稳定	稳定	较强	较弱	较弱
IFN-β	Ⅰ	成纤维细胞	稳定	稳定	较强	较弱	较弱
IFN-γ	Ⅱ	T 细胞	灭活	灭活	较弱	较强	较强

最初临床应用的干扰素来源于人的白细胞，需要大量鲜血，来源困难。20 世纪 80 年代随着基因工程技术的发展使得干扰素均可用基因工程技术进行生产。采用 DNA 重组技术制备的干扰素，称为重组干扰素，重组干扰素是一类新型的干扰素分子，通常是无糖的蛋白质并且某些亚型与相应的自然干扰素的宿主细胞范围不同，抗病毒活力有差异。

考点：干扰素的定义、分类及作用

二、干扰素的诱生和抗病毒机制

（一）干扰素的诱生

干扰素的产生受机体细胞内基因组的调控，正常情况下干扰素基因处于抑制状态。当干扰素诱生剂作用于细胞膜后干扰素基因被激活，从而转录干扰素 mRNA 并翻译干扰素蛋白。

（二）干扰素的抗病毒机制

干扰素并不直接杀伤病毒，而是诱导宿主细胞产生多种蛋白来干扰病毒复制。机体内存在着合成抗病毒蛋白（antiviral protein，AVP）的基因，但由于体内存在抗病毒蛋白基因抑制物，故在正常状态下不能合成 AVP。IFN 由细胞释放后，与邻近细胞的干扰素受体结合，使细胞中的抗病毒蛋白基因激活，转录并翻译 AVP。已知的 AVP 至少有 3 种：蛋白激酶、磷酸二酯酶和 2'-5'腺苷酸合成酶，前两种能破坏细胞核糖体翻译病毒蛋白质，后一种有降解 mRNA 的功能。由此可见，干扰素的抗病毒作用并非直接作用于病毒，而是通过抗病毒蛋白来实现的。干扰素的产生与抗病毒过程，见图 5-8。

（三）干扰素诱生剂

凡能使细胞干扰素基因进行表达而诱生干扰素的物质均可称为干扰素诱生剂。干扰素诱生剂种类很多，概括如下。

1. 各种病毒 尤其双链 RNA 病毒诱生干扰素能力较强。

2. 人工合成的双链 RNA 如 poly I:C。

3. 微生物代谢产物 如细菌的 LPS、真菌多糖等。

4. 细胞内繁殖的微生物 如细菌、立克次体、支原体、衣原体及原虫等。

5. 低分子物质 如梯洛龙及其衍生物、碱性染料、环乙亚胺等。

6. 多聚物 如聚丙烯酸，聚甲基丙烯酸，聚磷酸盐如磷酸化多糖、多核苷酸等。

7. 细胞丝裂原 如刀豆蛋白 A（ConA）、植物血凝素（PHA）等。

8. 中草药 如黄芪等。

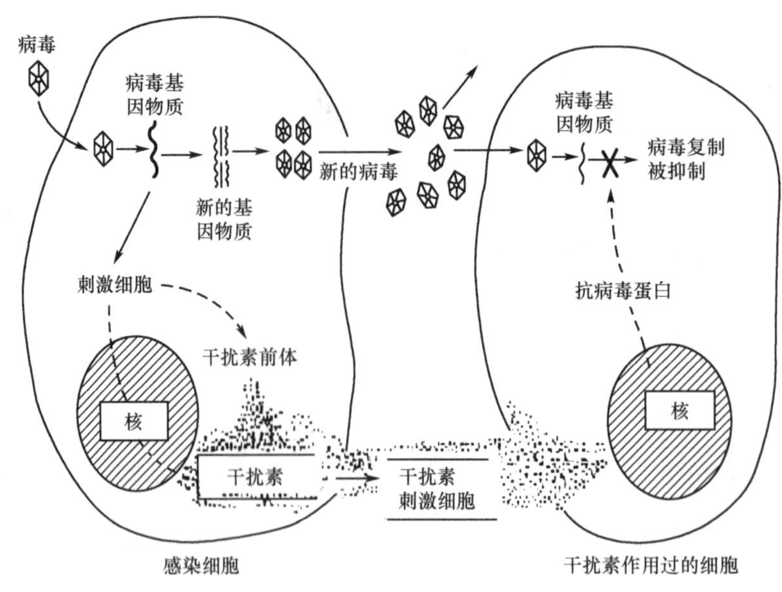

图 5-8　干扰素的作用机制

链 接　基因工程干扰素

20 世纪 80 年代以来，基因工程干扰素逐渐投入使用。1986 年，美国食品药品监督管理局（FDA）首先批准干扰素-α-2a 和干扰素-α-2b 投放市场，基因工程 β、γ 干扰素也相继于 1990、1993 年获准投放市场。1989 年，我国科学家成功研制出中国人基因克隆和表达的基因工程药物——基因工程干扰素-α-1b，并于 1992 年获得国家一类新药证书，这是我国第一个批准生产的基因工程药物。

第 5 节　噬　菌　体

噬菌体（bacteriophage，phage）是感染细菌、真菌、放线菌或螺旋体等微生物的病毒的总称，因部分能引起宿主菌的裂解，所以又称为噬菌体。噬菌体有严格的宿主特异性，分布极广，凡是有细菌的场所，就可能有相应噬菌体的存在。噬菌体的命名常冠以宿主的名称，如大肠埃希菌噬菌体、金黄色葡萄球菌噬菌体等。

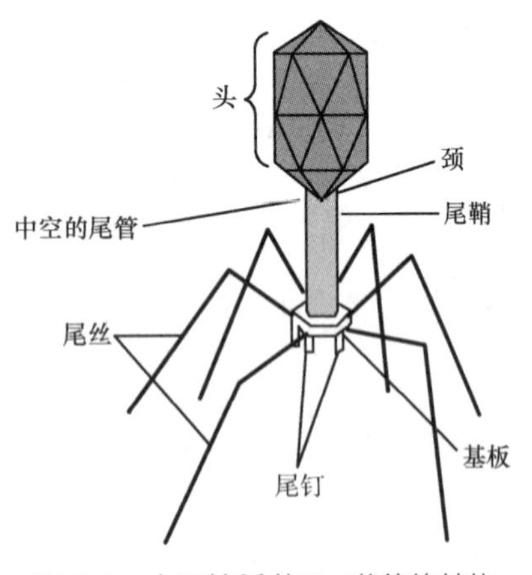

图 5-9　大肠埃希菌 T4 噬菌体结构

一、生物学性状

噬菌体的形态有球形、丝形和蝌蚪形。大多数噬菌体呈蝌蚪形，其头部呈球形，二十面体对称，含核酸和蛋白质，大小为 80～100nm；尾部是螺旋对称的蛋白质外壳，由尾领、尾髓、尾鞘、尾板、尾刺、尾丝等组成，其主要作用是识别和吸附宿主细胞，大肠埃希菌 T4 噬菌体的模式，见图 5-9。

噬菌体对理化因素的抵抗力比一般细菌的繁殖体强；能抵抗乙醚、氯仿和乙醇，一般经 70℃ 30min 或更久才能被灭活。噬菌体能耐受低温和冰冻，但对紫外线和 X 射线敏感，一般经紫外线照射 10～15min 即失去活性。

二、噬菌体的类型

根据与宿主的相互关系，噬菌体可分为两种类型：一类是毒性噬菌体，噬菌体在宿主细胞内增殖，最后使宿主细胞裂解死亡并释放出大量子代噬菌体，这种生活周期称为裂解生活周期；另一类为温和噬菌体又称溶原性噬菌体，噬菌体感染细胞后并不增殖，而是将自身的基因与宿主菌基因组整合，并随宿主细胞的分裂而一代一代地传下去，这种生活周期称为溶原生活周期。整合在细菌基因组中的噬菌体基因称为前噬菌体（prophage），带有前噬菌体基因的细菌称为溶原性细菌（lysogenic bacterium），即溶原菌。溶原菌有时会以极低的频率（约 10^{-6}）自发裂解，产生子代噬菌体，若受理化因素诱导（如紫外线、X 射线等）可使前噬菌体全部转变为烈性噬菌体而进入裂解生活周期。噬菌体与宿主菌之间的关系，见图 5-10。

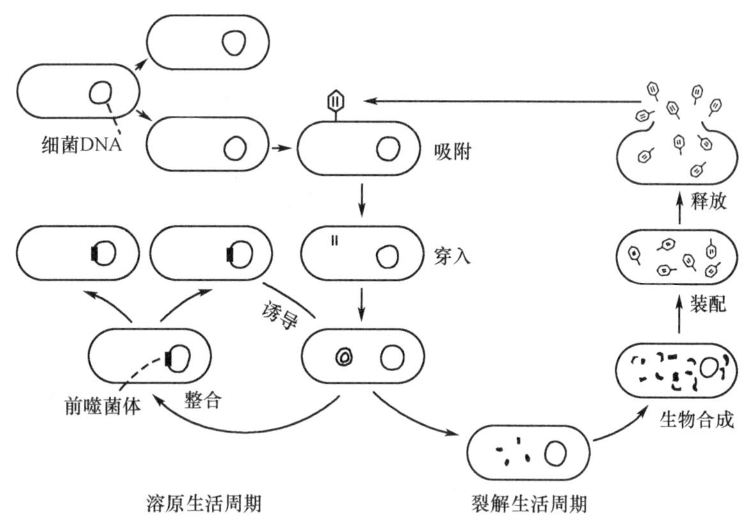

图 5-10　噬菌体与宿主菌的关系

三、噬菌体的应用

（一）细菌的鉴定与分型

噬菌体有严格的宿主特异性，只寄居在易感宿主菌体内，故可利用噬菌体进行细菌的流行病学鉴定与分型。例如，用伤寒沙门菌 Vi 噬菌体可将有 Vi 抗原的伤寒沙门菌分为 96 个噬菌体型。借此可用于进行流行病学的调查。

（二）分子生物学研究的重要工具

噬菌体的基因数量少，结构简单，而且容易获得大量的突变体，因此已成为目前研究基因复制、转录、重组、表达调控机制等的重要工具，是分子生物学与基因工程的良好实验系统。

在发酵工业中应选育抗噬菌体的菌株，严防噬菌体污染，如抗生素、有机酸、酶制剂等生产过程污染噬菌体后，会导致发酵周期延长，影响产品的产量和质量，严重时可引起倒罐甚至工厂被迫停产。因而要严格做好消毒灭菌工作，不随意排放或丢弃活的菌液，因为环境中有活菌就意味着存在噬菌体赖以生存的宿主。

第 6 节　病毒与人类疾病

病毒性肝炎、脊髓灰质炎、艾滋病等常见疾病都是由病毒引起的，并且多种病毒性传染病在人类历史上造成了多次大流行，如天花。旧的病毒尚未远去，新的病毒相继出现，如人类免疫缺陷病毒、尼帕病毒、埃博拉病毒、各种亚型的流感病毒、新型冠状病毒等。由于疫苗的研发速度常常赶不上病毒的变异速度，并且缺少特效药物，人们不得不更加关注病毒，以期能够控制病毒性传染病的危害。

病毒的传播方式有两类。①水平传播：主要通过皮肤、呼吸道、消化道、泌尿生殖系统、血液制品或节肢动物等在个体之间进行传播。②垂直传播：有些病毒可以通过胎盘、分娩、哺乳等方式传给子代，如风疹病毒、人类免疫缺陷病毒、寨卡病毒等。

病毒侵入人体后不引起临床症状的感染，称为隐性感染。隐性感染虽无临床症状但可使机体获得特异性免疫力，有的隐性感染者是病毒携带者，是重要的传染源。机体感染病毒出现明显临床表现，称为显性感染，显性感染根据病程的急缓和病程长短又分为急性感染和持续性感染。

持续性感染是病毒感染中一种重要的感染类型，病毒可在机体内持续数月、数年，甚至数十年，可出现症状，也可不出现症状而长期携带病毒，引起慢性进行性病变。此外有些持续性感染还可引起自身免疫性疾病或诱发肿瘤。持续性感染常见以下几种类型。①慢性感染：隐性或急性感染后，病毒未被完全清除，可持续存在于患者的血液或组织中并不断排出体外，病程可长达数月至数十年，如乙型肝炎病毒和丙型肝炎病毒。②潜伏性感染：经隐性或显性感染后，病毒潜伏在特定组织或细胞中不增殖，无症状，但在某些条件影响下，潜伏的病毒被重新激活而引起感染的急性发作，如水痘-带状疱疹病毒。③慢发感染：较为少见，但后果严重。病毒感染后长期潜伏，其间缓慢增殖，经数十年后发病呈亚急性进行性，最终致死。如麻疹病毒引起的亚急性硬化性全脑炎。

一、呼吸道病毒

呼吸道病毒是一类通过呼吸系统侵入人体致病的病毒，不仅会导致呼吸道局部病变而且会引起呼吸道以外组织器官病变，常见的有流行性感冒病毒、麻疹病毒、腮腺炎病毒、风疹病毒、呼吸道合胞病毒、冠状病毒、鼻病毒、腺病毒等。

链 接 潜在的危险——禽流感病毒与变异

以往禽流感病毒一般只在禽类之间传播，自 2003 年 2 月开始该病毒通过变异、杂交形成新型病毒（高致病性禽流感病毒 H5N1），蔓延世界，不仅造成大量的家禽死亡还感染了人类。专家分析，该型禽流感病毒有可能变异为一种新型可致人死亡的流感病毒。

2009 年春首发于墨西哥、美国，后蔓延世界造成世界大流行的猪流感也是由一种新型的流感病毒（H1N1 新型流感病毒）引起。2013 年 3 月底发现 H7N9 型禽流感。H7N9 型禽流感病毒是全球首次发现的新亚型流感病毒，当时尚未纳入我国法定报告传染病监测报告系统。被该病毒感染的患者均在早期出现发热等症状。

（一）流行性感冒病毒

流行性感冒病毒（influenza virus，简称流感病毒），是引起流行性感冒（简称流感）的病原体，属于正黏病毒科，分为甲、乙、丙、丁 4 种类型。甲型流感病毒除引起人类流感外，还可引起多种动物感染，如禽类、猪、马、海豹以及鲸鱼和水貂等，且易发生变异，曾多次引起世界性大流行。乙型流感病毒在人体内循环并引起季节性流行，最近数据显示海豹也可被感染。丙型流感病毒可感染人类和猪，但感染后症状轻微。丁型流感病毒主要影响牛，是否导致人发病并不清楚。

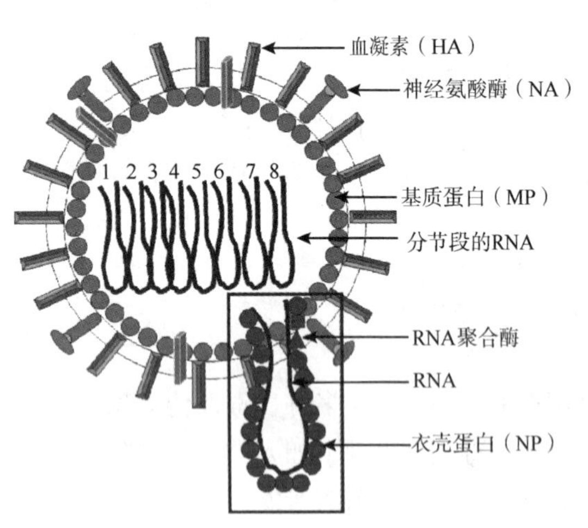

图 5-11 流感病毒结构

【生物学性状】

（1）形态结构：流感病毒呈球形，为有包膜的 RNA 病毒，直径 80～120nm，初次从体内分离出的病毒可呈丝状或杆状。病毒体由核衣壳和包膜组成（图 5-11）。①核衣壳：由病毒核酸、包绕核酸的核蛋白（NP）及 RNA 聚合酶组成，呈螺旋对称排列。病毒核酸为分节段的单链负股 RNA，每个节段即为一个基因组，能编码相应的结构蛋白或功能蛋白，其中甲型和乙型流感病毒由 8 个节段构成、丙型流感病毒由 7 个节段构成。分节段基因组易使病毒在复制中发生基因重组，从而导致基因编码的蛋白抗原发生变异而出现新的病毒株。核蛋白抗原性稳定，很少变异。②包膜：由两层组成，内层为基质蛋白（matrix protein，MP）；外层为脂蛋白（lipoprotein，LP），LP 来源于宿主细胞膜。流感病毒的包膜表面镶嵌有两种突出于包膜表面的糖蛋白刺突，一种为血凝素（hemagglutinin，HA），另一种为神经氨酸酶（neuraminidase，NA）。HA呈三棱柱状，为糖蛋白三聚体，具有凝集红细胞和吸附宿主细胞的作用。NA呈蘑菇状，为糖蛋白四聚体，主要参与病毒的扩散和释放。HA与NA抗原性不稳定，容易发生变异，是划分甲型流感病毒亚型的重要依据。

（2）分型与变异性：根据NP和MP的不同将流感病毒分为甲、乙、丙三型。甲型流感病毒根据其表面抗原HA和NA的抗原性不同，又可分为若干亚型，目前发现的HA有18种（H_1-H_{18}），NA有11种（N_1-N_{11}）。甲型流感病毒的HA和NA极易发生抗原性变异，尤以HA为甚。两者的变异可同时出现，也可单独发生，病毒的变异幅度与流感的流行关系密切。流感病毒表面抗原HA和NA变异有两种形式①抗原性漂移：当HA和NA变异幅度小时，属于量变，一般2～5年发生一次，常引起流感中小型流行。②抗原性转变：当HA和NA变异幅度大时，属于质变，10～15年发生一次，常引起世界性大流行。流感病毒已引起数次世界性大流行（表5-2）。

表5-2 甲型流感病毒亚型与世界性流行时段

病毒亚型	流行年代	病毒亚型	流行年代
原甲型 H0N1	1918年	新甲型与香港甲型 H1N1/H3N2	1977年
亚洲甲型 H2N2	1957年	新甲型 H1N1	2009年
香港甲型 H3N2	1968年		

（3）培养和抵抗力：流感病毒易在鸡胚中增殖，初次分离接种于鸡胚羊膜腔，传代接种于尿囊腔。组织培养一般选用猴肾、狗肾传代细胞培养，但不易出现明显的致细胞病变效应，需用红细胞吸附试验判定有无细胞增殖。

流感病毒对热敏感，56℃，30min被灭活，室温下易失去传染性，对干燥、紫外线、乙醇、乙醚等敏感。但在0～4℃可保存数周，-70℃以下可长期保存；

【致病性和免疫性】 流感病毒是引起流行性感冒的主要病毒。流感为冬春季常见的呼吸道传染病，传染源主要为患者和隐性感染者。其主要经飞沫、气溶胶通过呼吸道传播。病毒表面的HA与呼吸道黏膜柱状上皮细胞HA受体结合，并进入细胞内进行增殖，导致黏膜细胞充血、水肿、变性、坏死、脱落。另外病毒的NA可降低呼吸道黏液层的黏稠度，促进病毒的扩散。病毒很少入血，但释放的内毒素样物质可进入血液，引起全身中毒症状。人对流感病毒普遍易感，潜伏期通常为2～4天，主要表现为发热、头痛、肌痛和全身不适，体温可达39～40℃，可有畏寒、寒战，多伴全身肌肉关节酸痛、乏力、食欲减退等全身症状，常有咽喉痛、干咳，可有鼻塞、流涕、胸骨后不适等。部分以呕吐、腹痛、腹泻为特点，常见于感染乙型流感的儿童。无并发症者病程呈自限性，多于发病3～4天后体温逐渐恢复正常，全身症状好转，但咳嗽、体力恢复常需1～2周，幼儿或年老体弱患者易继发感染，如支气管炎、肺炎等。

病后对同型流感病毒可产生体液免疫和细胞免疫，如分泌型lgA、血清中lgM、lgG中和抗体；CTL发挥的杀伤作用等。不同型流感病毒之间无交叉保护作用。

【防治原则】 流行期间避免到人群聚集的地方，必要时戴口罩，对公共场所加强通风，加强锻炼提高自身免疫力。疫苗接种是最有效的预防方法，磷酸奥司他韦可用于甲型和乙型流感的治疗。

（二）麻疹病毒

麻疹病毒属于副黏病毒科，是引起麻疹的病原体。麻疹是以发热、呼吸道卡他症状及全身斑丘疹为特征的一种急性呼吸道传染病，发病年龄多为6个月至5岁。

【生物学性状】 麻疹病毒为球形病毒，直径约150nm，核心为单股负链RNA，有包膜，包膜上有血溶素（HL）和血凝素（HA）两种刺突。HL和HA均为中和抗原，可诱导中和抗体产生，抗原性较稳定，只有一个血清型。麻疹病毒对理化因素抵抗力较弱，加热56℃，30min可被灭活，对脂溶剂、一般消毒剂和日光及紫外线敏感。

【致病性与免疫性】 人是麻疹病毒的唯一宿主。传染源为患者，在出疹前后4～5天传染性最强，主要通过飞沫直接传播，亦可通过呼吸道分泌物污染物品接触传播，初次感染后发病率几乎为100%。病程可分为①潜伏期：10～14天，病毒先在呼吸道上皮细胞内增殖，然后少量进入血液。②疹前期：病毒入血形成病毒血症，临床表现为发热、咳嗽、流泪及眼结膜充血等症状，大多数患儿口腔两颊黏膜上出现直径约1.0mm，外有红色晕圈的灰白色小点的科氏（Koplik）斑，对临床早期诊断有一定意义。③出疹期：多在发热后3～4天，病毒再次入血导致体温可突然升高至40～40.5℃，患者全身皮肤相继出现红色丘疹，从头面部至躯干，最后到四肢，病程约1周。无并发症的患者大多可自愈，但有些年幼体弱的患儿易并发细菌性肺炎、脑炎，这是麻疹患儿死亡的主要原因之一。④恢复期：出疹3～4天后，无并发症者皮疹渐退、脱屑。7～10天可自愈。病后可产生牢固的免疫力，很少再感染。但约有百万分之一的患者在其恢复后多年可出现亚急性硬化性全脑炎（SSPE）。SSPE属于麻疹病毒急性感染后的迟发性并发症，表现为渐进性大脑功能衰退，患者多于发病后1～2年内死亡。

【防治原则】 对儿童接种麻疹病毒减毒活疫苗，进行人工主动免疫是主要的预防措施。按照计划免疫规程接种可获得持久免疫力，免疫力可持续10～15年。对接触麻疹患者的易感者可紧急注射胎盘球蛋白或丙种球蛋白进行人工被动免疫，可防止发病或减轻症状。

案例 5-1

患儿，男，5岁，近日出现发热、头痛、流泪、畏光、眼结膜充血等症状，发热第3天后在口腔两侧颊黏膜第一磨牙处出现细小白色点状黏膜斑，周围有红晕，发热第4天后皮肤出现充血性斑丘疹，皮疹由耳后渐至颈面部直至躯干四肢。家长告诉医生：患儿无麻疹疫苗接种史，但近段时间有与麻疹患者接触史。

思考题： 1. 患儿感染了何种病毒?该病毒的传播方式是什么?

2. 怎样进行特异性预防?

（三）冠状病毒

冠状病毒（coronavirus）是引起呼吸道疾病的一个大型病毒家族，在系统分类上属冠状病毒科冠状病毒属。目前，已鉴定出39种冠状病毒，其中3种会引起严重疾病，即SARS-CoV，MERS-CoV和SARS-CoV-2，它们分别引起严重急性呼吸综合征（SARS）、中东呼吸综合征（MERS）和新型冠状病毒肺炎（COVID-19）。冠状病毒的自然宿主为蝙蝠，借助其他动物可将病毒传至人，如SARS-CoV是从果子狸传播至人，MERS-CoV是从单峰骆驼传播至人，目前尚未查明SARS-CoV-2的动物源。

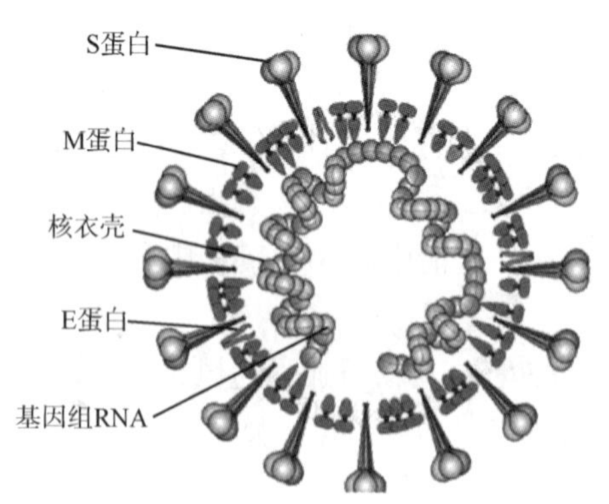

图5-12 新型冠状病毒结构

【生物学性状】 冠状病毒呈球形或椭圆形，具有多形性，直径60～220nm，核酸为非节段单股正链RNA。有包膜，包膜上有棘突，不同的冠状病毒的棘突有明显差异，整个病毒看起来像王冠。包膜表面有3种主要的糖蛋白（图5-12）：①刺突糖蛋白（S蛋白），S蛋白是膜蛋白中的主要抗原，是决定病毒毒力的关键因素，在病毒侵入宿主细胞时介导与受体的结合和膜融合。②小膜蛋白（E蛋白），E蛋白在包膜形成和病毒的出芽中起重要作用。③膜蛋白（M蛋白）。冠状病毒对热敏感，56℃，30min可灭活，对75%乙醇、含氯消毒剂、氯仿等脂溶剂敏感，但对氯己定不敏感。

【致病性与免疫性】 传染源主要是患者、无症状带毒者。冠状病毒可以通过患者咳嗽或呼气时鼻或口产生的飞沫在人与人之间传播，如果吸入感染者咳嗽或呼气时产生的飞沫，可感染病毒；如果这些飞沫掉落在患者周围的物体表面上，其他人触摸这些物体后再触摸自己的眼、鼻或口，也能感染病毒；病毒是否经粪-口传播尚不明确。冠状病毒引起的人类疾病主要是呼吸系统感染，主要临床表现有发热、乏力，呼吸道症状以干咳为主，并逐渐出现呼吸困难，严重者表现为急性呼吸窘迫综合征，如MERS、SARS以及COVID-19，重症患者可出现呼吸衰竭，甚至死亡。机体感染冠状病毒后可产生抗体IgG和IgM，但病后免疫力不强，不能抵抗同型病毒再次感染。

【防治原则】 目前对于MERS、SARS以及COVID-19尚无疫苗和特效药物。因冠状病毒传染性强，危害极大，采用甲类传染病的预防和控制措施，主要措施：①严密隔离患者。②切断传播途径，勤洗手，出门戴口罩，保持社交距离，避免密切接触患者。③注意饮食卫生。④对疑似患者做到早发现、早隔离、早诊断、早报告、早治疗。

（四）其他呼吸道病毒

其他呼吸道病毒，见表5-3。

表5-3 其他常见呼吸道病毒

其他呼吸道病毒	生物学性状	致病性与免疫性
腮腺炎病毒	球形、有包膜的RNA病毒，100～200nm，病毒仅有一个血清型	人是唯一宿主。飞沫或直接接触传播，表现为发热、腮部肿大疼痛。病后可获得持久免疫力
风疹病毒	球形、有包膜的RNA病毒，约60nm。风疹病毒只有一个血清型	人是唯一宿主。呼吸道或垂直传播，表现为发热和轻微的麻疹样出疹，经垂直感染可引起胎儿畸形。病后可获得持久免疫力
腺病毒	球形、无包膜的DNA病毒，60～90nm	呼吸道、消化道或密切接触传播，儿童易感。引起急性咽炎、咽结膜炎、病毒性肺炎等。病后对同型病毒有免疫力
鼻病毒	球形、无包膜，属小RNA病毒	成年人的普通感冒，1/3是由鼻病毒引起的，婴幼儿可引起支气管炎和支气管肺炎

二、肠道病毒

肠道病毒（enterovirus）是指一类经肠道感染和传播，并在肠道增殖引起肠道内或肠道外疾病的病毒。其共同特性如下。

1. 为无包膜的小RNA、球形病毒，基因组为单股正链RNA。
2. 病毒在宿主细胞内复制，有较强的杀细胞作用。
3. 耐酸、碱，耐乙醚、乙醇等脂溶剂，对紫外线、干燥敏感。
4. 主要经粪-口途径传播，临床表现多样化，可引起人类多种疾病，如脊髓灰质炎、无菌性脑炎、心肌炎、手足口病、疱疹性咽峡炎等。

（一）脊髓灰质炎病毒

脊髓灰质炎病毒（poliovirus）是脊髓灰质炎的病原体，有3个血清型，各型之间无交叉保护作用，其中85%由Ⅰ型病毒引起。病毒主要侵犯脊髓前角运动神经元，导致肢体出现弛缓性麻痹，多见于儿童，故又称小儿麻痹症。自1962年开始在人群中大规模接种脊髓灰质炎减毒活疫苗后，目前已有效地预防了脊髓灰质炎的发生。

【生物学性状】 脊髓灰质炎病毒具有肠道病毒典型形态与结构特征。对理化因素的抵抗力强，在污水和粪便中可存活数月，在冰冻条件下可保存几年，但对热、干燥、紫外线敏感，56℃ 30min可灭活病毒。各种氧化剂如高锰酸钾、过氧化氢溶液、漂白粉等是有效的消毒剂。

【致病性与免疫性】 传染源主要是患者和无症状的带毒者，病毒存于患者和带毒者的粪便及鼻咽部分泌液中，主要经粪-口途径传播。病毒从口侵入机体后，先在咽喉部、扁桃体、肠黏膜及肠系膜淋巴结中增殖。多数人不出现症状，或仅有轻微发热、咽痛、腹部不适等隐性或亚临床感染表现；少数感染者因机体抵抗力弱，肠道局部的病毒经淋巴系统侵入血流，形成第一次病毒血症，引起发热、头痛、恶心等全身症状。当病毒随血流扩散到全身淋巴组织中增殖到一定程度时，大量病毒再次侵入血流，形成第二次病毒血症，患者可出现头痛、乏力、咽痛等症状，若机体抵抗力强可逐渐恢复。仅有

0.1%～2%患者，病毒侵入中枢神经系统，在脊髓前角运动神经细胞内增殖，引起细胞变性坏死，轻者引起暂时性肢体麻痹，以四肢多见，下肢尤甚，重者造成肢体弛缓性麻痹后遗症，极少数发展为延髓麻痹，导致呼吸、心力衰竭而死亡。

病后可获得对同型病毒的牢固免疫力，以体液免疫为主，感染后产生 IgG、IgM 和 sIgA。咽喉和肠道局部黏膜的 sIgA 可阻止病毒的吸附作用，IgG 和 IgM 可中和病毒，阻止其进入中枢神经系统。

【防治原则】 对易感人群进行疫苗接种是最有效的措施，常用的疫苗有 Salk 灭活疫苗（inactivated poliovirus vaccine，IPV）和 Sabin 减毒活疫苗（oral poliovirus vaccine，OPV）。IPV 和 OPV 均为三价混合疫苗，接种后机体可同时获得对脊髓灰质炎病毒三个血清型的免疫力。防治脊髓灰质炎还应隔离患者、消毒排泄物、加强饮食卫生、保护水源等。

（二）轮状病毒

人类轮状病毒（human rota virus）属于呼肠病毒科，1973 年由澳大利亚人 Bishop 在婴儿腹泻粪便中首次发现。其是引起婴幼儿秋冬季急性胃肠炎的主要病原体。

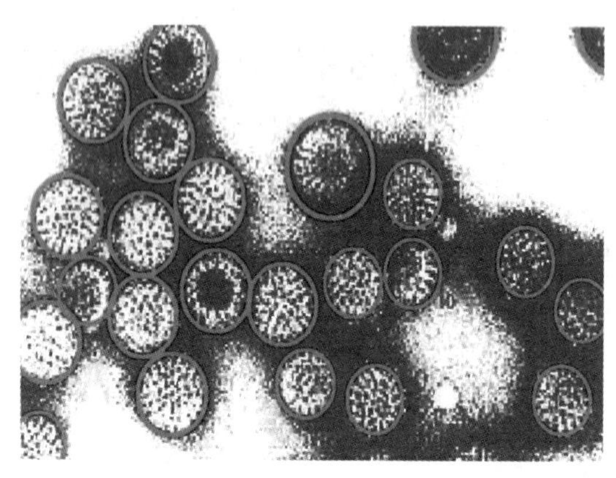

图 5-13　轮状病毒（电镜图）

【生物学性状】 轮状病毒呈球形，直径 70～75nm，基因组为双链 RNA，由 11 个基因片段组成，双层衣壳，从内向外呈放射状排列，形如车轮的辐条，故命名为轮状病毒。根据衣壳蛋白抗原性不同可将轮状病毒分为 A～G 7 个组，外层衣壳的外面电镜下有一层半透明的光滑薄膜（图 5-13），为典型的轮状病毒的形态特征，有诊断价值。

轮状病毒对理化因素有较强的抵抗力，在粪便中存活数天至数周。耐乙醚、酸、碱和反复冻融，在室温下相对稳定。对热敏感，55℃ 30min 可被灭活。

【致病性与免疫性】 轮状病毒主要引起急性胃肠炎，多发于秋冬季节，传染源为患者和无症状的带毒者，粪-口途径传播是主要传播途径。该病世界范围内流行，发病率高。轮状病毒分为 A～G 7 个组，A～C 组可引起人和动物腹泻，D～G 组引起动物腹泻，其中 A 组是引起 6 个月～2 岁婴幼儿胃肠炎的主病原体，婴幼儿胃肠炎在发展中国家是导致婴幼儿死亡的主要原因之一，患者可表现为发热、水样腹泻和呕吐，一般为自限性疾病，可完全恢复；如失水严重，可发生脱水或酸中毒，若不能及时治疗，脱水或酸中毒可导致婴幼儿死亡。B 组主要感染年长儿童和成人。

轮状病毒感染后，机体可产生特异性抗体 IgG、IgM 和 sIgA，但只对同型病毒有免疫力，所以病愈后还可重复感染。

【防治原则】 口服轮状病毒减毒活疫苗是重要的预防措施，另外还应控制传染源，切断传播途径。治疗应及时补充液体，维持水电解质平衡，防止脱水和酸中毒以降低死亡率。

（三）其他肠道病毒

1. 柯萨奇病毒 1948 年，从美国的两名脊髓灰质炎疑似患儿的粪便中首先发现的，病毒分为 A、B 两组，传播途径和对人体的致病过程与脊髓灰质炎病毒感染极为相似，以隐性感染为主。病毒感染可引起人类无菌性脑膜炎、幼儿腹泻、流行性胸壁痛、疱疹性咽喉炎、手足口病、心肌炎等，尤其柯萨奇 B 组病毒是心肌炎、扩张型心肌病等的重要病原体。其感染特点是同一型病毒可引起不同疾病，不同型病毒可引起同一种疾病。病毒感染后对同型病毒感染有持久免疫力。

2. 埃可病毒 又称为人肠道致细胞病变孤儿病毒。埃可病毒共有 31 个血清型，对人及猴的组织细胞有致病性，对乳鼠无致病作用，与脊髓灰质炎病毒、柯萨奇病毒无交叉免疫反应。埃可病毒与多种临床综合征有关，如无菌性脑膜炎、类脊髓灰质炎、出疹性发热病等。感染后机体可产生特异性中和抗体，对同型病毒感染有持久免疫力。

三、肝 炎 病 毒

肝炎病毒（hepatitis virus）是一大类引起病毒性肝炎的病原体，目前公认的人类肝炎病毒主要有5种，包括甲型肝炎病毒（HAV）、乙型肝炎病毒（HBV）、丙型肝炎病毒（HCV）、丁型肝炎病毒（HDV）和戊型肝炎病毒（HEV）。其中HAV和HEV由消化道传播，只引起急性肝炎，易治愈，很少转为慢性；HBV、HCV和HDV主要由血液传播，引起的急性肝炎预后差，部分患者可转为慢性肝炎，可发展至肝硬化或肝癌；HDV是一种缺陷病毒，需有HBV的辅助才可复制，只感染乙型肝炎患者或乙型肝炎病毒携带者。近年来，还发现一些病毒如己型肝炎病毒（HFV）、庚型肝炎病毒（HGV）和TT型病毒（输血传播病毒，TTV）等。此外，还有一些病毒如巨细胞病毒、EB病毒、风疹病毒、黄热病病毒等也可引起肝炎，但以全身感染为主，故不列入肝炎病毒范畴。

（一）甲型肝炎病毒

HAV是甲型肝炎的病原体，1973年在急性肝炎患者粪便中被首先发现，属小RNA病毒科嗜肝病毒属。主要经粪-口途径传播，可造成暴发或散发流行，潜伏期短，发病急，一般不转为慢性，罕见病毒携带者，预后良好。

【生物学性状】

HAV呈球形，直径约27nm，核心为单链RNA。衣壳呈二十面体立体对称，无包膜（图5-14）。HAV抗原性稳定，只有一个血清型，可诱导机体产生中和性抗体。

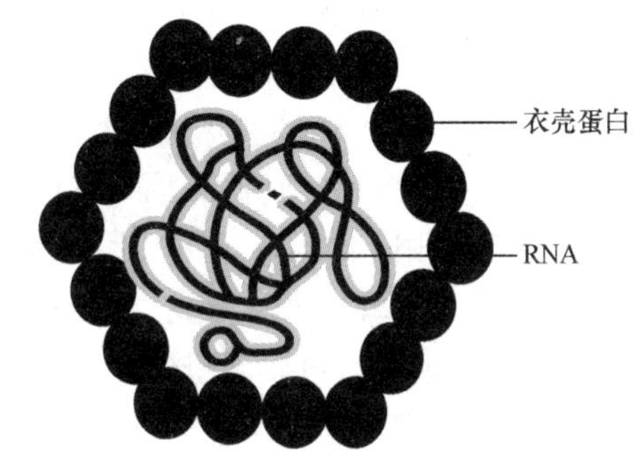

图5-14　甲型肝炎病毒

HAV抵抗力较强，可耐受乙醚、氯仿等脂溶剂，在pH为3的条件下稳定；在25℃干燥条件下可存活1个月，-20℃保存数年仍具有感染性。在淡水、海水、泥沙、毛蚶中存活数天至数月；但对日光、紫外线、甲醛等敏感，100℃，5min可使之灭活。

【致病性与免疫性】

传染源为患者和隐性感染者，经粪-口途径传播。潜伏期为15～50天，病毒常在患者氨基转移酶升高前5～6天就存在于患者的血液和粪便中。在潜伏期末，大量病毒自感染者粪便排出，并持续3～4周。带病毒的粪便污染水源、食物、海产品、食具等造成散发性流行或大流行。1988年1～3月上海曾发生因食HAV污染的毛蚶而暴发甲型肝炎流行，患者高达30余万人，危害十分严重。

HAV经口侵入人体，在口咽部或唾液腺中增殖，然后在肠黏膜与局部淋巴结中大量增殖，并侵入血流形成病毒血症，最终侵犯靶器官肝脏。主要症状有发热、全身不适、食欲减退、黄疸、肝大，肝功能检查出现氨基转移酶增高等表现。

HAV主要侵犯儿童和青少年，在急性感染或隐性感染过程中机体都可产生抗HAV的IgM和IgG抗体，IgG产生后可在机体维持数年，对病毒的再感染有保护作用。

【防治原则】

加强卫生宣教和饮食卫生管理，加强粪便管理，保护水源，早期发现患者并进行隔离治疗是预防甲型肝炎的主要环节。患者的排泄物、食具、物品和床单衣物等要认真消毒处理。可以使用减毒甲型肝炎活疫苗（H2株）和HAV灭活疫苗进行特异性预防，在潜伏期，肌内注射丙种球蛋白能减轻临床症状。

（二）乙型肝炎病毒

HBV属嗜肝DNA病毒科正嗜肝DNA病毒属，是乙型肝炎的病原体。1963年由Blumberg在研究人类血清蛋白的多态性时，在人的血清中发现。HBV在全世界范围内传播，据估计全世界乙型肝炎患者及无症状携带者达3.5亿人之多，在我国，人群中HBV的携带率约为10%。约10%的乙型肝炎可转变为慢性肝炎，部分慢性活动性肝炎又可转变为肝硬化或肝癌。因此，HBV感染是一个全球性的公共卫生问题。

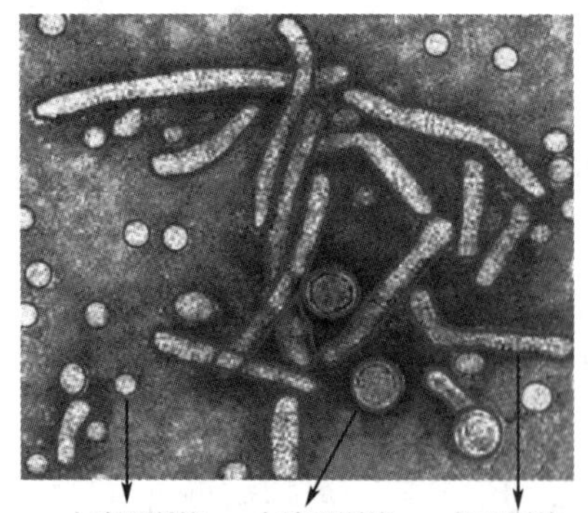

图 5-15 乙型肝炎病毒的 3 种相关颗粒

【生物学特性】

（1）形态大小与结构：乙型肝炎患者的血清中存在 3 种不同形态的病毒颗粒，即大球形颗粒、小球形颗粒和管形颗粒（图 5-15）。

1）大球形颗粒：Dane 颗粒，1970 年由 Dane 首先在 HBV 感染者的血清中发现。大球形颗粒是具有感染性的完整乙肝病毒颗粒，直径 42nm，具有双层衣壳，外衣壳相当于一般病毒的包膜，由脂质双层和蛋白质（HBV 的 HBsAg、Pre-S1 和 Pre-S2）组成，用酶或去垢剂去除病毒的外衣壳，可暴露一电子密度较大的核心结构，其表面为病毒的内衣壳，相当于病毒的核衣壳，呈二十面体立体对称。核心表面的衣壳为 HBV 核心抗原（HBcAg）。HBV 大球形颗粒的内部含有病毒的 DNA 和 DNA 聚合酶。

2）小球形颗粒：直径 22nm，是患者血清中最常见的颗粒，不含病毒核酸 DNA 及 DNA 聚合酶，本质是 HBV 在增殖过程中剩余的衣壳成分，故对人无感染性。

3）管形颗粒：长 100～500nm，是小球形颗粒“串联”而成的结构，无核酸，故亦无感染性。

（2）抗原组成：在乙肝病毒的内外层衣壳上主要存在 3 种抗原，在病毒感染过程中机体会针对这些抗原产生相应的抗体，临床上将其称为 HBV 的抗原抗体系统。

1）表面抗原（HBsAg）：大量存在于患者血清中，是 HBV 感染的主要标志。化学成分为糖脂蛋白，具有抗原性，可刺激机体产生保护性抗体（抗-HBs），故 HBsAg 是制备疫苗的主要成分。血清中出现抗-HBs 表示过去曾感染过乙肝病毒。

2）核心抗原（HBcAg）：是 Dane 颗粒内衣壳的成分，其表面被 HBsAg 覆盖，故不易在血清中检测到，但 HBcAg 抗原性较强，可刺激机体产生强而持久的抗-HBc。抗-HBc IgG 在血清中持续存在时间较长，但为非保护性抗体，抗-HBc IgM 存在提示 HBV 在体内复制增殖。HBcAg 可表达在感染的肝细胞表面，能被 CTL 识别，有助于机体清除病毒。

3）e 抗原（HBeAg）：为可溶性蛋白质，是由 HBcAg 在肝细胞内经蛋白酶降解形成的。HBeAg 的消长与病毒体及 DNA 聚合酶的消长基本一致，故可作为 HBV 复制及具有强感染性的一个标志。HBeAg 可刺激机体产生抗-HBe，抗-HBe 能与受感染肝细胞表面的 HBeAg 结合，通过补体介导的细胞毒作用破坏受感染肝细胞，故对清除病毒感染有一定作用。

（3）抵抗力：HBV 对外界抵抗力较强，对低温、干燥、紫外线和一般消毒剂（如 75%乙醇、氯己定）等均有耐受性。高压蒸汽灭菌法、加热至 100℃，10～20min、5%次氯酸钠、0.5%过氧乙酸、环氧乙烷等均可灭活 HBV。

【致病性与免疫性】

（1）传染源：患者和无症状 HBV 携带者。乙型肝炎的潜伏期为 30～160 天，患者在潜伏期、急性期或慢性活动期，其血液、唾液、精液、乳汁、阴道分泌液等均具传染性。HBV 携带者临床无症状，不易被察觉，但血液中长期带有病毒，为重要的传染源。

（2）传播途径：①血液、血制品传播。HBV 在血液中大量存在，微量的含有 HBV 的血液进入人体即可导致感染。输血、注射、手术、针刺、共用剃刀等导致皮肤黏膜的微小创伤均可引起感染，亦可通过性行为传播，尤其是男性同性恋者间，因此在西方国家将乙型肝炎列为性传播疾病之一。②母婴垂直传播。母亲若为 HBV 携带者，则可通过血流、产道、哺乳等途径感染婴幼儿。③密切接触传播。由于 HBV 存在于血液、精液、阴道分泌液及其他体液中，故可通过性接触和其他密切接触的方式传播，因此可出现 HBV 感染的家庭聚集现象。

（3）致病与免疫机制：人体感染 HBV 后，可出现不同临床表现，如无症状带毒、慢性肝炎、急性肝炎和重症肝炎以及肝硬化和肝细胞癌等。HBV 的致病机制目前尚未完全清楚，病毒与机体相互作用是造成肝细胞损伤的主要原因。①细胞介导的免疫病理损害。HBV 在肝细胞内增殖的过程中，肝细胞表面表达病毒抗原，抗原致敏的 T 细胞，即 CTL 对病毒感染的细胞进行杀伤的同时也损伤了肝细胞。细胞免疫应答的强弱与临床过程的轻重及转归有密切关系，当感染的细胞数量不多、免疫应答处于正常范围时，特异的 CTL 可破坏感染的细胞，其释放至细胞外的病毒可被抗体中和而清除，临床表现为急性肝炎，可恢复痊愈；如果受染的细胞数目较多，引起大量的细胞坏死时表现为重症肝炎。当机体免疫功能低下，病毒在感染细胞内复制，虽部分受到 CTL 的杀伤作用，病毒仍可不断释放，释放的病毒无有效抗体中和时，可再感染其他肝细胞，造成慢性肝炎；慢性肝炎造成的肝病变可促进成纤维细胞增生，引起肝硬化。②免疫复合物引起的病理损伤。HBV 的 HBsAg、HBcAg 或 HBeAg 与相应抗体形成免疫复合物，易沉积在肝脏和血管中，阻塞肝毛细血管，造成急性肝坏死而导致死亡。同时可引起Ⅲ型超敏反应伴有肾小球肾炎、关节炎等肝外损害。③HBV 与原发性肝癌。原发性肝癌组织检测发现，患者肝细胞核内有整合的 HBV DNA，故 HBV 的感染可能是导致原发性肝癌发生的重要诱因。

（4）免疫性：病后痊愈可获得免疫力，起保护作用的主要是抗-HBs，抗-HBe 也有一定的保护作用。抗-HBs 可中和血液循环中的 HBV，阻止病毒与健康肝细胞结合，是清除细胞外病毒的主要因素。

【微生物学检查】

（1）HBV 抗原、抗体检测：目前主要采用血清学 ELISA 法检测 HBsAg、抗-HBs、HBeAg、抗-HBe 及抗-HBc（俗称“两对半”或“乙肝五项”），HBV 抗原、抗体的血清学标志与临床关系较复杂，可结合临床表现及检测结果进行综合分析，以判断病情的发展或预后（图 5-16，表 5-4）。

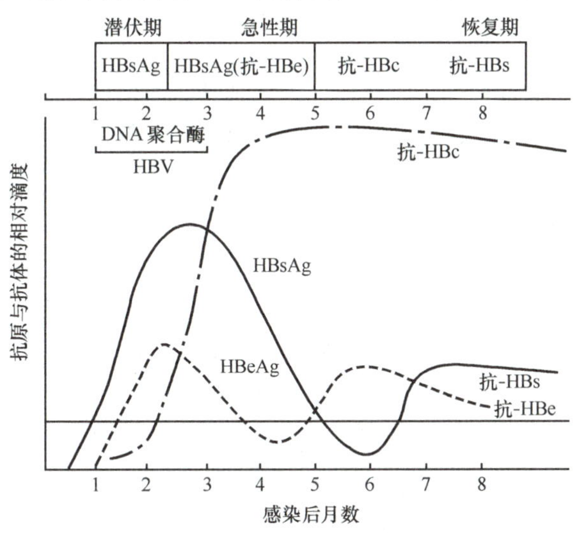

图 5-16 HBV 临床表现与血清学反应

表 5-4 HBV 抗原、抗体检测结果的临床分析

HBsAg	HBeAg	抗-HBs	抗-HBe	抗-HBc	结果分析
+	−	−	−	−	无症状携带者，有传染性
+	+	−	−	−	急性乙型肝炎或无症状携带者，有传染性
+	+	−	−	+	急性或慢性乙型肝炎（“大三阳”），传染性强
+	−	−	+	+	急性感染趋向恢复或慢性肝炎缓解中（“小三阳”），有传染性
−	−	+	+	+	既往感染恢复期，传染性弱
−	−	+	+	−	既往感染恢复期，传染性弱
−	−	−	−	+	既往感染恢复期，传染性弱
−	−	+	−	−	既往感染或接种过疫苗，无传染性

1）HBsAg 是 HBV 感染的特异性标志。HBsAg 阳性见于 HBV 携带者、急性乙型肝炎的潜伏期及急性期、慢性乙型肝炎、与 HBV 有关的肝硬化及原发性肝癌的患者。HBsAg 检测是筛选献血员的必测指标，HBsAg 阳性者不能作为献血员。

2）抗-HBs 是一种保护性抗体，表示曾经感染过 HBV，并获得了对 HBV 的免疫力。患者体内查到抗 HBs，表示预后良好或已恢复；注射乙型肝炎疫苗后产生抗-HBs，表示获得了免疫力。

3）HBeAg 阳性表示病毒复制及血液具有传染性。急性乙型肝炎患者 HBeAg 呈暂短阳性，若持续阳性表示可转为慢性肝炎。慢性乙型肝炎患者转为阴性者，表示病毒在体内复制停止。

4）抗-HBe 阳性表示机体已获得一定的免疫力。多见于急性肝炎的恢复期。但出现变异株者除外。

5）抗-HBc IgM 阳性表示病毒在体内复制。急性乙型肝炎患者抗-HBc IgM 呈强阳性，其下降速度与病情有关，下降快表示预后良好，一年内不降至正常或高低反复，可能转为慢性乙型肝炎。

（2）血清 HBV DNA 检测：应用荧光定量 PCR 技术、核酸杂交技术可检测血清中有无 HBV DNA，这些方法特异性强、敏感性高、可检出极微量的 HBV，常用于临床诊断和药物疗效的考核。

案例 5-2

患者，男，41 岁。近来几天出现食欲减退、恶心、厌油、全身乏力、尿黄、肝区疼痛不适。本人嗜烟酒，经常应酬出入夜总会。无输血或吸毒史。血清学检查结果：HAV IgM（-），HBsAg（+），HBeAg（+），抗-HBs（-），抗-HBe（-），抗-HBc（+）。

思考题： 1. 从临床表现和检查结果判断此人患有哪种疾病？病原体是什么？

2. 该病原体的传播途径有哪些？

3. 治疗原则是？

【防治原则】 严格筛选献血人员，严格管理血液制品、严格医疗器械的消毒，防止医源性传播，对患者的分泌物和排泄物、食具、衣物等及时消毒，对高危人群应采用特异性免疫预防措施，以降低 HBV 的感染率。

（1）人工主动免疫：接种乙肝疫苗是最有效的预防方法。乙肝疫苗分为：①乙肝血源疫苗，为第一代乙肝疫苗，是从 HBsAg 携带者的血液中提纯经甲醛灭活制成的，新生儿应用这种疫苗免疫 3 次，可获得 90%以上的抗-HBs，但血源中可能存在未完全灭活的病毒，现已经停止应用。②基因工程疫苗，为第二代乙肝疫苗，将编码 HBsAg 的基因克隆到酵母菌、哺乳动物细胞或牛痘苗病毒中高效表达，产生的 HBsAg，经纯化后制备成疫苗，优点是安全且可以大量制备，目前已广泛应用。③治疗性 DNA 疫苗。

（2）人工被动免疫：含高效价抗-HBs 的人血清免疫球蛋白（HBIg）可用于 HBsAg 阳性的新生儿或 HBsAg 和 HBeAg 阳性的性伴侣等的紧急预防。如 HBIg 与乙肝疫苗联合应用，可阻断母婴垂直传播，一般可于母亲怀孕后期，每月注射 1 支 HBIg，婴儿出生及 1 个月后，接种乙肝疫苗的同时注射 HBIg。

目前治疗乙型肝炎尚无特效药物，广谱抗病毒药物、调节免疫药物和护肝药物同时使用效果较好。如拉夫米定、利巴韦林、干扰素及某些中草药等。

（三）其他主要肝炎病毒

其他主要肝炎病毒，见表 5-5。

表 5-5 其他主要肝炎病毒

其他肝炎病毒	生物学性状	致病性与免疫性	防治原则
丙型肝炎病毒（HCV）	HCV 为一类球形、有包膜的 RNA 病毒，直径约 55nm，至今其细胞培养仍尚未成功。人类是 HCV 的天然宿主，对氯仿、乙醚等脂溶剂敏感。100℃ 5min，煮沸、紫外线可使病毒灭活	主要通过输血或血制品传播，有输血后肝炎之称。临床表现为急性肝炎、慢性肝炎或无症状的携带者，但其重要的特征是感染极易慢性化。HCV 感染患者体内先后出现 IgM 和 IgG 抗体，有低度免疫力，对同一毒株攻击有一定免疫力，但由于 HCV 变异导致抗原性改变，故此保护作用不强	目前尚无有效的疫苗进行预防。对献血员、血制品检测抗-HCV，是预防输血后丙型肝炎发生的主要措施。抗病毒治疗可应用 α 干扰素联合利巴韦林，有一定疗效

续表

其他肝炎病毒	生物学性状	致病性与免疫性	防治原则
丁型肝炎病毒（HDV）	HDV 为球形，有包膜的 RNA 病毒，直径为 35～37nm，核心为单股负链的 RNA，长度仅为 1.7kb，是已知动物病毒中最小的基因组	HDV 传播途径与 HBV 相似，可通过输血、血制品、密切接触或经母婴垂直传播。其感染方式有两种：一是联合感染，即同时发生急性 HBV 及 HDV 感染；二是重叠感染，即 HBV 或其他嗜肝病毒首先感染，在此基础上 HDV 才能进行复制增殖。HDV 感染后两周能刺激机体产生相应抗体，但无保护作用	HDV 是一种缺陷病毒，必须在 HBV 或其他嗜肝 DNA 病毒辅助下才能复制，其防治措施与 HBV 相似，控制血源是有效途径。接种乙肝疫苗也可预防 HDV 感染
戊型肝炎病毒（HEV）	HEV 是无包膜 RNA 病毒，呈球形，平均直径 32～34nm，表面有锯齿状刻缺和突起，形似杯状。对高盐、氯仿、-70～8℃敏感，容易裂解，但在液氮中保存稳定。至今尚不能体外培养	HEV 主要经粪-口途径传播，潜伏期为 10～60 天，病毒经胃肠道进入血液，在肝细胞内复制，然后释放到血液和胆汁中，经粪便排出体外，潜伏期末排毒量最大，传染性最强。临床表现为急性肝炎、重症肝炎以及胆汁淤滞型肝炎，多数患者发病后 6 周左右即好转并痊愈，不发展为慢性肝炎，但孕妇感染 HEV 后病情常较重，尤以怀孕 6～9 个月最为严重，常发生流产或死胎，病死率达 10%～20%	主要是切断传播途径为主。保护水源、管理粪便、加强食品卫生管理等。2012 年我国研制的全球首支戊肝疫苗在中国上市

四、人类免疫缺陷病毒

链 接 世界艾滋病日

自 1981 年 12 月 1 日世界第一例艾滋病病毒感染者被发现至今，40 年间艾滋病在全球肆虐，已成为重大的公共卫生问题和社会问题，引起了各国政府的高度重视。为提高人们对艾滋病的认识，世界卫生组织于 1988 年将每年的 12 月 1 日定为世界艾滋病日，号召世界各国和国际组织在这一天举办相关活动，宣传和普及预防艾滋病的知识。从此，这个概念被全球各国政府、国际组织和慈善机构采纳。红绸带是世界艾滋病日的标志，红稠带像一条纽带，将世界人民紧紧联系在一起，共同抗击艾滋病，它象征着人们对艾滋病患者和感染者的关心与支持。

人类免疫缺陷病毒（human immunodeficiency virus，HIV）是获得性免疫缺陷综合征（acquired immunodeficiency syndrome，AIDS，艾滋病）的病原体。目前发现的 HIV 有 HIV-1 和 HIV-2 两型。世界上艾滋病多由 HIV-1 所致；HIV-2 主要在西部非洲和西欧地区流行，相对症状较轻。至今，HIV 在世界范围内造成了近 1200 万人的死亡，超过 3000 万人受到感染。

【生物学性状】

（1）形态结构：HIV 为球形病毒、核酸为 RNA、有包膜，直径 100～120nm。病毒核心呈锥状，含病毒 RNA、反转录酶和核衣壳蛋白；核心外为二十面体对称的核衣壳；病毒外层为脂蛋白包膜，其中嵌有 gp120 和 gp41 两种病毒特异性糖蛋白（图 5-17）。gp120 是 HIV 与宿主细胞表面 CD4 分子结合的部位，结构易发生变异，可使病毒逃避机体的免疫；gp41 可介导病毒包膜与宿主细胞膜的融合，有利于病毒穿入细胞。

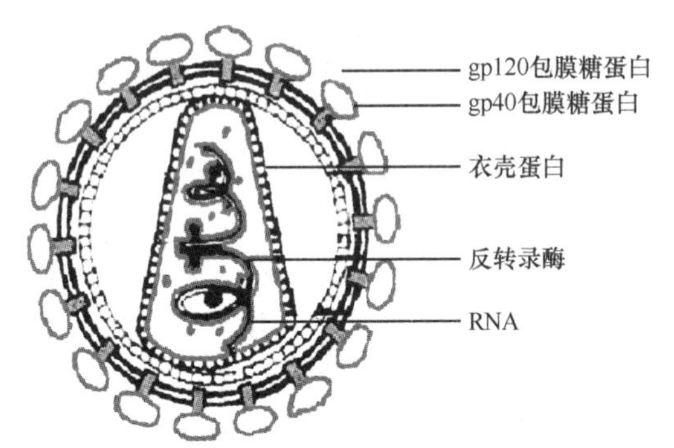

图 5-17 人类免疫缺陷病毒结构

（2）抵抗力：HIV 对理化因素的抵抗力较弱，56℃ 30min 可被灭活。一般消毒剂如 0.5%次氯酸钠、5%甲醛、75%乙醇等，均可灭活 HIV。但在室温下（20～22℃）病毒可保存活力达 7 天，对紫外线、γ 射线有耐受性。

【致病性与免疫性】

（1）传染源和传播途径：AIDS 的传染源是 HIV 无症状携带者和 AIDS 患者。HIV 主要存在于血液、精液、阴道分泌液、唾液、乳汁和脑脊液中。传播途径主要有以下 3 种。①性传播。通过同性和异性间的性行为传播。②血液传播。输入含 HIV 的血液或血制品、器官移植、人工授精、注射药瘾者共用污染的注射器及针头等。③母婴传播。经胎盘、产道垂直感染或经哺乳方式传播。

（2）致病机制及临床表现：HIV 能选择性地侵犯表达 CD4 分子的细胞，造成以 $CD4^+$细胞缺损和功能障碍为中心的严重免疫缺陷。HIV 感染可分为 4 个时期。①急性感染期（1～4 周）。感染 HIV 后，病毒在 $CD4^+$ T 细胞和单核-巨噬细胞中大量复制，引起病毒血症，临床表现为流感症状，70%以上患者出现发热、咽炎、淋巴结肿大、皮肤斑丘疹等自限性症状，数周后转入无症状感染期。②无症状潜伏期。此期可持续 10 年左右，外周血中病毒数量低，病毒潜伏在细胞中增殖，无临床症状。③相关综合征期。外界因素激发病毒大量增殖，$CD4^+$ T 细胞数量不断减少，免疫系统出现损伤和功能缺陷。临床表现为持续性低热、盗汗、全身倦怠、体重下降、腹泻等，随后出现全身系统病变，如淋巴结肿大、皮疹、不明原因贫血等。④免疫缺损期。AIDS 期，免疫功能低下造成多器官、多系统损害，合并多种条件致病菌的致死性感染，患者还可并发卡波西肉瘤或恶性淋巴瘤。未经治疗的患者，通常在临床症状出现 2 年内死亡。

（3）免疫性：HIV 感染可诱导机体产生高滴度的抗 HIV 多种蛋白的抗体以及细胞免疫应答，但由于 HIV 攻击 $CD4^+$T 细胞导致整个免疫系统功能紊乱，故最终无法清除 HIV。

【防治原则】 HIV 有高度的变异性，目前仍无有效疫苗和特效药物，所以预防尤为重要。主要措施有：①进行全民宣传教育；②检测高危人群，如供血员、同性恋、吸毒者等；③阻断血液传播，加强管理血液及血液制品，对献血、献器官、献精液者行 HIV 抗体检测，禁止共用注射器；④提倡安全性生活；⑤阻断母婴传播，HIV 抗体阳性妇女，应避免用母乳喂养婴儿等。

案例 5-3

患者，男，43 岁，因患肺炎住院，经对症治疗好转出院。1 个月后，再次因为感冒入院。体检：体温 39℃，已持续 1 周，无明显诱因的乏力，伴有腹泻，后转入传染科治疗，医生发现其全身淋巴结肿大，背部皮肤出现卡波西肉瘤，视力下降，左眼失明，体重减轻。实验室检查 $CD4^+/CD8^+$为 0.5，正常值 1.8～2.2。

病史：患者于 6 年前在非洲打工半年，有不良性行为史，无输血或静脉吸毒史。

思考题： 1. 患者患什么疾病？

2. 患者是如何感染上该疾病的？

3. 患者反复出现肺炎的主要原因是什么？

五、狂犬病毒

狂犬病毒（rabies virus）是狂犬病的病原体，是一种嗜神经性病毒。狂犬病是一种人畜共患性传染病，病毒主要在野生动物（狼、狐狸、臭鼬、浣熊和蝙蝠等）及家畜（犬、猫等）中传播，通过受感染动物（主要是狗）的唾液传播给人类。一旦发病，病死率近 100%，是目前病死率最高的传染病。据 WHO 称，在非洲和亚洲国家，狂犬病每年造成的死亡人数以万计。

【生物学性状】 病毒呈子弹状。核酸为单股负链 RNA，衣壳为螺旋对称形。包膜上有糖蛋白刺突，能识别易感细胞上的受体并可诱导机体产生中和抗体和细胞免疫。与病毒的致病性和免疫原性有关。

病毒抵抗力不强，60℃ 5min 可被灭活，对紫外线、日光敏感，强酸、强碱、肥皂水、去污剂等对病毒有灭活作用。

【致病性与免疫性】 所有的温血动物都可携带狂犬病毒。我国狂犬病的传染源主要是病犬，其次是猫和狼，一些发达国家主要的传染源是野生动物。因为狂犬病毒主要存在于患者和患病动物的唾液中，其感染主要为犬、猫咬伤或抓伤所致。另外，破损的皮肤黏膜直接或间接接触带有病畜唾液的物体也可被感染，如带有病毒的污染物刺伤了皮肤，亲吻犬、猫等动物通过口腔黏膜感染。狂犬病毒对神经组织有很强的亲和力，病毒在伤口部位周围的横纹肌细胞内增殖，然后侵入外周神经沿着周围传入神经迅速上行到达背根神经节并大量增殖，进而入侵脊髓和中枢神经系统，侵犯脑干和小脑等处的神经元，最后病毒又沿传出神经扩散到唾液腺及其他组织中并在其中繁殖。

狂犬病的潜伏期一般为 1～3 个月，其长短取决于被咬伤部位及病毒数量。人发病时的典型临床表现为前驱期的发热、流涎、流泪、全身不适、头痛、乏力、不安、咬伤部位感觉异常等。兴奋期出现吞咽或饮水时喉头肌发生痉挛，甚至闻到水声或其他轻微刺激即可引起痉挛发作，故又称“恐水症”。此症状持续 3～5 天后，患者转入麻痹期，患者对外界各种刺激均无反应，最后昏迷、呼吸循环衰竭死亡。

机体感染病毒后可产生体液免疫和细胞免疫。但由于狂犬病病程短，病情进展快，故在其感染过程中难以发挥免疫保护作用，疫苗接种后产生的特异性抗感染免疫则可发挥重要的抗病毒作用。

【防治原则】 狂犬病目前缺乏有效的治疗手段，所以对狂犬病的预防尤为重要。预防措施主要有以下几种：①严加管理犬、猫等宠物，定期为其进行预防接种。②在人群中尤其是饲养猫、狗等动物的人群中接种狂犬病疫苗。③人一旦被狂犬咬伤，应立即处理清洗伤口，首先用清水、肥皂水或 0.1% 苯扎溴铵彻底清洗伤口；伤口较深者，应对伤口深部进行灌流清洗，再用 75%乙醇或碘酊涂擦消毒。清洗后，尽快注射狂犬病病毒免疫血清，同时接种狂犬病灭活疫苗，原则是宜早不宜迟。

六、其他常见病毒

（一）疱疹病毒

疱疹病毒科（Herpesviridae）是一群中等大小、结构相似、有胞膜的 DNA 病毒，包膜上有病毒编码的糖蛋白组成的刺突。现已发现有 110 种以上疱疹病毒，依据生物学性状将疱疹病毒分为三个亚科：α 疱疹病毒，能迅速增殖引起细胞病变，宿主范围广泛，在感觉神经节内可形成潜伏感染，如单纯疱疹病毒（HSV）、水痘-带状疱疹病毒；β 疱疹病毒的宿主范围较窄，生长周期较长，可引起感染细胞的巨细胞病变，在唾液腺、肾和单核-巨噬细胞系统中形成潜伏感染，如巨细胞病毒、人类疱疹病毒 6 型和 7 型等；γ 疱疹病毒的宿主范围最窄，主要感染 B 细胞，病毒可以在细胞内长期潜伏，如 EB 病毒。与人类感染有关的疱疹病毒称人类疱疹病毒（human herpes virus，HHV）。各型人类疱疹病毒的主要传播途径、潜伏部位及所致的主要疾病，见表 5-6。

表 5-6 人类疱疹病毒的种类及所致疾病。

病毒名称	传播途径	引起疾病
单纯疱疹病毒	直接密切接触和性接触、垂直传播、黏膜和破损皮肤	HSV-Ⅰ：原发多隐性感染；再发唇疱疹、唇癌；潜伏于三叉神经节和颈上神经节 HSV-Ⅱ：生殖器疱疹、宫颈癌、新生儿疱疹
水痘-带状疱疹病毒	呼吸道传播、垂直传播	原发：水痘；潜伏于脊髓后神经节、脑神经感觉神经节 再发：带状疱疹
巨细胞病毒	垂直传播、接触、消化道、输血	先天畸形、巨细胞包涵体病、传染性单核细胞增多症；潜伏于唾液腺、乳腺、肾、白细胞或其他腺体
EB 病毒	接触、输血	传染性单核细胞增多症、非洲儿童恶性淋巴瘤、鼻咽癌；潜伏于 B 细胞

（二）虫媒病毒

虫媒病毒（arbovirus）是一类通过节肢动物叮咬脊椎动物而传播疾病的病毒。虫媒病毒可在节肢动物中增殖，并可以通过虫卵进行传代，所以节肢动物既是传播媒介又是中间宿主，常见的节肢动物有蚊、蜱、蠓等。大多数的虫媒病毒病是自然疫源性疾病，也是人畜共患病。目前已知的虫媒病毒有 530 多种，其中引起人类疾病的有 150 余种。常见的虫媒病毒主要有黄病毒科的乙型脑炎病毒、登革病毒和森林脑炎病毒等，见表 5-7。

表 5-7 重要的虫媒病毒及所致疾病

病毒名称	传播媒介	储存宿主	所致疾病	主要分布区
乙型脑炎病毒	蚊	家畜、家禽	流行性乙型脑炎	亚洲
登革病毒	蚊	猴	登革热、登革出血热	热带、亚热带
森林脑炎病毒	蜱	鸟类和啮齿类动物	森林脑炎	俄国和中国

虫媒病毒的共同特点：①病毒呈小球形，直径 40～70nm，核酸为单股正链 RNA，包膜上有血凝素刺突。②通过吸血性节肢动物传播，节肢动物既是传播媒介，又是储存宿主。③所致疾病潜伏期短，发病急、病情重，而且发病与节肢动物的分布、消长、活动密切相关，故这类疾病有明显的季节性和地域性。④虫媒病毒的抵抗力弱，对热、脂溶剂和紫外线敏感。

（三）出血热病毒

出血热是一类疾病的统称，有高热、出血、低血压的临床特征。引起出血热的病毒统称出血热病毒，有汉坦病毒、新疆出血热病毒、登革病毒和埃博拉病毒，见表 5-8。

表 5-8 常见出血热病毒

病毒名称	传播途径	引起疾病	病毒名称	传播途径	引起疾病
汉坦病毒	啮齿动物	肾综合征出血热	登革病毒	蚊	登革出血热
新疆出血热病毒	蜱	新疆出血热	埃博拉病毒	猴	埃博拉出血热

（四）人乳头瘤病毒

人乳头瘤病毒（human papilloma virus，HPV）是一类球形、无包膜的 DNA 病毒，直径 52～55nm。已发现 HPV 有 130 多个型别，约 35 种型别与生殖道感染有关，其中高危型（HPV16 型、HPV18 型等）与宫颈癌等恶性肿瘤的发生相关，低危型（HPV6 型、HPV11 型等）与生殖器尖锐湿疣有关。该病毒只侵犯人类，对其他动物无致病性。

传播途径主要有以下几种：①性传播。②密切接触。③间接接触：通过接触感染者的衣物、生活用品、用具等。④母婴传播：婴儿通过孕妇产道的密切接触。HPV 由于型别及感染部位不同，所致疾病不尽相同。该病毒对皮肤和黏膜上皮细胞有高度亲嗜性，根据其亲嗜性的不同，将病毒分为嗜皮肤性 HPV 和嗜黏膜性 HPV 两大类。嗜皮肤性 HPV 主要感染皮肤，引起各种类型的皮肤疣，如寻常疣、跖疣、扁平疣等；嗜黏膜性 HPV 主要感染生殖道和呼吸道黏膜，引起尖锐湿疣、喉乳头瘤、口腔乳头瘤等，其中尖锐湿疣主要侵犯女性的外阴、阴道、宫颈和男性的阴茎、肛门、肛周等处，经性行为传播，故 HPV 引起的生殖道感染为性传播疾病。

几乎所有宫颈癌患者的病理样本中均能找到 HPV 病毒，所以，预防 HPV 感染就可以预防宫颈癌，宫颈癌是目前人类所有癌症病变中唯一一个病因明确的癌症。目前预防 HPV 感染可以接种的预防性疫苗有 3 种，分别是二价疫苗（HPV16、HPV18）、四价疫苗（HPV6、HPV11、HPV16、HPV18）以及九价疫苗（HPV6、HPV11、HPV16、HPV18、HPV31、HPV33、HPV45、HPV52、HPV58）。

自测题

选择题（A 型题）

1. 病毒的基本结构是（　　）
   A. 核酸、包膜　B. 衣壳、包膜
   C. 核酸、包膜和刺突　D. 核酸和衣壳
   E. 核衣壳和包膜
2. 病毒增殖、遗传与变异的物质基础是（　　）
   A. 质粒的核酸　B. 衣壳蛋白
   C. 病毒核酸　D. 结构基因
   E. 脂多糖
3. 构成病毒包膜的成分是（　　）
   A. 核酸、蛋白质、糖类　B. 酶类、脂质、核酸
   C. 糖类、脂质、核酸　D. 脂质、蛋白质、糖类

E. 蛋白质、脂质、核酸

4. 病毒增殖的方式与下列哪种微生物相似（ ）

A. 衣原体 B. 支原体

C. 螺旋体 D. 立克次体

E. 噬菌体

5. 关于病毒特性，下列叙述哪项不正确（ ）

A. 以复制方式增殖 B. 只有一种核酸

C. 属原核细胞型微生物 D. 对抗生素不敏感

E. 对干扰素敏感

6. 细胞融合有利于病毒的（ ）

A. 吸附 B. 脱壳 C. 扩散

D. 复制 E. 释放

7. 朊病毒（或称朊毒体）的化学本质是（ ）

A. 核酸和蛋白质 B. 核酸、蛋白质和多糖

C. 核酸 D. 蛋白质

E. 糖蛋白

8. 划分流感病毒亚型的依据是（ ）

A. 核蛋白抗原 B. M 蛋白

C. 血凝素和神经氨酸酶 D. 核酸类型

E. 培养特性

9. 脊髓灰质炎病毒的传播途径是（ ）

A. 空气传播 B. 经血传播

C. 虫媒传播 D 粪-口传播

E. 垂直传播

10. 甲型肝炎病毒的主要传播途径是（ ）

A. 呼吸道传播 B. 粪-口传播

C. 血液传播 D. 蚊虫叮咬

E. 性接触

11. HBV 感染的主要标志是（ ）阳性

A. HBsAg B. 抗-HBs

C. HBcAg D. HBeAg

E. 抗-HBe

12. 下列哪种病毒属于缺陷病毒（ ）

A. 甲肝病毒 B. 乙肝病毒

C. 丙肝病毒 D. 丁肝病毒

E. 戊肝病毒

13. 肝炎病毒的传播途径不包括（ ）

A. 粪-口途径 B. 血液传播

C. 密切接触传播 D. 呼吸道传播

E. 垂直传播

14. HIV 侵犯的主要细胞是（ ）

A. T 细胞 B. $CD8^+$细胞

C. $CD4^+$细胞 D. B 细胞

E. T 细胞和 B 细胞

15. HIV 的传播途径不包括（ ）

A. 同性或异性间性行为

B. 注射药瘾者共用污染 HIV 的注射器

C. 输血和器官移植

D. 母婴垂直传播和围产期传播

E. 日常生活的一般接触

16. 下列哪种病毒感染人体后可引起“恐水症”（ ）

A. 乙脑病毒 B. 狂犬病毒

C. 出血热病毒 D. 黄热病病毒

E. 登革病毒

17. 可引起慢发感染的病毒是（ ）

A. 乙肝病毒 B. 麻疹病毒

C. 风疹病毒 D. 狂犬病毒

E. 登革病毒

18. HPV 可引起（ ）

A. 鼻咽癌 B. 卡波西肉瘤

C. 原发性肝癌 D. 宫颈癌

E. 鼻咽癌

19. 不能经虫媒传播感染的病毒是（ ）

A. 乙型脑炎病毒 B. 森林脑炎病毒

C. 登革病毒 D. 狂犬病毒

E. 黄热病病毒

20. 流行性乙型脑炎病毒的传染源是（ ）

A. 家畜、家禽 B. 蚊

C. 虱 D. 蜱

E. 螨

21. 流行性乙型脑炎病毒的传播途径是（ ）

A. 跳蚤叮咬 B. 蜱叮咬

C. 蚊叮咬 D. 螨叮咬

E. 虱叮咬

22. 下列疾病由冠状病毒引起的是（ ）

A. SARS B. 小儿秋季腹泻

C. 小儿麻痹症 D. 肝炎

E. 剥脱性皮炎

第6章

微生物的分布与控制

第1节　微生物的分布

微生物在自然界分布广泛，土壤、水、空气及动植物体内，都有它们的踪迹，其中绝大多数微生物对人类及动植物是无害甚至是有益的，但那些致病性微生物会引起人类及动植物的疾病。了解各种微生物，尤其是病原微生物的分布，将为消毒、灭菌工作的实施提供重要的理论依据。

一、微生物在自然界的分布

（一）水中的微生物

水中含有一定数量的有机物和无机物，具备微生物繁殖的基本条件，是腐生菌生长繁殖的天然环境。由于水极易受到病原体的污染，且与人类关系密切，故水是多种疾病的媒介。水中微生物种类繁多，有细菌、病毒、真菌等。其中细菌的分布极为广泛，主要来自土壤、空气、尘埃、人畜排泄物和动植物尸体，其中的病原菌主要有伤寒及副伤寒沙门菌、痢疾杆菌、霍乱弧菌、大肠埃希菌等，均可经水引起疾病而在人群中流行。判断水的污染程度最可靠的办法是直接检测水中的病原菌。目前以测定水中细菌总数和大肠菌群数为指标（具体检测方法见实验），我国卫生标准规定：每毫升饮水中的细菌总数不得超过 100 个；每 1000ml 水中大肠菌群数少于 3 个。大肠菌群是指一群在 37℃，24h 能发酵乳糖、产酸产气、需氧或兼性厌氧的革兰氏阴性菌。

水中微生物的数量和分布主要受到营养水平、温度、光照、溶解氧、盐分等因素的影响，大致可分为淡水型水生微生物和海水型水生微生物等。

由于水是人类生活、生产所必不可少的，所以要严格保护好水源。对于制药行业而言，制药和配药过程都离不开水，因而在各个不同环节所用的水必须符合标准，才能保证药品的质量。

（二）土壤中的微生物

土壤中有各种有机物、无机物，pH 接近中性，温度也比较稳定，因而是微生物生长繁殖的良好环境。土壤中的微生物主要分布于离地面下 10～30cm 处，深层土壤和地表则较少。其中以细菌最多，占总数的 70%～90%，其次是放线菌和真菌，藻类和原生生物较少。

土壤中的病原微生物种类很多，主要有痢疾杆菌、伤寒杆菌、产气荚膜杆菌、破伤风杆菌等。病原菌一般为异养菌，在土壤中一般不能旺盛地繁殖，加上理化因素的作用和腐生菌的拮抗作用，大多数不能长期存活，但有芽孢的细菌和产孢子的真菌存活时间较长，可进入人体，引起肠道、呼吸道的传染病及创伤感染。植物药材尤其是根类药材，由于带有土壤中的多种微生物，采集后应及时晒干，妥善处理，否则易发生霉败变质而丧失药用价值。

（三）空气中的微生物

由于空气中缺乏微生物生长繁殖所需要的营养物质和足够的水分，加上光、电、射线等作用，所以空气不是微生物生命活动的理想场所，进入空气中的微生物可作短暂停留而不能生长繁殖。空气中的病原微生物主要是经呼吸道感染的细菌和病毒，如结核杆菌、白喉杆菌、百日咳杆菌、流感病毒、流行性腮腺炎病毒、麻疹病毒、风疹病毒等，主要来源于感染的人、畜排泄物及分泌物。

不同场所空气中的微生物数量不同，主要与人口密度、植物数量、气温、湿度及风力等因素有关。一般而言，靠近地面的空气污染严重，随高度的上升，空气中微生物的数量逐渐减少。不同季节空气中的微生物数量不同，一般夏季比冬季多，雨、雪之后空气中的微生物减少。室内空气中的微生物的数量与室内活动的人数密切相关，但在空气流通的情况下，微生物的数量会大大下降，所以房间要经常通风，尤其在秋冬季节呼吸道疾病高发期，室内通风可减弱空气中微生物的传播。

链 接　人类微生物组计划

人类微生物组计划是人类基因组计划的延伸，它研究的重点是通过元基因组学的方法研究人体内及体表的微生物菌群结构变化与人体健康的关系。

人体内有两个基因组，一个是从父母那里遗传来的人的基因组，编码大约 2.5 万个基因；另一个则是出生以后才进入人体，特别是肠道内的多达 1000 多种的共生微生物，其遗传信息的总和叫“微生物组”，也可称为“元基因组”，它们所编码的基因有 100 万个以上。两个基因组相互协调、和谐一致，才能保证人体的健康。

滥用抗生素，会在杀死致病菌的同时，导致人体正常菌群大量消亡，引起胃肠道、泌尿生殖系统菌群失调，破坏人体的微生态平衡系统，出现其他病症。因此，保护微生态平衡就是保护我们的健康！

二、微生物在人体的分布

（一）正常菌群特征

人体的体表及与外界相通的腔道（口腔、鼻咽腔、胃肠道、泌尿生殖系统腔道等）中也存在着不同种类和一定数量的微生物，在正常情况下有益于宿主健康，我们把这些微生物称为人体的正常菌群。通常认为这些微生物在人体出生时就逐渐开始在人体定居，它们主要来自出生时的产道、接触的物品及出生之后的环境，并在一定的时期内保持稳定的菌群状态。

一般情况下，正常菌群与人体以及菌群中各种微生物之间是相互制约、相互依存的，我们把这种主要通过微生物之间的相互作用所建立的平衡称为“微生态平衡”，并已发展成为一门新兴学科——微生态学。微生态学除主要研究微生物与微生物、微生物与宿主，以及微生物和宿主与外界环境的相互依存和相互制约的关系外，还研究微观生态平衡、生态失调和生态调整。

（二）正常菌群的生理功能

正常菌群在人体内，有些只作暂时停留；而有些与人类形成了伴随终生的共生关系，对保持人体生态平衡、内环境稳定、机体健康发挥着重要的作用。

1. 生物拮抗作用　正常菌群，特别是占绝对优势的厌氧菌对来自人体以外的致病菌有明显的生物拮抗作用，这种拮抗作用的机制主要有①占位性保护作用，正常菌群通过黏附和繁殖能形成一层自然菌膜，对体外致病菌的侵入起着拮抗和防御作用；②改变 pH，正常菌群代谢产生的脂肪酸、乳酸等可以降低环境中的 pH 与氧化还原电势，从而抑制外来菌的生长繁殖；③争夺营养，正常菌群由于数量大，在营养争夺中处于优势，对宿主起到一定程度的保护作用。

2. 免疫作用　正常菌群可以刺激机体免疫系统的发育成熟，具有免疫原性，有促分裂作用和佐剂的作用，是机体抗感染免疫的重要组成部分。

3. 营养作用　正常菌群参与人体的物质（糖、蛋白质、脂肪等）代谢、营养转化与合成。如肠道正常菌群可把不溶性的蛋白质、糖类转化为可溶状态，促进人体的消化吸收。此外，有些肠道微生物参与合成维生素，如生物素、叶酸、吡哆醇及维生素 K 等，供人体吸收利用，还有些参与胆汁代谢、胆固醇代谢及激素转化等过程。

人体不同部位的正常菌群的分布，见表 6-1。

表 6-1 正常菌群在人体的分布

部位	常见的微生物
皮肤	葡萄球菌、类白喉杆菌、铜绿假单胞菌、大肠埃希菌、非致病性分枝杆菌、真菌
口腔	葡萄球菌、肺炎链球菌、奈氏球菌、放线菌、乳酸杆菌、螺旋体、真菌
眼结膜	葡萄球菌、结膜干燥杆菌、奈瑟菌
鼻咽腔	葡萄球菌、肺炎链球菌、奈瑟菌、变形杆菌、大肠埃希菌、类杆菌、真菌
外耳道	葡萄球菌、类白喉棒状杆菌、铜绿假单胞菌、抗酸杆菌
肠道	大肠埃希菌、变形杆菌、铜绿假单胞菌、拟杆菌、乳酸杆菌、双歧杆菌、产气肠杆菌、破伤风杆菌、类杆菌、葡萄球菌、粪链球菌、白假丝酵母菌、真菌、腺病毒
尿道	大肠埃希菌、类白喉棒状杆菌、拟杆菌、变形杆菌、葡萄球菌
阴道	大肠埃希菌、葡萄球菌、乳酸杆菌、双歧杆菌、支原体

（三）菌群失调

在特定的条件下，正常菌群与人体之间的生态平衡被打破，使正常菌群发生数量、种类的变化，不致病的正常菌群成为条件致病菌，称为菌群失调。通常将正常菌群中各菌比例失调而导致的临床症状称为菌群失调症。

1. 菌群失调的原因

（1）机体免疫力低下：如应用抗肿瘤药物、放射性治疗、慢性病长期消耗等导致机体免疫力下降。

（2）正常菌群的移位：如大肠埃希菌从寄居的肠道部位进入腹腔或泌尿生殖系统，可引起腹膜炎、泌尿系统感染。

（3）不适当长期使用抗菌药物：由于抗菌药物的大量使用，尤其是广谱抗生素的滥用，许多正常菌群被杀灭或抑制，原来各菌群间的平衡被打破而致病。

链 接 益生菌与益生元

益生菌是一种活的、对肠道健康有益的微生物。通过外部添加，可直接作为食品添加剂来吃，以维持肠道菌群的平衡，是有生物活性的有益菌群的统称。益生菌对保存环境要求很高，因此对生产和包装工艺都有很高的要求，益生菌的载体最好是片剂、胶囊或粉末。

益生元是一种膳食补充剂，它通过选择性刺激有益菌的生长与活性而对宿主产生有益的影响，从而改善宿主健康并不可被机体消化吸收。市面上应用比较广泛的益生元有异麦芽低聚糖、低聚果糖、低聚木糖等。益生元的生产和保存相对来说就没有这么严格。

2. 菌群失调的表现 菌群失调时可引起二重感染或者多重感染。根据失调的程度不同，临床表现也不一样。

一度失调只是检查时发现菌群定量发生变化，临床上并无明显的表现。

二度失调去除诱因后不可逆，临床表现为慢性肠炎、慢性肾盂肾炎、慢性口腔炎或者咽峡炎。

三度失调是原来的正常菌群大部分被抑制，只有极少数菌种成为优势菌，出现急性临床表现，甚至病情凶险。如梭状芽孢杆菌引起的抗菌药物相关性腹泻（肠炎、伪膜性肠炎以及真菌性肠炎等），又称为菌群交替症和二重感染。

二重感染治疗难度大，应避免发生。若发生二重感染，需停止使用原来的药物，重新选择合适的药物进行治疗，同时可以使用有关的微生态制剂，协助调整菌群的类型和数量，加快恢复原有的微生态平衡。

考点：正常菌群的概念、作用；菌群失调及其原因

第 2 节 微生物的控制

人类与微生物共同生活在地球上，大多数微生物对人类是有益的，但也有微生物是有害的，它们

使食品腐败，污染药品，使人和动植物生病，从而直接危害人类的健康，或者给人类造成经济损失。因此，人类通过消毒与灭菌的方法达到杀灭和控制有害微生物的目的，以下介绍几个消毒学术语。

灭菌（sterilization）：利用理化方法，杀死物体表面或介质中所有的微生物，包括致病的和非致病的各种微生物，以及细菌的芽孢。灭菌后的物品即成无菌状态。

消毒（disinfection）：利用理化方法，杀死物体表面或介质中的病原微生物，但不一定杀死芽孢。通过消毒可以达到防止病原微生物传播的目的。

防腐（antisepsis）：利用理化方法防止或抑制微生物生长繁殖的方法。用于防腐的化学药物称为防腐剂。许多药物在低浓度时只有抑菌作用，浓度增高或延长作用时间，则有杀菌作用。

无菌（asepsis）：指物体上或容器内没有活菌的意思。防止微生物进入机体或物体的方法称为无菌操作。无菌操作所用的器具和材料都要进行灭菌处理。

消毒与灭菌的方法主要有物理方法、化学方法和生物方法，本节介绍物理方法和化学方法。

一、物 理 方 法

（一）热力消毒灭菌法

热力消毒灭菌法利用高温使微生物的蛋白质和核酸等重要生物高分子变性、破坏，从而导致微生物死亡。该方法简便、经济、有效，在生活及生产过程中得到了广泛的应用。通常，根据灭菌介质的不同，将热力灭菌法分为干热法和湿热法两类。

1. 干热法　干热灭菌在无水状态下进行，借助干热的空气，导致细胞脱水、干燥和生物大分子变性，进而引起微生物死亡。

（1）焚烧、烧灼：焚烧适用于无用的衣物、动植物的尸体等，是一种简单、迅速、彻底的灭菌方法，因对物品的破坏性大，故应用范围有限；烧灼适用于微生物实验室接种环、接种针、涂菌棒等耐高温的金属器材。

（2）干烤：适用于高温下不损坏、不变质的物品，如药粉、玻璃制品、金属制品等，不适用于纤维织物、塑料制品。干烤灭菌的温度和维持时间应根据具体灭菌对象来确定，一般在 160～170℃持续 2～4h 才能杀死细菌和芽孢。对一些要用纸、布、棉花等包裹的物品，温度可降至 140℃延长时间至 3h。

使用烤箱灭菌时应注意以下事项：①器械应洗净后再干烤，以防附着在表面的污物炭化；②玻璃器皿应洗净并完全干燥再灭菌，灭菌后应等温度降至 40℃以下再打开烤箱，防止炸裂；③物品包装不宜过大，安放的物品勿超过烤箱高度的 2/3 并留有空隙，以利于热空气的对流；④灭菌过程中不得中途打开烤箱放入新的物品；⑤灭菌时间从烤箱内温度达到要求温度时算起。

2. 湿热法　湿热灭菌在有水条件下进行，借助湿热的流通蒸汽或沸水导致细胞内生物大分子变性，进而引起微生物的死亡。在相同温度下灭菌效果比干热法灭菌好，其主要原因是：①湿热蒸汽比干热空气的穿透力强；②菌体蛋白质在有水分存在的条件下更易变性凝固；③湿热的水蒸气含有潜热，与物品表面接触后，液化成水并放出潜热，使被灭菌物体的温度迅速升高，加速微生物的死亡。

（1）煮沸法：适用于消毒食具、注射器、刀、剪等，一般水沸腾后再煮 5～10min 可杀灭细菌的繁殖体，煮沸 1～2h 可杀死细菌的芽孢。

（2）巴氏消毒法：适用于酒类、牛奶、干酪、糖浆等食品的消毒。巴氏消毒法有两种，一种是 63℃维持 30min；另一种是 72℃维持 15s。此法在杀死致病菌的同时又能保持食品的风味。

（3）流通蒸汽消毒法：适用于食品、食具以及其他一些不耐高温物品的消毒。一般 100℃左右维持 15～30min 可以杀死细菌的营养体，但不能杀死全部芽孢。

（4）间歇蒸汽灭菌法：对于被细菌芽孢污染的物品，可采用间隙蒸汽灭菌法。将物品经 100℃左右维持 15～30min 后取出放置于 37℃恒温箱培养，使芽孢萌发成营养体，次日重复以上操作，连续三次可杀尽物品中的芽孢。此法适用于不耐高热的含糖、血清、牛奶等培养基的灭菌。

（5）高压蒸汽灭菌法：适用于培养基、生理盐水、工作服、敷料、玻璃器皿等能耐高温的物品。

一般在压力 1.05kg/cm^2，温度 121.3℃，15～30min，可杀灭所有的病原微生物和细菌的芽孢。高压灭菌器的种类很多，可根据不同的需要选用合适的灭菌器，但其原理都是利用饱和蒸汽压力与温度成正比的关系。以下介绍实验室常用的手提式高压灭菌锅在具体使用时应注意的事项：①在压力锅内加入适量的水；②物品摆放要疏松，若物品摆放过于紧凑，会影响蒸汽的流通和灭菌效果；③将锅盖密闭后打开排气阀加热，排气约数分钟，使锅内冷空气被排尽后关闭排气阀，若锅内有冷空气，虽然压力表上显示的压力已达到标准，但锅内并非饱和蒸汽，温度没有达到预定值，因而可能影响灭菌效果；④维持时间是从达到要求的温度时开始计时；⑤灭菌完毕后等压力自然降至零时打开灭菌器，不可过早放气开盖，以防培养基冲出容器。

考点：高压蒸汽灭菌为何要排放冷空气

（二）辐射消毒灭菌消毒法

辐射消毒灭菌消毒法是利用电磁辐射产生的电磁波杀死微生物的一种有效方法。用于消毒灭菌消毒的电磁波有微波、紫外线（UV）、X 射线和 γ 射线等，按其能否使被辐射物质发生电离，可分为非电离辐射法和电离辐射法。

1. 非电离辐射法 包括利用可见光、日光、紫外线、微波等。

（1）紫外线：一种低能量的电磁辐射，波长范围为 100～400nm，其中 200～300nm 的紫外线具有杀菌作用，265nm 左右的紫外线杀菌效力最强，主要原因是在该波长范围内紫外线可以被菌体蛋白质（紫外线最大吸收峰约 280nm）和核酸（紫外线最大吸收峰约 260nm）大量吸收，使其变性失活。其杀菌原理是紫外线易被核蛋白吸收，使 DNA 的同一条螺旋体上相邻的胸腺嘧啶形成胸腺嘧啶二聚体，从而干扰 DNA 的复制，导致细菌死亡或变异。紫外线的穿透能力弱，不能通过普通玻璃、尘埃，只能用于消毒物体表面及空气、手术室、无菌操作实验室及烧伤病房，亦可用于不耐热物品表面消毒。杀菌波长的紫外线对人体皮肤、眼睛均有损伤作用，使用时应注意防护。此外，紫外线可使空气中产生臭氧，对人体健康有影响。

在实际使用中，一般无菌操作室内，一支 30W 的紫外线灯照射 30min 左右可杀死空气中的微生物。其杀菌效果还与光源的强度、与被照物的距离、照射时间、湿度等因素有关。如果照射时间或剂量不足，可引起一些微生物变异或复活。

（2）微波：一种波长在 0.1mm～1m 的电磁波，主要通过电磁波引起的热效应而达到杀菌的目的，常被归入干热灭菌法中，因其不能穿透金属，常适用于牛奶、某些药品（如中药材）及非金属器械的消毒灭菌。

2. 电离辐射法 电离辐射利用 γ 射线或高能电子束（阴极射线）进行灭菌，通过破坏细胞核酸、酶、蛋白质结构，达到杀死微生物的目的，是一种适用于忌热物品的常温灭菌方法，又称为“冷”灭菌。常用于一次性医疗塑料物品、精密器械、生物制品、药品和食品的灭菌。但其设备费用较高，对操作人员存在潜在危险性，可能使某些药物药效降低或产生毒性和发热物质，故在使用过程中应严格控制使用剂量和安全操作。

（三）过滤除菌法

过滤除菌是通过致密的过滤材料，机械地滤去气体或液体中的微生物，但不能将其杀死。适用于不耐热、也不能以化学方法处理的液体和气体，如抗生素溶液、血清、维生素溶液、酶溶液等。细菌滤器是利用孔径为 0.22～0.45μm 的微孔滤膜进行过滤，目前常用的是硝酸纤维素或乙酸纤维素制成的滤膜，但缺点是不能滤去比细菌小的微生物，如病毒、支原体等。

（四）其他物理方法

1. 利用超声波 频率高于 20000Hz 的声波为超声波，可引起微生物的细胞壁破裂、内含物外溢，是破碎细胞的常用方法，但不是理想的灭菌方法。

2. 干燥法 可引起微生物细胞脱水和胞内盐类浓度增高而导致死亡，所以常将药材、食品、粮食等用自然干燥、烤干、晒干等方法除去水分，抑制微生物的生长。

3. 渗透压法 采用高渗或低渗溶液引起细胞发生质壁分离和膨胀现象，导致微生物死亡。

考点：紫外线杀菌的原理及适用范围

二、化学方法

化学消毒剂的种类很多，它们的杀菌强度各不相同，有的可以作为灭菌剂使用，有的只能作为消毒剂。一般来说，灭菌剂可作为消毒剂，只要减小处理剂量和时间即可。消毒剂不仅能杀死病原体，同时对人体组织细胞也有损伤作用，所以消毒剂只限外用，如皮肤黏膜、浅表的伤口以及物品和周围环境的消毒。

（一）化学消毒剂的作用原理

不同的化学消毒剂其作用原理也不完全相同，一种化学消毒剂对细菌的影响常以其中一方面为主，兼有其他方面的作用。消毒剂的抑菌或杀菌机制归纳起来主要是以下三点：

1. 微生物蛋白质变性 消毒剂大部分可引起蛋白质的变性，如重金属类与蛋白质的巯基结合而使之失活；醇类使蛋白质变性凝固；醛类与蛋白质的氨基反应使蛋白质变性；烷基化气体能与核酸和蛋白质中的氨基（$—NH_2$）、羧基（—COOH）和巯基（—SH）等起反应，引起菌体蛋白和核酸的变性。

2. 破坏细胞的表面结构 如酚类、醇类、表面活性剂等能破坏细胞壁或细胞膜的表面结构，增加细胞膜的通透性，使胞质内的成分渗漏出细胞外而造成细菌的死亡。

3. 干扰和破坏细菌酶的活性 酶的化学本质是蛋白质，凡是引起菌体蛋白质变性、凝固的因素均可引起菌体酶活性的丧失。

（二）影响消毒效果的因素

1. 消毒剂的性质、浓度与作用时间 首先要根据消毒对象选择合适的消毒剂，其次正确的配方能更有效地杀灭微生物。各种消毒剂的理化性质不同，对微生物的作用大小也有差异，如表面活性剂对革兰氏阳性菌的灭菌效果比对革兰氏阴性菌好，结晶紫对葡萄球菌的杀菌效果特别强。

同一种消毒剂的浓度不同，其消毒效果也不一样。大多数消毒剂在高浓度时起杀菌作用，低浓度时则只有抑菌作用。在一定浓度下，消毒剂对某种细菌的作用时间越长，其效果也越好。

2. 微生物的污染程度 微生物污染程度越严重，消毒就越困难，因为微生物彼此重叠，加强了机械保护作用。所以在处理污染严重的物品时，必须提高消毒剂浓度或延长消毒作用的时间。

3. 微生物的种类和生活状态 不同的细菌对消毒剂的抵抗力不同，细菌芽孢的抵抗力最强，幼龄菌比老龄菌敏感。

4. 环境因素 当细菌和有机物特别是蛋白质混在一起时，某些消毒剂的杀菌效果可受到明显影响，因此在消毒皮肤及器械前应先清洁再消毒。

5. 温度、湿度、酸碱度 消毒速度一般随温度的升高而加快，所以温度越高消毒效果越好；湿度对许多气体消毒剂有影响；酸碱度的变化可影响消毒剂的杀灭作用，如季铵盐类化合物在碱性环境中杀灭微生物效果较好；酚类则在酸性条件下杀灭微生物的作用较强。

（三）常用的化学消毒剂

1. 按杀菌能力大小不同分类 可将化学消毒剂分为高效消毒剂、中效消毒剂及低效消毒剂，具体划分，见表6-2。

表6-2 消毒剂按杀菌能力划分情况

消毒剂	类型	种类	杀菌机制
高效消毒剂	含氯消毒剂	次氯酸钠等	酶失活和氧化
	过氧化物类	过氧化氢、过氧乙酸等	酶活性丧失
	醛类	甲醛、戊二醛	蛋白、核酸变性
	环氧乙烷	环氧乙烷	破坏蛋白、核酸性质
	臭氧	臭氧	产生新生态氧，氧化性强

续表

消毒剂	类型	种类	杀菌机制
中效消毒剂	含碘消毒剂	碘酊、碘伏	氧化、沉淀蛋白
	醇类	乙醇、丙醇	蛋白变性
	高锰酸钾	高锰酸钾	氧化作用
低效消毒剂	季铵盐类	苯扎溴铵	改变膜的通透性
	氯己定	氯己定	改变膜的通透性

2. 按照消毒剂的化学成分不同分类 可分为醇类消毒剂、酚类消毒剂、醛类消毒剂等，具体划分，见表 6-3。

表 6-3 常用消毒剂的种类（按化学成分分类）

类别	常用种类及浓度	用途
醇类	乙醇 70%～75%	皮肤、体温计消毒
	苯氧乙醇 2%	铜绿假单胞菌引起的感染
酚类	苯酚 3%～5%	低效消毒剂，作为酚系数表示杀菌强度
	来苏水 1%～5%	浸泡、喷洒或擦抹污染物品表面
醛类	戊二醛 2%	不耐热的物品（橡胶、塑料）、精密仪器消毒
	甲醛 10%	密闭容器或房间内的物品、空气熏蒸消毒
氧化剂类	过氧化氢	3%用于伤口和口腔黏膜消毒；1%～1.5%漱口
	过氧乙酸 0.2%～0.3%	塑料、玻璃器材消毒
	臭氧	水、泳池、空气、物品表面、医疗器械设备消毒
	高锰酸钾 0.1%	皮肤、尿道、蔬菜、水果消毒
卤素类	氯气	自来水及污水消毒
	含氯石灰 5%～10%	消毒手、家具和排泄物
	含碘消毒剂 2%	皮肤、创面及不耐热物品（橡胶塑料）消毒
重金属盐	红汞 2%、硫柳汞 0.1%	皮肤黏膜、创口消毒
表面活性剂	苯扎溴铵（新洁尔灭）	0.4%～1.6%用于皮肤黏膜、感染伤口消毒
	氯己定（洗必泰）0.5%	皮肤、黏膜等消毒
烷基化气体	环氧乙烷	生物制品、医药制剂、染菌设备等消毒
其他消毒剂	酸碱	环境、房间空气等消毒
	染料类（结晶紫）2%～4%	伤口感染

考点： 各种化学消毒剂的适用范围

三、制药工业中微生物的控制

药品作为一种特殊商品，其医学用途涉及预防、诊断和治疗，药品质量的好坏与人的健康密切相关。《药品生产质量管理规范》（good manufacturing practice，GMP）是药品生产和质量管理的基本准则，其中很多内容与微生物的控制有关。在制药工业中，微生物控制的意义是不言而喻的，要实现终产品合格，不仅要控制终产品的质量，还要控制生产过程中的每一个环节。微生物控制是药品质量保证的一项重要内容，贯穿于整个生产过程。

（一）制药工业中的微生物污染

药物的微生物学质量受到外界环境和原料的影响，许多药物本身就是良好的培养基，因此，药物极易受到污染。药物被微生物污染后，可能会导致药物变质，降低疗效，甚至引起使用患者感染。药品的质量保证是一个系统工程，任何一个环节的疏忽都有可能影响产品的质量。因此，对原料、辅料、包装材料、生产场所、生产过程的微生物控制是药品质量保证的基础。微生物监控对控制药品微生物污染，提高药品质量有着重要的作用，是药品生产的重要环节。图 6-1 说明了药品生产中微生物污染的各种可能因素和环节。

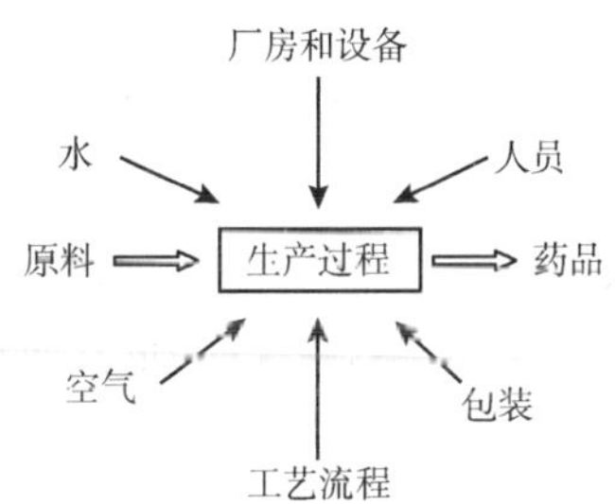

图 6-1　药物生产过程中可能产生微生物污染的环节

1. 制药工业中微生物来源

（1）空气：虽然空气不具备微生物生长的基本条件，但由于各种原因，大气中漂浮着许多尘埃和微生物等的悬浮物质，在很多情况下空气是微生物生存和传播的媒介。因此在药物制剂生产过程中，如果不采取适当的措施，微生物就有可能进入药品，使产品发生污染。我国 GMP 针对药品生产工艺环境的要求，对药品生产洁净室（区）的空气洁净度划分为四个级别，各级别具体要求，见表 6-4，表 6-5。

表 6-4　GMP 洁净区空气悬浮粒子的标准

洁净度级别	空气中悬浮粒子最大允许数（个/m^3）			
	静态		动态	
	粒径≥0.5μm	粒径≥5μm	粒径≥0.5μm	粒径≥5μm
A 级	3 520	20	3 520	20
B 级	3 520	29	352 000	2 900
C 级	352 000	2 900	3 520 000	29 000
D 级	3 520 000	29 000	不作规定	不作规定

注：表中，洁净度级别指每立方米空气中含≥0.5μm 的粒子数最多不超过的个数。

表 6-5　GMP 洁净区微生物监测的动态等级标准

洁净度级别	浮游菌 CFU/m^3	沉降菌（Φ90mm）CFU/4h	表面微生物	
			接触（Φ55mm）CFU/碟	5 指手套 CFU/手套
A 级	<1	<1	<1	<1
B 级	10	5	5	5
C 级	100	50	25	/
D 级	200	100	50	/

注：此表摘自《药品生产质量管理规范（2020 版）》。

①洁净度 A 级用于高风险作业区，如灌装区、放胶塞区、敞口包装容器区和无菌装配区等区域，其单向流区工作区必须均匀送风，其风速为 0.36～0.54m/s。确认 A 级，每个测点的采样量不得少于 $1m^3$；洁净度为 ISO 4.8 级，并以≥5.0μm 悬浮粒子的浓度为限度标准。采样管的长度要短，以免≥5.0μm 的粒子沉降，影响测试结果。单向流应采用等动力采样。

②洁净度 B 级用于洁净度 A 级区域的背景区域，静态洁净度为 ISO 5 级。

③C 级和 D 级用于无菌药品生产过程中工艺要求洁净度较低的区域。C 级静态和动态分别为 ISO 7 级和 ISO 8 级。D 级静态为 ISO 8 级。

④动态可采用培养基模拟灌装过程以证明达到动态洁净度级别。

⑤菌落数是指将直径为 90mm 的双碟露置半小时经培养后的菌落数。

药品生产过程中的不同区域对空气洁净度有不同的要求。①一般生产区：无洁净度要求的工作区，如成品检漏，灯检等。②控制区：洁净度要求 C 级至 D 级的工作区，如原料的称量、精制、压片、包装等。③洁净区：要求为洁净度 B 级的工作区，如灭菌、安瓿的存放、封口等。④无菌区：要求为洁净度 A 级的工作区，如水针、粉针、输液、冻干制剂的灌封岗位等。

考点：空气洁净度的级别，不同区域的要求

（2）水：是制药过程中不可缺少的成分，不仅用于洗涤、冷却，还直接用于配制药品。水也是药物中微生物污染的重要来源，其数量和种类主要取决于水的来源、处理方法以及供水系统（如储存罐、供水管、水龙头等）的状况等因素。

（3）厂房和设备

厂房与环境：对制药企业来说，选择厂址或改造厂房设施时，要考虑周围环境的卫生状况，即没有污染源以及虫兽集中区。在设计和建设厂房时，生产、生活和辅助区的总体布局要合理，不得互相妨碍。厂方尽可能做好绿化工作，因为绿化不仅滞尘，还能减少空气中微生物的数量。

厂房不论是外表面还是内表面，均应设计成易于清洁的，避免积尘而造成微生物污染；尽量减少出口，减少内外空气的自由交换；车间内布局也应使人员、原料及废物走向分开，避免交叉污染。洁净室（区）的内表面应平整光滑、无裂缝、接口严密、无颗粒物脱落，并能耐受清洗和消毒，墙壁和地面的交界处宜成弧形或采取其他措施，以减少灰尘聚积。

GMP 还要求生产厂家在厂房设计时，生产区和储存区应有与生产规模相适应的面积和空间以安置设备、物料，存放物料、中间产品、待检品和成品，最大限度地减少交叉污染。

设备：制药工业中许多设备与药品直接接触，可能成为微生物传播的媒介，微生物控制的失败，往往是由设计人员对设备、仪器装置中微生物的分布及残存的可能性没有给予足够的重视所致。用作加工制造或包装药品设备的每一个部件都可能成为细菌驻留繁殖的场所，可能通过接触或经空气污染药品。

设备的设计、选型、安装等应符合生产要求，易于清洗、消毒或灭菌；与药品直接接触的设备应光滑、平整、耐腐蚀及易清洗消毒。

（4）原料和包装材料：天然来源的原料，最易受微生物的污染。如动物来源的明胶、胰脏；植物来源的淀粉、中药材等，因此药典及法规文件均规定，这些原料在制药以前必须除去大肠埃希菌和沙门氏菌等一些致病菌。化学合成原料如碳酸镁、碳酸钙、滑石等在生产和储存时也易受到微生物污染，所以保存过程中保持低温、干燥可以抑制微生物的生长。有些制剂如片剂、胶囊等一般不进行成品消毒灭菌，如果原料污染，其产品质量一定会受到影响。

包装材料，尤其是直接接触药品的容器是药品微生物污染的又一重要因素。包装材料包括容器、包装纸、运输纸箱等，其中检出的菌丛取决于它的组成和生产储存，如玻璃容器特别是那些在纸箱内运输的，常常检出青霉、曲霉等微生物；硬纸板常发现有青霉、曲霉以及微球菌等。

（5）人员与生产工艺：药品的整个生产过程由人设计、控制、参与，人是药品生产中最大的污染源。包括两个方面：一是因为人体带有多种微生物，在生产的各个阶段都有可能直接或间接地污染药品。二是人为因素，厂房设计不周、生产工艺的设计疏忽、生产人员的操作不当等均可引起药品的微生物污染。

2. 微生物污染的监测 针对微生物的可能来源，对药品原料、包装材料、生产场所、生产操作等过程中微生物的监控，是保证药品质量的重要手段。药典对药品出厂时的微生物限度作了详细的规定，但药品的生产是一个连续的过程，任何环节的污染都有可能影响下一个环节，进而影响终产品的质量。因此，需要对生产过程中各个环节进行监测以保证微生物的数量在可控范围来保证终产品的质量。《药品生产质量管理规范》的深入实施，使微生物污染的监测成为质量控制和工艺验证的基础，其已成为质量控制部门工作内容的一部分。

（1）常用监测方法：药品生产中，微生物污染监测的主要内容是对药品的原料、添加辅料、包装材料、生产设备、生产环境等中的细菌进行定性和定量检测，通常采用动态检测的方法，即在实际生产中进行检测，可以真实地反映情况。空气及表面菌落数的测定操作方法与无菌检查和微生物限度检查法相似，空气中微生物限度检查常用平皿菌落计数法；对于设备和建筑物表面的微生物检验，可用琼脂接触器在表面消毒后检测；药品中的微生物控制可按药典中的规定进行检测。

（2）监测应遵循的原则

随机抽样：抽样方法、抽样量和检验量应符合规定。

注意无菌操作：动态监测取样时应严格无菌操作，不能影响室内空气流动状态，避免产品受到污染。样品不宜储存过久，注意储存条件，否则污染状况会发生变化。样品检测时应在无菌条件下进行，避免检测结果有误。

阳性对照、阴性对照：以确定操作和检测方法的可靠性。

结果判断：药典和行业标准中都有规定。这个结果是相对的，反映当时取样时间和条件下的情况。

应该强调的是，微生物监测不是检测药品合格与否的定量标准，只是评价一定时间内环境的微生物状况，反映生产质量保证的可靠程度。

（3）关于药品生产和药品生产环境的有关标准：药品根据染菌程度的要求分为两大类：无菌制剂和非无菌制剂。《中国药典》（2020 年版）对部分药物制剂的微生物限度标准规定如下（表 6-6）。

表 6-6 部分药物制剂的微生物限度标准

给药途径	需氧菌总数（cfu/g、cfu/ml 或 cfu/10cm^2）	霉菌和酵母菌总数（cfu/g、cfu/ml 或 cfu/10cm^2）	控制菌
口服给药[①]			不得检出大肠埃希菌（1g 或 1ml）；含脏器提取物的制剂还不得检出沙门菌（10g 或 10ml）
固体制剂	10^3	10^2	
液体及半固体制剂	10^2	10^1	
口腔黏膜给药制剂			不得检出大肠埃希菌、金黄色葡萄球菌、铜绿假单胞菌（1g、1ml 或 10cm^2）
齿龈给药制剂	10^2	10^1	
鼻用制剂			
耳用制剂	10^2	10^1	不得检出金黄色葡萄球菌、铜绿假单胞菌（1g、1ml 或 10cm^2）
皮肤给药制剂			
呼吸道吸入给药制剂	10^2	10^1	不得检出大肠埃希菌、金黄色葡萄球菌、铜绿假单胞菌、耐胆盐革兰阴性菌（1g 或 1ml）
阴道、尿道给药制剂	10^2	10^1	不得检出金黄色葡萄球菌、铜绿假单胞菌、白色念珠菌（1g、1ml 或 10cm^2）；中药制剂还不得检出梭菌（1g、1ml 或 10cm^2）
直肠给药			不得检出金黄色葡萄球菌、铜绿假单胞菌（1g 或 1ml）
固体及半固体制剂	10^3	10^2	
液体制剂	10^2	10^2	
其他局部给药制剂	10^2	10^2	不得检出金黄色葡萄球菌、铜绿假单胞菌（1g、1ml 或 10cm^2）

注：①化学药品制剂和生物制品制剂若含有未经提取的动植物来源的成分及矿物质，还不得检出沙门菌（10g 或 10ml）。

对于药品生产中涉及微生物控制的有关标准，GMP 中已有规定，核心内容是在整个生产过程中严格管理人员、工艺、物料和设备，以确保药品质量。

药品生产管理规范是一个指导性文件，仅规定了目标，而没有给出实现这些目标的具体途径，这就允许不同生产厂家用自身的方法达到规定的标准，可见，微生物控制是其中的一项重要内容。

链 接 规定无菌制剂与非规定无菌制剂

不同给药途径的药物制剂大体分为：规定无菌制剂和非规定无菌制剂（即限菌制剂）。根据药物制剂除去活微生物的制备工艺，将无菌制剂分为灭菌制剂与无菌制剂。灭菌制剂：指采用某一物理、化学方法杀灭或除去所有活的微生物繁殖体和芽孢的一类药物制剂。无菌制剂：指采用某一无菌操作方法或技术制备的不含任何活的微生物繁殖体和芽孢的一类药物制剂。非规定灭菌药物：指允许含有不同种类和数量的活的微生物，但其种类和数量必须限制在一定范围。

3. 微生物引起的药物变质与防护 污染了微生物的药品，一方面可引起服用者的感染，危害人体健康；另一方面药品的理化性质发生改变，药物变质，从而影响药品的质量与疗效或对机体产生毒害作用。因此在药品的质量管理中，必须按照国家药品标准，严格地进行微生物检查，以确保药物制剂达到卫生标准。

（1）药物被微生物污染后的外观表现和判断：药物变质一般需要很高的污染程度，也就是说微生物面广量大的繁殖才出现显著的易被觉察的损坏现象。液体制剂如果很快产生泥土味，是微生物生长的早期指标，然后是产生使人讨厌的味道和气味，再就是变色，五颜六色，视微生物所产色素而定；增稠剂和悬浮剂解聚使黏稠度下降；糖浆剂可形成聚合性的黏丝；变质的乳剂有团块或砂粒感；微生物代谢的结果使药物 pH 改变，药物变酸或产生的气体引起塑料包装鼓胀等。不同的药物制剂，如出现以下情况之一，即可判断该药已经被微生物污染。

规定灭菌药物（如注射剂、输液剂、眼科手术制剂及其他灭菌制剂）中发现有活的微生物存在。

非规定灭菌药物中的微生物超出一定限度。

药物中发现有病原微生物或某些不得检出的特定菌种存在。

有微生物代谢物，如热原质的存在。

产品发生可被觉察的物理或化学变化。

（2）变质药物对人体的危害：微生物对药物制剂的污染，除了药物有效成分被微生物降解、药物理化性质的改变而引起药物失效外，药物中的微生物及其代谢产物对人体亦可造成更大的危害（引起药源性疾病）。

引起感染：无菌制剂（如注射剂）不合格或使用时被污染，可引起感染或败血症，如铜绿假单胞菌污染的滴眼剂可引起严重的眼部感染或使病情加重甚至失明；被污染的软膏和乳剂能引起皮肤病患者和烧伤患者的感染；消毒不彻底的冲洗液能引起尿路感染等。

产生毒性：药物中含有易受微生物侵染的组分，如许多表面活性剂、湿润剂、混悬剂、甜味剂、香味剂、有效的化疗药物等，它们均是微生物容易作用的底物，因此易被降解利用而产生一些有毒的代谢产物，而且微生物在生长繁殖过程中本身也可产生毒性。如输液中由于存在热原质可引起发热反应和休克，有些药品原来只残存少量微生物，但在储存和运输过程中微生物大量繁殖并形成有毒代谢产物。

降低疗效或增加不良反应：药物理化性质改变后，可导致药效降低或毒副作用增加。如青霉素被产酶细菌降解后，在失去药理作用的同时大大增加过敏性。

（3）防止微生物污染药物的措施

加强药品生产管理：为了在药品生产的全过程中把各种污染的可能性降至最低程度，目前我国和世界上一些较先进的国家都已开始实施药品 GMP 制度，这是药品全面质量管理的重要组成部分。

进行微生物学检验：在生产过程中，应按规定不断进行各项微生物学指标检验。如对灭菌制剂进行无菌检查，对非无菌制剂进行细菌和真菌的活菌数测定和病原菌的限制性检查，对注射剂做热原质测定等。通过各项测定来评价药物被微生物污染与损害的程度，控制药品的卫生质量。

合理使用防腐剂：添加合适的防腐剂以抑制药品中微生物的生长繁殖，同时可减少微生物对药物的损坏作用。一种理想的防腐剂应有良好的抗菌活性，对人没有毒性或刺激性，具有良好的稳定性，不受处方其他成分的影响。实际上现有的防腐剂均不是很理想，常用的防腐剂有尼泊金、苯甲酸、山梨酸、季铵盐、氯己定等。

此外，还应有合格的包装材料和合理的储存方法。若因储存不当，也可被微生物污染导致药物变质失效。因此，应根据不同的药物和剂型，采取合理的储存方法，如干燥、冷藏、防潮、避光，减少污染的机会。

（二）制药工业中的消毒与灭菌

针对生产过程中可能导致微生物污染的各种途径，根据不同药品在生产工艺上、终产品微生物控制上的标准，选择合适的消毒与灭菌方法以保证药品的质量。

1. 空气中微生物的控制 药物制剂生产环境的空气应要求洁净，特别是生产注射剂、眼科用药等无菌制剂时，空气中微生物的含量，必须非常低，要求每立方米空气中不得超过10个细菌，即所谓的"无菌操作区"。减少空气中微生物数量的方法，采用保持室内清洁、控制人员的流动、操作动作轻微等措施。除此之外，对要求较高的场所，还可采用过滤、化学消毒剂消毒灭菌和紫外线照射3种措施。

（1）过滤：是常用的除菌方法，可通过空气净化系统达到GMP中对不同生产岗位空气洁净度的要求。在洁净技术中通常使用三级组合过滤，即粗效滤过、中效滤过和高效滤过。粗效滤过器是空调净化系统中的第一级空气滤过器，可滤去10μm以上的大尘粒和各种异物，而且滤器可以定期清洗、再生使用；中效滤过器可滤去1μm以上的尘粒，也可以清洗更换；高效滤过器可除去0.3～1μm的尘粒，但价格昂贵，不能再生。通过粗、中效滤过器的组合，可以保护末端滤过器，减轻高效滤过器的负担，一般可用于10万级或30万级的洁净室；以粗、中、高效滤过器相组合，一般用于100级到1万级洁净室。过滤器材一般为玻璃纤维或合成纤维，具有强度大、不易脱落粒子等优点，但在使用过程中应注意控制湿度，否则微生物易沿潮湿膜蔓延而导致过滤失效。空气过滤装置应定期检查，确保气流是从清洁区向不洁区方向移动。

（2）化学消毒剂消毒灭菌：空气消毒常用臭氧发生器产生臭氧、甲醛熏蒸（1～2mg/L，即每升空气含甲醛1～2mg）；用0.075%季铵化合物喷雾也是常用方法，但无人在场时才可使用。因化学消毒剂有刺激性，故使用受到限制。

（3）紫外线照射：采用波长为240～280nm的紫外线，通过照射来减少空气中微生物的数量，房间静态空气消毒时剂量一般为0.1～0.4W/m^2；无菌车间工作时可用低臭氧紫外灯管反向上层照射；通风管内流通空气可采用大于100W/m^{2}的大剂量紫外线通过式照射除菌。

2. 水中微生物的控制 水是药品生产中的重要原辅材料，水的质量直接影响药品的质量。因此，制药用水根据工艺需要进行合理的选择。《中华人民共和国药典》（2020年版）中根据制药用水的使用范围不同，将水分为饮用水、纯化水、注射用水和灭菌注射用水，一般应根据各生产工序或使用目的与要求选用适宜的制药用水。

饮用水：为天然水经净化处理所得的水，其质量必须符合现行中华人民共和国国家标准《生活饮用水卫生标准》。饮用水可作为药材净制时的漂洗、制药用具的粗洗用水。除另有规定外，也可作为饮片的提取溶剂。

纯化水：原水经蒸馏法、离子交换法、反渗透法或其他适宜的方法制得供药用的水，不含任何辅剂，可作为配制普通药物制剂用的溶剂或试验用水，不得用于注射剂的配制。

注射用水：为纯化水经蒸馏所得，应符合细菌内毒素试验要求，必须在防止内毒素产生的设计条件下生产、储藏及分装，可作为配制注射剂用的溶剂。

灭菌注射用水：为注射用水按注射剂生产工艺制备所得，主要作为注射用灭菌粉末的溶剂或注射液的稀释剂。水的消毒灭菌方法常用的有热力消毒灭菌法、过滤法和化学消毒法。

（1）热力消毒灭菌法：是最常用的方法。对制药用水系统而言，热力消毒灭菌法常用的有巴斯德消毒法（低温消毒）和蒸汽灭菌法两种。前者主要适用于纯化水系统中的活性炭过滤器和使用回路的消毒，即用80℃以上（80～85℃）的热水循环1～2h，可有效减少内源性微生物污染。

蒸汽灭菌法主要用于注射用水系统，即用纯蒸汽对注射用水系统（包括贮罐、泵、过滤器、使用回路等）进行灭菌。饱和蒸汽压力达0.1MPa、温度120℃可杀死芽孢，该方法效果可靠、设施配套，可以实现连续操作。

（2）过滤法：包括超滤和反渗透法，可以除去细菌和芽孢。

（3）化学消毒法：用氯气、次氯酸钠等消毒剂，可杀死细菌或抑制细菌繁殖，一般仅用于原水和粗洗用水的消毒。

3. 设备的消毒灭菌 对于制药设备的设计、安装，在GMP中有相应的原则规定，应便于拆卸、清洗和消毒，设备每次用完应尽快清洗，去除上面驻留的细菌以及残留的药物，杜绝形成细菌赖以生存繁殖的基础，并且每次用前还需再消毒清洗。

生产所使用的设备和容器的制造材料有不锈钢、塑料、橡胶或硅胶等，因而消毒方法应有所区别。大型容器类如配料罐，一般可用高压水冲洗后，再用热水、蒸汽、含氯消毒剂处理；而发酵釜、传输管道、过滤除菌的过滤器、供水系统等密闭型设备可用压力蒸汽灭菌；用于配制或储存干粉的设备，高温干热灭菌是较常用的方法；一些设备的小配件，如连接器、搅拌器及勺子、小桶等可用压力蒸汽或干热法进行灭菌；可根据质材不同采用压力蒸汽法或甲醛、戊二醛化学消毒剂；塑料制品耐酸碱而不耐热，用过氧乙酸、过氧化氢、戊二醛等化学消毒剂擦拭或浸泡；聚乙烯、聚氟乙烯等塑料制品如输液软包装可以用 100℃压力蒸汽灭菌；硅胶或橡胶制品如密封管、硅胶管等物品，耐热耐酸碱，可用压力蒸汽或化学消毒剂灭菌。工作台表面一般可用消毒剂擦拭或紫外线照射消毒。

4. 原料药的消毒灭菌 原材料可能将大量微生物带入药物制剂中，在加工过程也可能造成原有的微生物增殖或污染新的微生物，因而需对原材料进行消毒、灭菌。原料药的来源复杂多样，在进行消毒灭菌时必须遵循的基本原则是所采用的方法既可消除微生物污染，同时又不影响药物的稳定性和纯度。如植物药材可用晾晒、烘烤的方法充分干燥以减少微生物的繁殖；化学合成药物一般性质稳定，耐热性好，对于熔点高的晶体药物，干热灭菌较为常用。对于熔点较低的可采用湿热灭菌法。原料药是植物提取物的，如流浸膏，可视提取条件而定，若是常规或高温提取的，可用压力蒸汽、流通蒸汽灭菌；若是低温提取的，可优先考虑使用过滤除菌法。疫苗、菌苗等生化药品的特点是均为蛋白质，对热、辐射敏感，常用低温间歇灭菌法、过滤除菌等方法。

5. 药品制剂的消毒灭菌 药品制剂主要包括片剂、胶囊剂和颗粒剂等固体制剂，输液剂和针剂等液体制剂以及软膏等半固体制剂。药品制剂的消毒灭菌极少采用化学消毒剂法，否则残留的消毒剂对药物而言是一种污染，因此热力灭菌法是常用的方法。紫外线灭菌法虽然没有残留物，但因紫外线穿透力弱也较少用。近年来，辐射灭菌法效果可靠，应用越来越广泛。

对于片剂、胶囊等固体口服制剂，只要符合药典中微生物限度检查的规定即可，原则上不进行灭菌，主要是加强生产过程中的验证和控制。如果超过或接近规定的上限，可选用无残留的消毒灭菌法；颗粒剂等含水量少的固体口服制剂，可采用干热灭菌的方法，但温度不宜太高，以免药物变质或辅料炭化。

输液剂和针剂等液体制剂，多数对热稳定，湿热灭菌法中的压力蒸汽灭菌法是常用也是最可靠的方法。隧道干热灭菌（包括火焰灭菌器法、高速热风法等）常用于针剂（安瓿制剂）的灭菌，可以连续操作。对热不稳定的药物如磷酸果糖等药品可采用过滤除菌的方法，通常采用孔径 0.45μm 的滤膜。此外，因多数药物对辐射稳定，如全营养输液，可使用 γ 射线进行辐射灭菌。

软膏等半固体制剂中，如凡士林等单一成分的软膏基质对热稳定，如果其中的药物对热也稳定，可使用辐射或干热灭菌法，如眼用软膏基质的灭菌多采用干热灭菌法。

自测题

选择题（A 型题）

1. 杀灭细菌芽孢最常用而有效的方法是（ ）
   A. 紫外线照射　B. 干烤灭菌法
   C. 间歇灭菌法　D. 流通蒸汽灭菌法
   E. 高压蒸汽灭菌法
2. 乙醇消毒最适宜的浓度是（ ）
   A. 100%　B. 95%
   C. 75%　D. 50%
   E. 30%
3. 湿热灭菌法中效果最好的是（ ）
   A. 高压蒸汽灭菌法　B. 流通蒸汽法
   C. 间歇灭菌法　D. 巴氏消毒法
   E. 煮沸法
4. 关于紫外线，下述哪项不正确（ ）
   A. 能干扰 DNA 合成
   B. 消毒效果与作用时间有关
   C. 常用于空气、物品表面消毒
   D. 穿透力较差，不能透过玻璃和纸张
   E. 对人体无害
5. 干烤灭菌的条件是（ ）

A. 100℃，60min B. 160～170℃，2h
C. 150℃，2h D. 200℃，30 min
E. 185℃，90 min

6. 血清，抗毒素等可用下列哪种方法除菌（ ）
A. 加热 56℃ 30min B. 紫外线照射
C. 滤菌器过滤 D. 高压蒸汽灭菌
E. 巴氏消毒法

7. 室内浮游菌和沉降菌测试时，所需培养皿数以沉降（ ）小时计。
A. 0.5h B. 1h
C. 2h D. 3h
E. 4h

8. 下述不可能杀灭细菌芽孢的方法是（ ）
A. 煮沸法 B. 巴氏消毒法
C. 间歇蒸汽灭菌法 D. 干热灭菌法
E. 高压蒸汽灭菌法

9. 对血清培养基的灭菌，应选用（ ）
A. 煮沸法 B. 巴氏消毒法
C. 间歇蒸汽灭菌法 D. 流通蒸汽灭菌法
E. 高压蒸汽灭菌法

10. 属于氧化剂类的消毒剂是（ ）
A. 来苏水 B. 戊二醛
C. 结晶紫 D. 高锰酸钾
E. 新洁尔灭

第二篇　微生物与药学的关系

第 7 章

药物制剂的微生物学检查

第 1 节　药物的抗菌试验

药物的抗菌试验是为了检查药物的抗菌能力，包括药物的抑菌试验和杀菌试验。一般先进行体外抗菌试验，若发现有抗菌作用，再进行体内抗菌试验。

一、药物的体外抗菌试验

药物体外抗菌活性的测定广泛应用于新药研究和指导临床用药，如药敏试验、抗菌药物筛选、药物血浓度测定、药物的抗菌谱测定等。体外抗菌试验在实验室内利用玻璃器皿进行，方法简便，不需要活的动物，需时短，用药量少，实验条件容易控制，也不受动物体内复杂因素的影响。但结果与动物体内试验结果不完全平行，甚至有矛盾。所以，必须与体内抗菌试验结果一起进行综合判断，才能体现其意义。

（一）体外抑菌试验

体外抑菌试验是最常用的抗菌试验，常用的方法有连续稀释法和琼脂扩散法。

1. 连续稀释法　用于测定药物的最低抑菌浓度（minimal inhibitory concentration，MIC）。

考点： MIC 定义，MIC 数值与药物的抑菌作用

MIC 指能抑制细菌生长的最低药物浓度。一般用 U/ml 或 μg/ml 表示，数值越大，药物的抑菌作用越弱。连续稀释法可在液体或固体培养基中进行。

（1）液体培养基稀释法：在试管中用液体培养基进行 2 倍系列稀释药物，最终浓度，见表 7-1，然后在每一管中加定量的试验菌液（5×10^5CFU/ml），经 24～48h 培养后肉眼观察结果，以能抑制试验菌生长的最低浓度为该药的 MIC，也可用分光光度计观察终点。

判断抑菌还是杀菌，可将未长菌的试管内的培养液再移种于琼脂平板上，如重新长出试验菌，表明该浓度只是抑菌浓度。药物的抑菌或杀菌作用是在一定条件下相对而言的，这与用药时培养基的组成、所用的菌种、菌量、pH 等因素有关，所以必须严格控制培养基、试验菌等试验条件。

表 7-1　液体培养基稀释法药敏试验抗生素溶液稀释方案

管号	抗生素原浓度（μg/ml）	抗生素来源管号	取药体积（ml）	CAMHB 体积（ml）	抗生素最终浓度（μg/ml）	Log^2
1	5120（原液）	原液	1	9	512	9
2	512	1 号管（最终浓度，下同）	1	1	256	8
3	512	1 号管	1	3	128	7
4	512	1 号管	1	7	64	6
5	64	4 号管（最终浓度，下同）	1	1	32	5
6	64	4 号管	1	3	16	4
7	64	4 号管	1	7	8	3

续表

管号	抗生素原浓度（μg/ml）	抗生素来源管号	取药体积（ml）	CAMHB 体积（ml）	抗生素最终浓度（μg/ml）	Log²
8	8	7 号管（最终浓度，下同）	1	1	4	2
9	8	7 号管	1	3	2	1
10	8	7 号管	1	7	1	0
11	1	10 号管（最终浓度，下同）	1	1	0.5	–1
12	1	10 号管	1	3	0.25	–2
13	1	10 号管	1	7	0.125	–3

注：CAMHB 为调节阳离子浓度的水解酪蛋白（Mueller-Hinton，MH）培养基。

（2）固体培养基稀释法

1）平板法：用于测定多种细菌对同一药物的 MIC。按连续稀释法配制药物溶液，将不同浓度的药液按 1∶9（配制的药物溶液∶琼脂培养基）混入尚未凝固的琼脂培养基中，琼脂厚度 3～4mm，制作成含有递减浓度药物的琼脂平板。再将定量的菌液（0.5 麦氏比浊度菌液稀释 10 倍）以点种法逐个点种于平板，并进行阴性对照。培养后测得各种细菌对药物的 MIC。本法适用于各种药物的抗菌活性测定及新抗菌药物的筛选，不受药物颜色及浑浊度的影响，并且操作简便。

2）斜面法：将不同递减浓度的药液，混入装有未凝固的琼脂培养基的试管中制成斜面，然后接种定量的试验菌液，培养后可测定 MIC。本法适用于培养时间较长的试验菌（如结核杆菌）或避免孢子飞扬污染环境的霉菌。

2. 琼脂扩散法 琼脂扩散法的原理是利用药物在琼脂培养基中扩散，并在一定浓度范围内抑制细菌生长。方法是在琼脂平板上，用涂布法或倾注法接种一定的试验菌，再加药于含菌平板上培养 18～24h。凡具有抗菌作用的药物，在其有效浓度范围内无细菌生长，即出现抑菌圈，根据抑菌范围的大小或抑菌圈的直径来评价药物抗菌作用的强弱。此法干扰因素较多、精确度较差，如细菌接种密度、药物扩散性等都对结果有影响。通常用于定性试验或初步判断药物的抗菌作用的大小。方法主要有：

（1）滤纸片法：最常用的方法。可在 1 个平板上测定多种药物对同一试验菌的抗菌作用。通常用于新药的初筛试验，用以初步判断药物是否具有抗菌作用。也常用于病原性细菌的药物敏感试验，以测定临床分离的某种细菌对各种药物的敏感程度，供医生临床选用药物时参考。取无菌滤纸片（直径 6mm，120℃干燥灭菌 2h）蘸取一定浓度的抗菌药物放置于含菌平板表面，或将含药的干纸片贴在接种细菌的平板表面。含药干纸片，即预先配制各种适宜浓度的抗生素溶液，取 0.5ml 滴加在 100 张直径为 6mm 的圆形滤纸片上，使之均匀分布，37℃干燥，封好置 4℃冰箱保存（若使用 β-内酰胺类抗生素则置于–20℃保存）。

国际标准采用 K-B 法（Kirby-Bauer 法），K-B 法需用水解酪蛋白培养基，被测细菌的浓度、纸片的质量、纸片含药量以及其他试验条件均有严格标准。以卡尺精确量取抑菌圈的直径，根据抑菌圈的直径大小判断该菌对该药物是耐药（resistant，R）、中介（intermediate，I）还是敏感（susceptible，S）（表 7-2）。

表 7-2 金黄色葡萄球菌药敏试验评价结果

抗菌药物与细菌	纸片含药量（μg）	抑菌圈直径（mm）			相对应 MIC 值（μg/ml）	
		R	I	S	R	S
青霉素	10U	≤28	—	≥29	β-内酰胺酶	≤0.12
苯唑西林	1	≤10	11～12	≥13	—	≤2
万古霉素	30	—	—	≥15	—	≤4
庆大霉素	10	≤12	13～14	≥15	≥8	≤4

续表

抗菌药物与细菌	纸片含药量（μg）	抑菌圈直径（mm）			相对应 MIC 值（μg/ml）	
		R	I	S	R	S
红霉素	15	≤13	14～22	≥23	≥8	≤0.5
环丙沙星	5	≤15	16～20	≥21	≥4	≤1
克林霉素	2	≤14	15～20	≥21	≥4	≤0.5
甲氧苄啶/磺胺甲噁唑	1.25/23.75	≤10	11～15	≥16	≥8/152	≤2/38

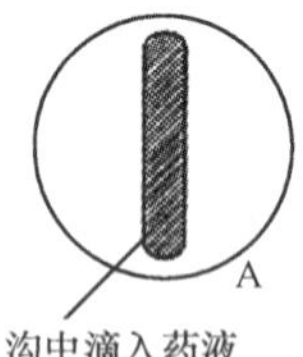

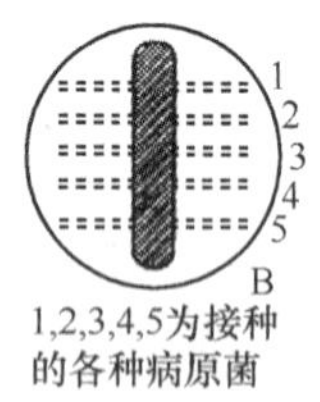

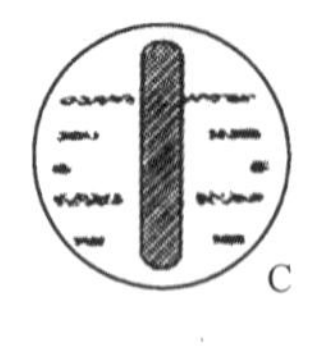

图 7-1 挖沟法

（2）挖沟法：常用于测试一种药物对几种细菌的抵抗作用。方法是在无菌平板上挖直沟（图 7-1），沟内加入药液，然后在沟两旁接种几种试验菌，经培养后观察细菌的生长情况，根据沟和细菌间抑菌距离的长短来判断药物对细菌的抵抗能力。

（二） 体外杀菌试验

1. 最低（或最小）杀菌浓度的测定 按液体培养基稀释法操作测出药物的 MIC，将未长菌的各管培养液分别移种到无菌平板上，培养后以无菌生长的最低药物浓度为该药物的最低杀菌浓度，也可称为最小致死浓度（图 7-2）。

2. 活菌计数法 将一定量的试验菌加入到一定浓度的药物中，培养一定时间后取样稀释，再取一定的稀释液混入未凝固的琼脂培养基中，立即倾注成平板，培养后计算菌落数。由于每个菌落通常由一个细菌繁殖而来，则菌落数或菌落形成单位（colony forming unit，CFU）乘以稀释倍数，再除以稀释液用量，即得该药物与试验菌的混合液中每毫升内存活的细菌数或 CFU，计算出该药物对细菌的致死率。或用微孔滤膜过滤药物与试验菌的混合液，洗净药液，将滤膜放在平板上培养后计菌落数。

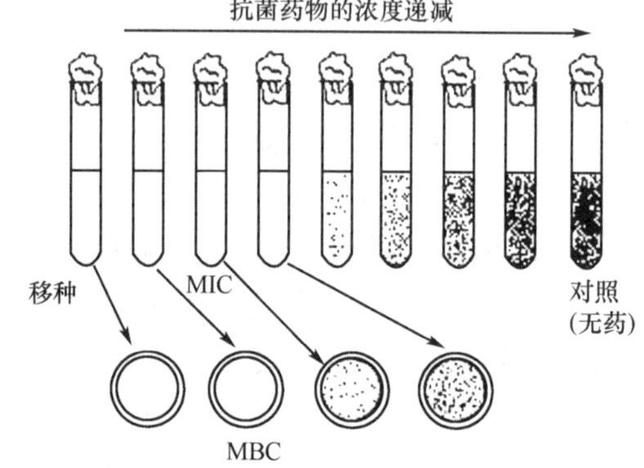

图 7-2 最低杀菌浓度的测定

（三）联合抗菌试验

在药学工作中，常需检查两种或两种以上抗菌药物在联合应用时的相互作用以及抗菌药物与不同 pH 或不同离子溶液的相互影响。例如，在制药工业中，为了得到抗菌增效的配方，常进行两种或两种以上的抗菌药物复方制剂的筛选；中成药配方中常有多种抗菌药材。联合用药更重要的是在临床上的应用，如用于尚未确定是由何种病原菌引起的急、重症感染；长期用药可能产生耐药性的感染性疾病；多种细菌引起的混合感染；联合用药可以减少剂量以避免达到毒性剂量等。

考点： 区分抗菌药物联合应用 4 种结果

抗菌药物联合应用可出现 4 种结果。①无关作用：两种药物联合作用的活性等于其单独活性；②拮抗作用：两种药物联合作用显著低于其单独抗菌活性；③相加作用：两种药物联合应用时的活性等于两药单独抗菌活性之和；④协同作用：两种药物联合作用显著大于其单独作用的总和。联合抗菌试验的常用方法有琼脂扩散纸片法和棋盘稀释法。

1. 琼脂扩散纸片法（单药纸片搭桥法） 将两种含药纸片贴于已涂布试验菌的 MH 琼脂平板表面，两纸片之间的距离以 3～4mm 为宜，35℃培养 24h 后观察结果。由于两种抗菌药物的联合作用，对细菌可产生不同的抑菌结果，而显示各种形状的图形，可按不同图形报告甲、乙两药联合时对测试菌产生协同、相加、无关或拮抗作用（图 7-3）。其含药纸片的周围出现抑菌带或无抑菌带，分别代表单独药物的敏感或耐药；两种纸片之间的变化代表两种药物的联合作用。

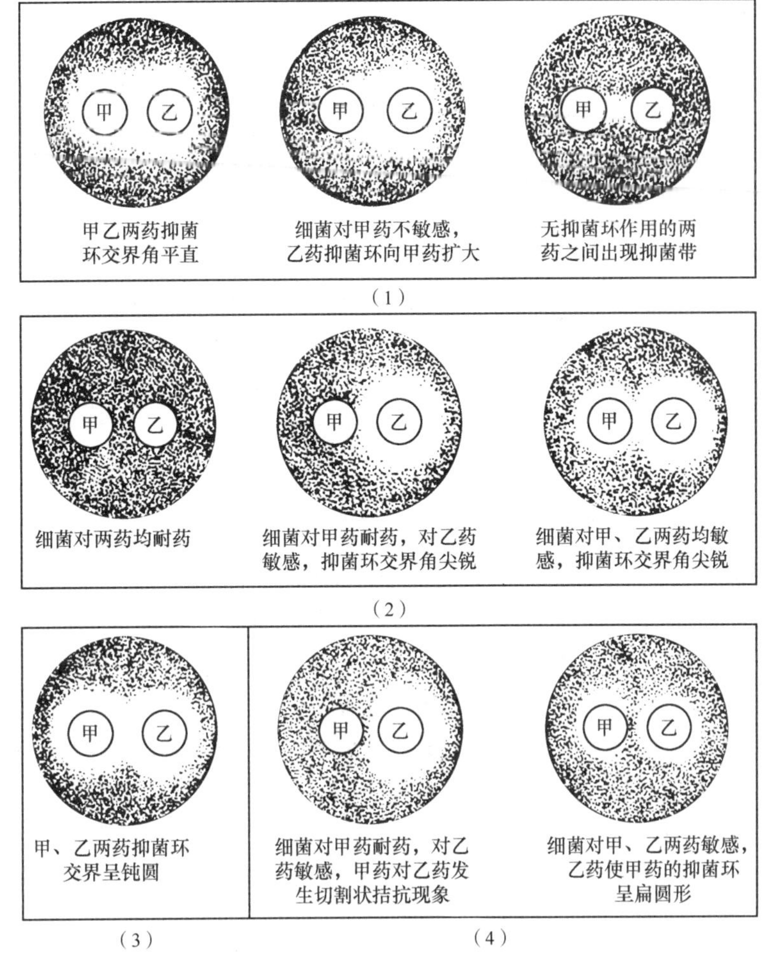

图 7-3　单药纸片搭桥法联合药敏试验结果

（1）协同作用；（2）无关作用；（3）相加作用；（4）拮抗作用

2. 棋盘稀释法　由两种抗菌药物的不同稀释度加以组合，每一种药物浓度都有单独管和与另一种药物不同浓度混合的联合管，因其排列呈棋盘状而得名。它能精确地测定两种抗菌药物在适当浓度的比例下所产生的相互作用。

按液体培养基稀释法，先分别测定拟联合的药物 A 和药物 B 对试验菌的 MIC。根据所得的 MIC，确定药物稀释度，一般选择 6～8 个稀释度。每种药物最高浓度是其 MIC 的 2 倍，依次对倍稀释。两种药物的稀释分别在方阵的横列和纵列进行（假设 A 药的 MIC 为 32μg/ml，B 药的 MIC 为 8μg/ml，具体稀释度见表 7-3），这样在每管中可得到不同浓度组合的两种药物的混合液。接种菌量为 5×10^5CFU/ml，35℃培养 18～24h 后观察结果，确定联合药敏管的 MIC。计算抑菌浓度（fractional inhibitory concentration，FIC）指数，判断结果。

FIC 指数=A 药联合时的 MIC/A 药单独时的 MIC+B 药联合时的 MIC/B 药单独时的 MIC。FIC＜0.5 为协同作用；0.5～1 为相加作用；1～2 为无关作用；＞2 为拮抗作用。

表 7-3　棋盘稀释法示意方案

序号	A/B 药物稀释度					
1	16/2	16/4	16/8	16/16	16/32	16/64
2	8/2	8/4	8/8	8/16	8/32	8/64
3	4/2	4/4	4/8	4/16	4/32	4/64
4	2/2	2/4	2/8	2/16	2/32	2/64
5	1/2	1/4	1/8	1/16	1/32	1/64
6	0.5/2	0.5/4	0.5/8	0.5/16	0.2/32	0.5/64

二、药物的体内抗菌试验

抗菌药物进入机体后，其作用的发挥受体内各种因素的影响。药物在体内与体液结合可降低活性或被破坏；某些药物在体内可因降解而增强活性；有些细菌进入体内后，由于代谢活力的改变，对药物的敏感性可能降低等。因此，体外抗菌试验有效的药物，还需要经过体内抗菌试验证明有效后，才能应用于临床。

药物的体内抗菌试验即动物的试验治疗或保护力试验。动物试验治疗的方法是先用致病菌使动物感染，造成感染动物模型，然后按不同剂量、不同给药方法（如腹腔注射、皮下注射、肌内注射或口服等）以及间隔不同时间进行实验治疗。同时设立一个生理盐水代替药物组作为对照实验。根据实验组与对照组的动物死亡数或内脏的含菌数，评价药物的作用和效力。

三、影响抗菌试验的因素

1. 试验菌 常用细菌、霉菌和酵母菌。一般应包括标准菌株和临床分离的菌株。我国的标准菌株统一由中国菌种保藏管理委员会管理，涉及药品微生物检验的菌种由医学微生物菌种管理中心提供。临床分离的菌株是经过严格鉴定、纯化及合理保存的菌株。

2. 培养基 应按各试验菌的营养需要进行配制，严格控制各种原料、成分的质量及培养基的配制过程。培养基内不能含有使药物活性降低的成分或药物的对抗物。

3. 抗菌药物 其浓度、稀释方法等直接影响抗菌试验的效果，必须精确配制。固体药物需制成水溶液，难溶于水的药物要用助溶剂如酸碱或有机溶剂溶解，如氯霉素及红霉素需用少量乙醇溶解，再用稀释剂稀释到所需浓度。药物溶液的 pH 应尽量接近中性，以确保药物的稳定性和不影响细菌的生长。中草药或有些生药原粉的样品，应先进行提取，再浓缩至所需浓度；中药样品往往含有鞣质，且具有特殊色泽，影响结果的判断。含菌药物需用薄膜过滤法除菌。进行杀菌效力测定时，取样移种前可采用稀释法或加中和剂法终止抑菌效应。

4. 对照实验 为确保实验结果的科学性和准确性，严格设置各种对照实验。①对照的菌种，在无药情况下，应在培养基内正常生长；②已知药物对照，应使已知抗菌药物对标准敏感菌株出现抗菌效应，对耐药菌株不出现抗菌效应；③溶剂及稀释剂对照，所用的溶剂及稀释剂应无抗菌作用。

考点：体外抗菌试验的方法、影响因素

第 2 节　灭菌制剂的无菌检查

各种注射剂、眼用及外伤用制剂、植入剂、可吸收的止血剂、手术用敷料、医疗器具等，必须保证不含活的微生物，否则注入人体将会引起严重的事故。因此，这类制剂在出厂前都必须进行无菌检验。药品、敷料等按《中华人民共和国药典》，生物制品按《中国生物制品规程》上明确规定的方法进行无菌检查。

一、无菌检验的基本原则

1. 严格无菌操作 无菌检验最重要的原则是严格遵守无菌操作，防止微生物污染。检验操作应在局部洁净度 100 级单向流空气区域内或隔离系统中进行，单向流空气区、工作台面及环境应定期按《医药工业洁净室（区）悬浮粒子、浮游菌和沉降菌的测试方法》的现行国家标准进行洁净度验证。隔离系统按相关的要求进行验证，其内部环境的洁净度须符合无菌检查的要求。将被检药物或物品分别接种于适合厌氧菌、需氧菌、真菌生长的培养基中，置于适宜条件下培养后观察有无细菌或真菌生长，以判断药品或物品是否合格。

2. 正确采集样品 无菌检验是对整体中的部分样品进行随机抽检，推断整体药品是否有菌（无菌或染菌）。因此，在一批药品的无菌检验中，取样数量越少，染菌的检出率越小；取样数量越多，染菌的检出率越大，该批药品能通过无菌检验的概率越小。无菌检验时取样量和比例必须严格按照现行药

典的规定执行。

二、无菌检验的基本方法

（一）一般药物及物品的无菌检验

一般药品的无菌检验，通常应用直接接种法。①液体被检品可直接接种于培养基内。②固体粉末或冻干制剂，需用无菌生理盐水溶解，或制成均匀悬液再作检验。③无菌敷料，则以无菌操作拆开每个包装，于不同部位剪取 100mg 或 1cm×3cm 的样品，分别接种于适量培养基中。④供试品为放射性药品，接种量和培养基量均减半。

无菌检验用的培养基，包括需氧菌、厌氧菌和真菌的培养基，其配方和配制过程，需按药典规定进行操作，并经质量鉴定，合格后才能使用。被检液体或混悬物每管接种量和培养基用量，见表 7-4。各种培养基种类型、数量以及培养温度和培养时间，见表 7-5。

表 7-4 液体、混悬物无菌检验取量、培养基用量

药量类型（ml）	每支取量（ml）	培养基用量（ml）
≤1	全量	15
2～5	半量	15
5～20	2	15
>20	5	40

表 7-5 无菌检验用培养基的种类、数量、培养温度、培养时间

培养基类型	培养温度（℃）	培养时间（d）	培养基数量（支）	
			测试管	对照管
需氧培养基	30～37	5	2	2
厌氧培养基	30～37	5	2	2
真菌培养基	20～28	7	2	2

试验中除严格无菌操作外，还要同时进行稀释剂和相应溶剂的阴性对照试验以及供试菌的阳性对照试验。阳性对照试验必须长菌，说明使用的菌种可以在该试验条件下正常生长；阴性对照应不长菌，说明稀释剂和相应溶剂本身是无菌的。

（二）油剂药物的无菌检验

因油剂药物与培养基不混溶，漂浮于培养基表面而影响菌的生长。因此这类药物做无菌检验时，应在培养基中加入表面活性剂（如吐温-80），使药物均匀分布于培养基中，以利于微生物的检出。如果药物黏稠度过大，先用无菌植物油或无菌液体石蜡进行一定倍数的稀释，然后取样接种到含吐温-80的培养基中。所用培养基的种类、装量、支数以及培养时间等，见表 7-4，表 7-5。

（三）抗菌药物及含防腐剂药物的无菌检验

抗菌药物指药物本身为抗菌剂（如抗生素等）或在药物制剂中含有部分抗菌剂（如防腐剂）的药物。这两类药物在进行无菌检验前必须采用某些方法使抗菌活性或防腐剂除去或失效，才能不影响被检药物的无菌检验结果。常用的方法有：

1. 灭活法 在培养基中加入合适的灭活剂。要求灭活剂本身及与抗菌药物相互作用后的产物对细菌及真菌没有毒性，其灭活作用必须迅速而完全。

2. 微孔滤膜过滤法 应优先采用封闭式薄膜过滤器，也可使用一般薄膜过滤器，经灭菌后备用。滤膜孔径应不大于 0.45μm，直径约为 50mm。在无菌条件下，将药物通过滤膜，使药液中的细菌、真菌留在滤膜上，然后用无菌生理盐水多次洗涤滤膜，洗去抗菌物质或防腐剂，每张滤膜每次冲洗量一般为 100ml，且总冲洗量不得超过 1000ml，以免滤膜上的微生物受损。再按无菌操作法取下滤膜，剪成若干片，分别接种于各种培养基中培养。

3. 离子交换树脂法 该方法主要用于一些能在水溶液中呈离子状态的抗生素（如阿米卡星、妥布霉素、庆大霉素等）的检验。利用离子交换以除去此类抗生素，而菌体等仍然留在溶液中，以达到除去抗菌活性的目的。应用前还需对离子交换树脂进行预处理和灭菌。交换后溶液定量接种在需氧菌、厌氧菌、真菌生长的培养基中培养检查。

4. 稀释法 将药物在培养基中稀释到没有抗菌活性（最低抑菌浓度以下）再进行无菌检验。应用前要先测定被检药物的最低抑菌浓度，然后根据取样量，计算出稀释到低于最低抑菌浓度所需的培养

基量。本法常用于新抗生素、酚类、醇类等药物的无菌检验。

三、无菌检验的结果判断

阳性对照管应生长良好，阴性对照管不得有菌生长。否则，试验无效。

1. 若供试品管均澄清，或虽浑浊但经确证无菌生长，判供试品符合规定。

2. 若供试品管中任何一管显浑浊并确证有菌生长，判供试品不符合规定，除非能充分证明试验结果无效，即生长的微生物非供试品所含。当符合下列至少一个条件时，方可判试验结果无效：

（1）无菌检查试验所用的设备及环境的微生物监控结果不符合无菌检查法的要求。

（2）回顾无菌试验过程，发现有可能引起微生物污染的因素。

（3）供试品管中生长的微生物经鉴定后，确认是因无菌试验中所使用的物品和（或）无菌操作技术不当引起的。

试验若经确认无效，应重试。重试时，重新取同量供试品，依法检查，若无菌生长，判供试品符合规定；若有菌生长，判供试品不符合规定。

链 接 无菌室

药物的无菌检查一般在无菌室内进行。无菌室一般是在微生物实验室内专辟一个小房间。面积4～5m^{2}即可，高2.5m左右。无菌室外设一缓冲间，缓冲间的门和无菌室的门不要朝向同一方向，以免气流带进杂菌。无菌室和缓冲间都必须密闭。室内装备的换气设备必须有空气过滤装置。无菌室内的地面、墙壁必须平整，工作台的台面应该处于水平状态。无菌室和缓冲间都装有紫外灯，无菌室的紫外灯距离工作台面1m。工作人员进入无菌室应穿无菌服。当前无菌室多存在于微生物工厂，一般实验室则使用超净工作台。

考点：无菌检查的原则；不同药物无菌检查的方法；无菌检查结果判断方法

第3节　药物的微生物限度检查

药物的微生物限度检查，是指非规定灭菌制剂及其原料、辅料受到微生物污染程度的一种检查方法，包括染菌量及控制菌的检查。口服药及外用药物的微生物学检验主要是微生物限量检验与致病菌的检验。限量检验是指在单位重量或体积内，微生物的数量和种类，必须在规定的数量和种类范围内。检验项目包括：细菌总数测定、霉菌总数测定、酵母菌总数测定、控制菌及活螨的检验。

一、微生物限度检查的基本原则

1. 为使检验结果具有代表性，药物取样应有一定的数量。一般每个批号的药物，至少随机抽样2瓶（盒）以上。每次检验时，从样品中取出药品的总量，不得少于10g或10ml，蜜丸至少分别取4丸以上共10g，贵重药或微量包装药采样可酌减。

2. 药物在检验前应保持原包装状态，不得开启，以免污染。药物应置阴凉干燥处，防止微生物繁殖而影响检验结果。

3. 检验操作应在严格的无菌条件下进行。被检药物一旦稀释后，应在1～2h内操作完成，以防止微生物继续繁殖或死亡。

4. 为排除药物中所含防腐剂或抑菌成分对试验结果的干扰，应在被检药物的稀释液中，加入定量（50～100个）的已知阳性对照菌，然后按检验方法进行操作。此阳性对照应有细菌生长，若不生长则需对药物进行再处理（固体药物应先进行洗涤，离心沉淀），再次进行检验。为防止交叉污染，阳性对照试验场所与药物检验的场所应分开。

5. 细菌总数、霉菌总数、酵母菌总数及控制菌四项均符合该品种微生物限度检查项目规定的，应判供试品合格；其中任何一项不符合者，则判供试品不合格。

二、细菌总数的测定

细菌总数的测定是检查药物在单位重量或体积（g 或 ml）内所含的活的细菌数量，用以判断药物被细菌污染的程度。细菌总数的测定采用的是营养琼脂倾注平皿计数法。取一定量的被检药物，稀释成不同比例的药液，然后分别吸取不同稀释度的药液各 1ml，置于每一无菌平皿中，再于每一平皿中倾注定量的营养琼脂培养基，均匀混合后培养，计算培养基上的菌落数。将菌落数的平均数乘以稀释倍数，得到每克或每毫升被检药物中的细菌总数。如果超过规定的限量则认为不合格。如口服给药制剂细菌数 1g 不得超过 1000CFU，1ml 不得超过 100CFU；耳、鼻及呼吸道吸入给药制剂 1g、1ml 或 10cm^2 不得超过 100CFU；阴道、尿道给药制剂 1g、1ml 或 10cm^2 不得超过 100CFU；直肠给药制剂 1g 不得超过 1000CFU，1ml 不得超过 100CFU。为防止菌落连成片状而影响计数，可在培养基中加入 0.001% 的 2, 3, 5 氯化三苯四氮唑（TTC），在此培养基上形成的菌落呈粉红色，便于计数。

三、霉菌（酵母菌）总数的测定

霉菌（酵母菌）总数测定是检验药物在单位重量或体积（g 或 ml）中，所含活的霉菌（酵母菌）的数量，以判断被检药物被霉菌（酵母菌）污染的程度。测定方法与细菌总数的测定方法基本相同，但培养基是采用适合霉菌（酵母菌）生长的玫瑰红钠琼脂培养基（酵母浸出粉胨葡萄糖琼脂培养基）。经 20～28℃培养 72h，选取菌落在 5～50 个之间的平板计数，将菌落数的平均值乘以稀释倍数，即可得每克或每毫升被检药物中的霉菌（酵母菌）总数。霉菌（酵母菌）总数如果超过有关规定的限量，则可认为该批被检药物不合格。口服给药制剂霉菌（酵母菌）数 1g 或 1ml 不得超过 100CFU；耳、鼻及呼吸道吸入给药制剂 1g、1ml 或 10cm^2 不得超过 10CFU；阴道、尿道给药制剂 1g、1ml 或 10cm^2 应小于 10CFU；直肠给药制剂 1g 或 1ml 不得超过 100CFU。有些霉菌如毛霉、根霉等在平皿内可蔓延生长掩盖其他菌落，使计数困难，所以在霉菌培养过程中须连续观察，在菌落长出后立即进行计数。为了避免细菌的干扰，可在培养基中加入适当的抗生素，如青霉素、新霉素、链霉素等以控制细菌的生长。

四、控制菌的检验

按照制剂类型的不同，要求不得在药品中检出某些特定病原菌。根据《药品卫生检验方法》中的规定，口服药物中不得含有沙门菌、大肠埃希菌；外用药物中不得含有金黄色葡萄球菌、破伤风杆菌和铜绿假单胞菌；口服药及外用药物均不得检出活螨。不同的剂型按不同的要求，选择其中的一或两种病原细菌进行检验。

（一）大肠埃希菌的检查

大肠埃希菌是人和动物肠道中寄生的正常菌群，凡在被检药物中检出大肠埃希菌，说明该药物已被粪便污染。患者服用后，有被粪便中可能存在的其他肠道病原菌和寄生虫卵感染的危险。因此，大肠埃希菌被列为重要的卫生指标菌，按规定口服药物不得检出大肠埃希菌。大肠埃希菌的检验程序为：

1. 增菌培养　增菌培养的目的是使被检药物中的被检菌增殖，提高检出率减少漏检。大肠埃希菌为革兰氏阴性菌，增菌培养常选用胆盐乳糖培养基，其中的胆盐有抑制革兰氏阳性菌生长的作用。取供试液 10ml（相当于供试品 1ml、1g、10cm^2），37℃培养 18～24h，若增菌液呈现混浊表明有菌生长，若未见明显混浊，可延长增菌培养时间到 48h。

2. 分离培养　增菌培养后，被检菌大量繁殖，但也有其他一些杂菌同时增殖，因此在增菌培养后需要进行分离培养。分离培养主要应用平板划线分离法。通常用麦康凯琼脂平板（MacC）和曙红亚甲蓝琼脂平板（EMB）来分离大肠埃希菌和肠道病原菌。麦康凯培养基中含有乳糖、胆盐和中性红等，大肠埃希菌的菌落形态，见表 7-6。曙红亚甲蓝培养基中含有乳糖、曙红、亚甲蓝等成分，大肠埃希菌分解乳糖产酸，其菌落形态，见表 7-6。曙红、亚甲蓝两种染料还具有抑制革兰氏阳性菌生长的作用。肠杆菌科中的病原菌通常在这两种鉴别培养基上不分解乳糖，形成粉红色或无色菌落，故可将大肠埃希菌和其他肠道病原菌鉴别开。若分离平板上无菌落或无疑似菌落生长，可得出未检出报告。若平板上生长的菌落与表 7-6 所列的菌落形态特征相符或疑似，应进行分离、纯化、染色镜检和适当的鉴定试验，确认是否为大肠埃希菌。

表 7-6 大肠埃希菌菌落形态特征

培养基	菌落形态
麦康凯琼脂	鲜桃红色或微红色，菌落中心呈深桃红色，圆形，扁平，边缘整齐，表面光滑，湿润
曙红亚甲蓝琼脂	紫黑色、浅紫色、蓝紫色或粉红色，菌落中心呈深紫色或无明显暗色中心，圆形，稍凸起，边缘整齐，表面光滑，湿润，常有金属光泽

3. 纯培养 将上述培养基上疑似大肠埃希菌的菌落，接种于营养琼脂斜面上，经培养后即得纯种细菌。将纯培养物进行革兰氏染色、镜检，观察染色性及形态。若为革兰氏阴性短杆菌，应再进一步做生化反应试验。

4. 生化反应试验 大肠埃希菌的检验，主要是与产气杆菌进行鉴别，产气杆菌广泛存在于自然界，无卫生学意义。大肠埃希菌与产气杆菌两者在形态、染色性、菌落、对糖的分解能力等方面十分相似，因此，必须通过生化反应来鉴别。挑取可疑菌落做 IMViC 试验，包括吲哚试验（I）、甲基红试验（M）、V-P 试验（Vi）和枸橼酸盐利用试验（C）四个试验项目。大肠埃希菌这四项试验的结果应为++−−，而产气杆菌则为−−++。

5. 结果报告 完全符合以下结果：①革兰氏阴性无芽孢杆菌；②乳糖发酵产酸产气，或产酸不产气；③IMViC 试验反应为++−−。应判定为检出大肠埃希菌。

（二）沙门菌的检查

沙门菌广泛分布于自然界，是人畜共患病的肠道病原菌。此菌可通过人类、畜、禽的粪便直接或间接污染药品、生产环境及生产的各个环节，特别是以动物、脏器为原料的药品污染概率较高。受到污染的药品，不仅直接影响服用者的安全，并可造成沙门菌的传播和流行。所以规定以动物来源的药物、生物脏器制品除不得检出大肠埃希菌外，同时不得检出沙门菌。沙门菌的检验程序如下。

1. 增菌培养 取供试品 10g 或 10ml，直接或处理后接种至适量（不少于 200ml）营养肉汤培养基中，混匀后培养 18～24h。取培养物 1ml，接种于 10ml 四硫磺酸钠亮绿培养基中培养 18～24h。

2. 分离培养和初步鉴别 用接种环取上述培养液，分别划线接种于胆盐硫乳琼脂（或沙门、志贺菌属琼脂）培养基和麦康凯琼脂（或曙红亚甲蓝琼脂）培养基的平板上，培养 18～24h（必要时延长至 40～48h）。如平板上无菌落生长或生长的菌落不同于表 7-7 所列的特征，则判供试品未检出沙门菌。

表 7-7 沙门菌在肠道选择鉴别培养基上的菌落特征

培养基	菌落形态
胆盐硫乳琼脂（DHL）	无色至浅橙色，半透明，菌落中心带黑色或全部黑色或无黑色
沙门、志贺菌属琼脂	无色至淡红色，半透明或不透明，菌落中心有时带黑褐色
麦康凯琼脂（MacC）	无色至浅橙色，透明或半透明，菌落中心有时为暗色
曙红亚甲蓝琼脂（EMB）	无色至浅橙色，透明或半透明，光滑湿润的圆形菌落

如供试品平板生长的菌落特征有与表 7-7 所列菌落形态特征相符或疑似者，用接种针挑选 2～3 个菌落分别接种于三糖铁（TSI）琼脂培养基高层斜面上进行斜面和高层穿刺接种，培养 18～24h，如斜面未见红色、底层未见黄色；或斜面黄色、底层无黑色，判供试品未检出沙门菌。否则，应取三糖铁斜面培养物进行适宜的鉴定试验，确认是否为沙门菌。

3. 染色镜检 应为革兰氏阴性无芽孢短杆菌。

4. 生化反应试验

（1）吲哚试验：取斜面培养物，接种于蛋白胨水培养基中，培养 48h，加入吲哚试液，液面呈玫瑰红色为阳性，否则为阴性。沙门菌应为阴性。

（2）脲酶试验：取培养物接种于尿素琼脂斜面培养基，产生脲酶的细菌能分解培养基中的尿素产氨，使培养基 pH 上升，酚红指示剂呈红色为阳性；不变色为阴性。沙门菌为阴性。

（3）氰化钾试验：氰化钾能抑制某些细菌的细胞色素氧化酶和辅基系统，从而抑制细菌呼吸而致死。取疑似菌株的培养物分别接种于对照培养基及氰化钾培养基内，培养 24～48h，对照管应有菌生长，试验管有菌生长者为阳性，无菌生长者为阴性。沙门菌氰化钾试验应为阴性。

（4）赖氨酸脱羧酶试验：赖氨酸脱羧酶阳性反应呈紫色或紫红色，阴性呈黄色。因赖氨酸脱羧产生胺类和二氧化碳，使 pH 上升，混合指示剂呈紫色或紫红色。沙门菌此试验为阳性。

（5）动力试验：取疑似菌穿刺接种于半固体营养琼脂培养基中，培养 24h，细菌沿穿刺线扩散生长为阳性，否则为阴性。阴性培养物，应在室温保留 2～3 天后，再判断。沙门菌有鞭毛能运动，此试验为阳性。

5. 血清凝集试验　用沙门菌 A～F“O”多价血清与可疑菌进行玻片凝集反应，并以生理盐水做对照。如出现凝集为阳性；如不出现凝集，则为阴性。阴性反应者应将菌液于 100℃水浴 30min 后再做凝集反应。

6. 结果报告　疑似菌株培养物生化反应试验及血清学试验结果，见表 7-8。

表 7-8　沙门菌检查结果判定

序号	血清凝集试验（A～F“O”血清）			生化反应	结果判定
	凝集反应	100℃ 30min 凝集反应	生理盐水对照		
1	+		−	符合	检出沙门菌
2	−	+	−	符合	检出沙门菌
3	−	−		不符合	未检出沙门菌

（三）铜绿假单胞菌的检查

铜绿假单胞菌为革兰氏阴性无芽孢杆菌，可产生绿色水溶性色素，使菌落及培养基表面呈灰绿色，又名绿脓杆菌。该菌为条件致病菌，在外伤、眼科疾病和大面积烧伤时，常因继发性铜绿假单胞菌感染使患者病情加重，引起伤口化脓、眼角膜溃疡甚至失明、败血症等。并且铜绿假单胞菌对许多抗生素和治疗剂具有天然的耐药性。因此，一般外用药品和眼科制剂规定不得检出铜绿假单胞菌。铜绿假单胞菌的检验程序为：

1. 增菌培养　取供试液 10ml（相当于供试品 1ml、1g、$10cm^2$），直接或处理后接种至适量（不少于 100ml）的胆盐乳糖培养基中，培养 18～24h。

2. 分离培养　取增菌液表层菌膜，划线接种于十六烷基三甲铵琼脂培养基平板上分离培养 18～24h。在此培养基上铜绿假单胞菌菌落为扁平、无定形、表面湿润、灰白色、边缘不整齐，且常呈融合状态，菌落周围常有水溶性蓝绿色素扩散，使培养基显蓝绿色。如平板上无菌落生长或生长的菌落与上述菌落形态不符，判供试品未检出铜绿假单胞菌。如平板生长的菌落与上述菌落形态特征相符或疑似，应挑选 2～3 个菌落分别接种于营养琼脂培养基斜面上，培养 18～24h 后做进一步的检验。

3. 染色镜检　为革兰氏阴性无芽孢杆菌。

4. 生化反应试验

（1）氧化酶试验：将菌苔涂抹在洁净滤纸片上，滴加新配制的 1%二盐酸二甲基对苯二胺试液，在 30s 内若培养物呈粉红色并逐渐变为紫红色，即为氧化酶试验阳性；不变色为阴性。阴性者可作出未检出铜绿假单胞菌的报告。否则，应进行绿脓菌素试验。

（2）绿脓菌素试验：铜绿假单胞菌能产生绿脓菌素，绿脓菌素是重要的鉴定指标。在斜面培养物中加氯仿液，绿脓菌素溶于氯仿而呈蓝绿色，用毛细管将其移至盐酸溶液中，摇匀后静置片刻，观察。若盐酸溶液呈现出粉红色，即为阳性；无粉红色出现为阴性。同时用未接种的斜面培养基同法做阴性对照，阴性对照试验应为阴性。对阴性反应的培养物，应继续做以下试验。

（3）硝酸盐还原产气试验：铜绿假单胞菌能还原硝酸盐成亚硝酸盐，遇萘胺和氨基苯磺酸生成偶氮化合物，显红色；亚硝酸盐继续分解产生氮气使管内出现气泡为阳性。

（4）42℃生长试验：将菌接种于营养琼脂培养基斜面上，立即置于41℃±1℃水浴中培养24～48h，有菌苔生长者为阳性，否则为阴性。铜绿假单胞菌为阳性。

（5）明胶液化试验：将菌穿刺接种于明胶培养基内，培养24h，取出置冰箱内10～30min。如培养基仍呈溶液状，为阳性。铜绿假单胞菌均为阳性。

5. 结果报告 被检样品培养物，经证实为革兰氏阴性杆菌、氧化酶试验阳性，若绿脓菌素试验阳性，即可报告检出铜绿假单胞菌；若绿脓菌素试验阴性，则硝酸盐还原产气试验、42℃生长试验及明胶液化试验均为阳性时，才可报告检出铜绿假单胞菌。

（四）金黄色葡萄球菌的检查

金黄色葡萄球菌分布广泛，常可污染药品和食品。本菌是葡萄球菌中致病力最强的一种，能引起局部及全身化脓性炎症，严重时可导致败血症。某些菌株可产生耐热肠毒素，能引起急性肠胃炎（食物中毒）。外用药品和一般眼科制剂规定不得检出金黄色葡萄球菌。金黄色葡萄球菌的检验程序如下。

1. 增菌培养 取供试液10ml（相当于供试品1g、1ml、10cm^2）直接或处理后接种于适量（不少于100ml）的亚碲酸钠（钾）肉汤（或营养肉汤）培养基中，培养18～24h，必要时可以延长至48h。亚碲酸钠可抑制革兰氏阴性杆菌的生长。

2. 分离培养 取上述培养物，划线接种于卵黄氯化钠琼脂平板或甘露醇氯化钠琼脂平板上，培养24～72h。若平板上无菌落生长或生长的菌落特征不同于表7-9所列的特征，则判供试品未检出金黄色葡萄球菌。高浓度氯化钠能抑制其他细菌生长。

表7-9 金黄色葡萄珠菌在选择培养基上的菌落特征

培养基	菌落形态特征
卵黄氯化钠琼脂	金黄色，圆形凸起，边缘整齐，外周有卵磷脂分解的乳浊圈。菌落直径1～2mm
甘露醇氯化钠琼脂	金黄色，圆形凸起，边缘整齐，外周有黄色环，菌落直径0.7～1mm

如有疑似菌落，应挑选2～3个菌落，分别接种于营养琼脂培养基斜面上，培养18～24h。取营养琼脂培养物进行革兰氏染色，应为革兰氏阳性球菌。同时接种于营养肉汤培养基中，培养18～24h，做血浆凝固酶试验。

3. 血浆凝固酶试验 金黄色葡萄球菌是致病菌，产生的血浆凝固酶可使兔和人血浆凝固。该试验是鉴别金黄色葡萄球菌有无致病性的重要指标。

取灭菌小试管3支，按1∶1加入血浆和无菌水混合液各0.5ml，再分别加入疑似菌株的营养肉汤培养物（或由营养琼脂培养基斜面培养物制备的浓菌悬液）0.5ml、金黄色葡萄球菌营养肉汤培养物（或由营养琼脂培养基斜面培养物制备的浓菌悬液）0.5ml、营养肉汤或0.9%无菌氯化钠溶液0.5ml，即为试验管、阳性对照管和阴性对照管。将3管同时培养，3h后开始观察直至24h。阴性对照管的血浆应流动自如，阳性对照管血浆应凝固，若试验管血浆凝固为血浆凝固酶试验阳性，否则为阴性。如阳性对照管或阴性对照管不符合规定时，应另制备血浆，重新试验。

若上述疑似菌为非革兰氏阳性球菌、血浆凝固酶试验阴性，则判供试品未检出金黄色葡萄球菌。

4. 结果报告 供试品中分离培养物为革兰氏阳性球菌，血浆凝固酶试验阳性，报告检出金黄色葡萄球菌。如不符合上述试验结果，则报告未检出金黄色葡萄球菌。

五、活螨的检验

螨（mites）属于节肢动物门，蛛形纲，蜱螨目。分布广，种类多，喜栖于阴暗潮湿处，有些螨类可寄生于动植物或人体。粮食、食品、药品储藏不妥，也可能被螨类污染。螨可蛀蚀损坏药品，使之变质失效。螨可直接或间接传染疾病危害人体健康。螨进入人体后可引起皮炎或呼吸道、消化道、泌尿系统的疾病，因此，用于创伤、口服、黏膜和腔道的药物均不得检出活螨。螨体形很小，一般直径为 0.1～0.7mm。肉眼观察似面粉粒大小。显微镜下观察，可见螨体形呈圆形或椭圆形。头、胸、腹合并成的躯体为囊状，虫体前端头部有取食的口器，有足 4 对（幼螨 3 对），体表有刚毛。

常用的活螨检查有以下 3 种方法。

1. 直接观察法　用肉眼直接观察被检药物上有无白点移动，再用放大镜或解剖镜观察。观察时可将其置于 1∶4 的甘油水溶液中，使螨不易跑掉便于观察和鉴别。

2. 漂浮法　将被检药物放入浮聚瓶内，加饱和食盐水至浮聚瓶的 2/3 处，搅匀后取液面物镜检，或继续加饱和食盐水至浮聚瓶口，用玻片黏着水面的漂浮物，反转后进行镜检。应同时观察活螨及螨卵。

3. 分离法　利用螨避光、怕热的习性。将药物放在特制的分离器或附有适宜筛网的玻璃漏斗内，离药物 6cm 上方安置一只 60～100W 的灯泡，照射 1～2h。在漏斗下口处放置一装有甘油水溶液的容器，收集爬出的螨。然后在显微镜下观察，根据其形态特征、足肢游动情况判断是否为活螨。

考点：微生物限度检查的原则；细菌、霉菌（酵母菌）的检查方法；大肠埃希菌的检查方法

链 接　生物安全柜

生物安全柜可分为Ⅰ级、Ⅱ级和Ⅲ级三大类，用以满足不同的生物研究和防疫要求。

Ⅰ级生物安全柜可保护工作人员和环境而不保护样品。Ⅰ级生物安全柜本身无风机，依赖外接通风管中的风机带动气流，由于不能对试验品或产品提供保护，目前已较少使用。

Ⅱ级生物安全柜是目前应用最广泛的柜型。与Ⅰ级生物安全柜不同的是，未经过滤的进气流会在到达工作区域前被进风格栅俘获，因此试验品不会受到外界空气的污染。Ⅱ级生物安全柜的一个独特之处在于经过 HEPA 过滤器过滤的垂直层流气流从安全柜顶部吹下，被称作“下沉气流”。

Ⅲ级生物安全柜是为 4 级实验室生物安全等级而设计的，是目前世界上最高安全防护等级的安全柜。柜体完全气密，100%全排放式，所有气体不参与循环，工作人员通过连接在柜体的手套进行操作，俗称手套箱（glove box），试验品通过双门的传递箱进出安全柜以确保不受污染，适用于高风险的生物试验。

自测题

选择题（A 型题）

1. 药物体外抑菌试验液体培养基稀释法，下列哪项是错误的（　　）
   A. 在试管中用液体培养基进行 2 倍系列稀释药物
   B. 药物浓度（μg/ml）递减
   C. 每一管中加定量的试验菌液（5×10^5CFU/ml）
   D. 24～48h 培养后观察结果，以能抑制试验菌生长的最低浓度为该药的 MIC
   E. MIC 数值越大药物的抑菌作用越强
2. 联合抗菌试验结果下列哪项是错误的（　　）
   A. FIC＜0.5 为联合作用　B. FIC＜0.5 为协同作用
   C. FIC 0.5～1 为相加作用　D. FIC 1～2 为无关作用
   E. FIC ＞2 为拮抗作用
3. 大肠菌群的检查的确证试验为（　　）
   A. 吲哚试验　B. H_2S 试验
   C. 乳糖发酵试验　D. 葡萄糖发酵试验
   E. 甲基红试验
4. 下述大肠埃希菌的特征错误的是（　　）
   A. 革兰氏阴性无芽孢杆菌
   B. 在曙红亚甲蓝琼脂或麦康凯琼脂平板呈无色菌落
   C. 乳糖发酵产酸产气
   D. MUG 阳性
   E. IMViC 试验反应为++−−
5. 下述沙门菌的特征错误的是（　　）
   A. 在肠道选择鉴别培养基上菌落为无色或呈培养基浅色，中心带黑色
   B. 三糖铁（TSI）琼脂斜面培养基上，斜面红色，底层黄色且有气泡，硫化氢阳性
   C. 革兰氏阴性无芽孢杆菌
   D. 动力试验阴性
   E. 血清凝集试验（A～F“O”血清 100℃ 30min）阳性

6. 下述铜绿假单胞菌的特征错误的是（　　）
   A. 在溴化十六烷基三甲铵琼脂平板上呈灰白色、周边扩散的菌落。周围时有蓝绿色素
   B. 革兰氏阴性无芽孢杆菌
   C. 氧化酶试验阳性
   D. 绿脓菌素试验阳性
   E. 42℃生长试验和明胶液化试验均为阴性
7. 下列哪项除外均是药物无菌检查方法验证试验菌种（　　）
   A. 金黄色葡萄球菌　　B. 生孢梭菌
   C. 大肠埃希菌　　D. 白色念珠菌
   E. 藤黄八叠球菌
8. 报告供试品中检出金黄色葡萄球菌的依据是（　　）
   A. 革兰氏阳性球菌
   B. 亚碲酸钠肉汤增菌培养，培养基浑浊
   C. 营养肉汤增菌培养，培养基浑浊
   D. 分离接种于甘露醇高盐琼脂平板，有菌落形成
   E. 血浆凝固酶试验阳性

第 8 章

微生物在制药工业中的应用

微生物在制药工业中应用广泛，医药工业生产的药物很多是利用微生物生产的，如抗生素、维生素、氨基酸、甾体激素、酶及酶抑制剂以及微生物菌体制剂等都是利用微生物发酵制成。微生物药物（microbial medicines）是指微生物在其生命活动过程中产生、在低微浓度下能选择性地影响（抑制、杀灭、协调、激活）他种生物功能的一类天然有机化合物及衍生物，包括初级代谢产物、次级代谢产物和结构药物。具体地说，包括抗生素、维生素、核苷酸、酶、甾体激素等微生物初级或次级代谢所产生的药物；谷氨酸等需氧发酵的初级代谢产物以及必须利用微生物转化反应共同来完成的各类新青霉素、新头孢菌素等半合成药物。目前基因工程技术迅速发展，利用“工程菌”作为制药工业的发酵产生菌可生产出更多低成本、高质量的基因工程药物，使得微生物在制药工业中的应用前景更加广阔。

第 1 节　抗　生　素

一、抗生素的概念

抗生素（antibiotics）是指包括青霉素、链霉素等在内的一类化学物质的总称，自 1929 年至今，科学家们从微生物次级代谢产物中发现了一大批可应用于临床的抗生素。抗生素起初的含义是指那些由微生物（包括细菌、真菌、放线菌属等）产生的、能抑制其他微生物生长的化学物质。最初发现的一些抗生素主要是对细菌有杀灭作用，所以一度称为抗菌素。随着抗生素研究工作的深入开展，抗生素的应用范围已远远超出了抗菌范围。目前已发现不少抗生素除具有抗微生物作用外，还有其他多种生理活性，如抗肿瘤、免疫调节、降低胆固醇的作用。所以，就不能把抗生素仅仅看作抗菌药物。因此现代抗生素的定义应当为：抗生素是生物（包括微生物、植物和动物）在其生命活动过程中所产生的（或由其他方法获得的），能在低微浓度下有选择地抑制或影响他种生物功能的有机物质。完全来源于微生物次级代谢产物的抗生素称天然抗生素，经化学修饰后的产物只能称为半合成抗生素，以天然抗生素的结构为模型而完全采用化学合成方法制造的产物则称为全合成抗生素。

二、抗生素的分类

抗生素种类繁多，性质复杂，用途又是多方面的，目前尚无较完善的系统分类方法。习惯常用以下一些分类方法。

（一）根据抗生素的生物来源分类

1. 细菌产生的抗生素　如多黏菌素和短杆菌肽等。

2. 放线菌产生的抗生素　如链霉素、卡那霉素、四环素等。

3. 真菌产生的抗生素　如青霉素和头孢菌素等。

4. 植物和动物产生的抗生素　如地衣和藻类植物产生的地衣酸、从被子植物蒜中制得的蒜素以及从动物脏器中制得的鱼素等。

此外，某些结构简单的抗生素可完全人工合成，如氯霉素、环丝氨酸等。

（二）根据抗生素的化学结构分类

1. **β-内酰胺类抗生素** 如青霉素、头孢菌素等。
2. **氨基糖苷类抗生素** 如链霉素、庆大霉素、卡那霉素等。
3. **大环内酯类抗生素** 如红霉素、麦迪霉素等。
4. **四环素类抗生素** 如金霉素、土霉素等。
5. **多肽类抗生素** 如多黏菌素、杆菌肽等。

（三）根据抗生素的作用机制分类

1. **抑制细胞壁合成的抗生素** 如青霉素、环丝氨酸等。
2. **影响细胞膜功能的抗生素** 如多黏菌素、多烯类抗生素等。
3. **抑制核酸合成的抗生素** 如博来霉素、丝裂霉素 C 及柔红霉素等。
4. **抑制蛋白质合成的抗生素** 如链霉素、四环素、氯霉素等。
5. **抑制生物能作用的抗生素** 如抑制电子转移的抗霉素、抑制氧化磷酸化作用的短杆菌肽等。

（四）根据抗生素的作用分类

1. **广谱抗生素** 如氨苄西林，它既能抑制革兰氏阳性菌，又能抑制革兰氏阴性菌。
2. **抗革兰氏阳性菌的抗生素** 如青霉素等。
3. **抗革兰氏阴性菌的抗生素** 如链霉素等。
4. **抗真菌抗生素** 如制霉菌素等。
5. **抗病毒抗生素** 如四环类抗生素对立克次体及较大病毒有一定作用。
6. **抗肿瘤抗生素** 如多柔比星和丝裂霉素等。

考点：抗生素的分类

三、医用抗生素的特点

（一）差异毒力较大

差异毒力也称选择性毒力，即对微生物或癌细胞有强大的抑制或杀灭作用，而对人体和动物体只有轻微损害或完全没有损害。差异毒力由抗生素的作用机制决定，如青霉素类抗生素能抑制革兰氏阳性菌细胞壁的合成，而人与哺乳动物的细胞无细胞壁，故不会受青霉素作用的影响，因此，青霉素可用于临床。抗生素的差异毒力越强，越有利于临床应用。

（二）抗菌活性强

抗菌活性是指药物抑制或杀灭微生物的能力。极微量的抗生素就会有显著的抗菌活性，这是抗生素与其他化学杀菌剂的重要区别。抗菌活性的强弱常以最低抑菌浓度（MIC）来衡量。

（三）有不同的抗菌谱

由于各种抗生素对微生物的作用方式不同，因而每种抗生素都具有特有的抗菌谱。所谓抗菌谱即指某种抗生素所能抑制或杀灭微生物的范围和所需剂量。抗菌范围广者称广谱抗生素，即对多种病原菌（细菌、霉菌）有抑制和杀灭作用；抗菌范围狭的称窄谱抗生素，如青霉素主要抑制革兰氏阳性菌，多黏菌素只能抑制革兰氏阴性菌。而抗肿瘤抗生素的抗瘤范围则称为抗瘤谱，这也是根据其抗菌活性筛选的，然后再检验它们杀肿瘤细胞的能力。

（四）不良反应少和副作用小

此外，良好的抗生素不易使病菌产生耐药性。

考点：医用抗生素的特点

四、抗生素的制备

抗生素的制备分为发酵和提取两个阶段。发酵是指抗生素产生菌在一定培养条件下生长繁殖，合成抗生素的过程。制备是用理化方法，对发酵液中的抗生素进行提取和精制的过程。抗生素生产的一般流程如下：菌种制备→孢子制备→种子制备→发酵→发酵液预处理→提取与精制→成品检验→成品分装。

（一）菌种制备

发酵的菌种都是从自然界分离、纯化及选育后获得的，这些菌种通常保存在砂土管或冷冻干燥管中。由于菌种在整个发酵过程中起着十分重要的作用，为了提高菌种的生产能力和产品质量，必须经常进行菌种选育工作，用人工方法加以纯化和育种，才能保持菌种的优良性状不变。菌种制备的整个过程要保持严格的无菌状态。

（二）孢子制备

孢子制备就是将保藏在砂土罐或冷冻干燥管中处于休眠状态的菌种进行培养，制备大量孢子供下一步制备种子使用。需氧发酵制备孢子一般是在摇瓶内进行，通过振荡，外界空气与培养液进行自然交换，微生物获得所需的氧气。所用的培养基因发酵产生菌的菌种不同而异，但要含有生长因素和微量元素，且碳源或氮源不宜过多，从而保证生产大量的孢子。

（三）种子制备

种子制备是使有限数量的孢子发芽繁殖，获得足够的菌丝体以供发酵之用。种子制备于种子罐内进行。通过种子制备，可以缩短发酵罐内菌丝繁殖生长的时间，增加抗生素合成的时间。一般在种子罐内进行 1～3 次，待获得质量合格的种子再移种到发酵罐中，分别称为二级发酵、三级发酵和四级发酵。

（四）发酵

发酵是微生物合成大量产物的过程，是抗生素合成的关键阶段，目的是在人工培养条件下使菌丝体产生大量的抗生素。发酵于发酵罐内进行（图 8-1）。影响发酵的因素有培养基的成分、酸碱度、温度、含氧量等。

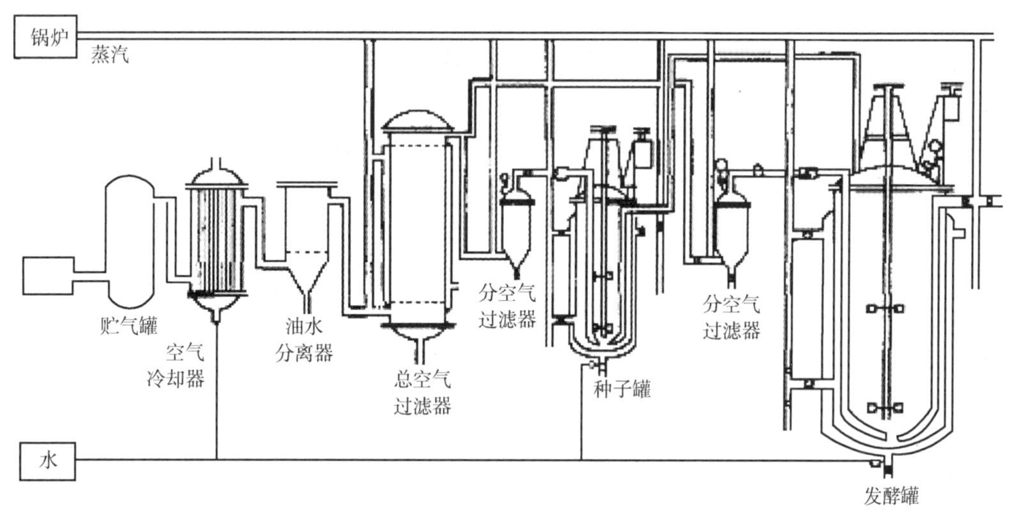

图 8-1　抗生素二级发酵设备管路图

（五）发酵液预处理

多数发酵产品如抗生素存在于发酵液内，有的存在于菌丝内。发酵液预处理包括除去发酵液内的杂质离子（Ca^{2+}、Mg^{2+}、Fe^{3+}等）以及蛋白质，并利用板框压滤机，使菌丝与滤液分开，便于进一步提取。

（六）提取与精制

提取的方法是根据产品的理化性质决定的。目前常用的提取方法有吸附法、溶媒萃取法、离子交换法和沉淀法。精制的方法与一般有机化合物的精制方法相似，上述提取方法均可应用于精制。也可用多级吸附洗脱法、薄层层析法等方法精制。抗生素的稳定性一般较差，故在提取、精制过程中应避免用常压蒸馏、升华、过酸、过碱等手段，而是利用减压蒸馏等比较温和的方法。

（七）成品检验

经过发酵与提取得到的成品，应根据药典进行检测，检测的项目根据产品的性质而定。如抗生素一般要进行效价测定、毒性试验、无菌试验、热原质试验、水分测定等。

（八）成品分装

生产的成品一般是大包装的原料药，以供制剂厂进行小包装或制剂加工，也有一些工厂在无菌条件下用自动分装机械进行小瓶分装。

考点：抗生素的制备过程

五、抗生素的微生物学检测

在《中华人民共和国药典》（2015 版）中，收载了许多有关抗生素产品质量的检测项目。与微生物检测有关的有无菌检查法（见第 7 章）和效价测定法。

（一）抗生素的效价和单位

效价（titer）是指抗生素有效成分的含量，即在同一条件下比较抗生素的检品和标准品的抗菌活性，从而得出检品的效价，常用百分数表示：

$$效价=\frac{检品的抗菌活性}{标准品的抗菌活性}\times 100\%$$

单位是衡量抗生素有效成分的具体尺度，是效价的表示方法。各种抗生素单位的表示可以各不相同：

1. 重量单位 以抗生素的生物活性部分的重量作为单位。1μg=1U，1mg=1000U。这种表示方法，对同一种抗生素的不同盐类而言，只要它们的重量单位相同，即使盐类重量不同，它们的抗生素有效含量也是相同的，如链霉素硫酸盐、土霉素盐酸盐、卡那霉素和红霉素的游离碱以及新生霉素的游离酸均以重量单位表示。

2. 类似重量单位 是以特定的抗生素类纯净品的重量 1μg 作为 1U。如纯金霉素盐酸盐及四环素盐酸盐（包括无活性的盐酸根在内）1μg 为 1U。

3. 重量折算单位 以原始的活性单位相当的实际重量为 1 单位加以折算。如青霉素的单位，最初是以在 50ml 肉汤培养基内能完全抑制金黄色葡萄球菌生长的最小青霉素量为 1U，青霉素纯化后，这个量相当于青霉素 G 钠盐纯晶 0.5988μg，因而定 0.5988μg 为 1U，则 1mg=1670U。

4. 特定单位 以特定的抗生素样品的某一重量作为 1U，如特定的一批杆菌肽 1mg=55U，制霉菌素 1mg=3000U 等。标准品是指与商品同质的、纯度较高的抗生素，每毫克含有一定量的特定单位，可用作效价测定的标准。每种抗生素都有它自己的标准品。国际单位（international unit，IU）是指经国际协议，每毫克含一定单位的标准品称为国际标准品，其单位即为国际单位（IU）。抗生素的国际标准品是在联合国世界卫生组织（WHO）的生物检定专家委员会的主持下，委托指定的机构（主要是英国国家生物标准与检定所，National Institute for Biological Standards and Control）组织标定、保管和分发。由于国际标准品供应有限，各国通常由国家监制一批同样的标准品，与国际标准品比较，标定其效价单位后，分发各地使用，称为国家标准品。我国的国家标准品由国家药品生物制品检定所标定和分发。

5. 标示量 指抗生素制剂标签上所标示的抗生素含量。标示量原则上以重量表示（指重量单位），但少数成分不清的抗生素（如制霉菌素），或照顾用药习惯（如青霉素），仍沿用单位表示。

（二）抗生素效价的生物学测定

抗生素效价的测定方法有物理方法、化学方法和微生物学方法。由于微生物学方法可以反映该抗生素的抗菌活性，与临床使用有着平行关系，且样品用量少，灵敏度高，现大多采用此种方法测定。

微生物学测定方法有稀释法、比浊法和琼脂扩散法。其中扩散法中的管碟法最为常用。管碟法的原理是利用抗生素在培养基内扩散渗透作用，比较标准品和待检品两者对试验菌产生的抑菌圈大小，以决定待检抗生素溶液的效价。常用二剂量法计算效价。

二剂量法是利用抗生素浓度的对数值与抑菌圈直径成直线关系的原理，将抗生素的标准品和待检品各稀释为一定比例的两种剂量，即高剂量和低剂量（2∶1 或 4∶1），在同一平板中进行比较，根据它们所产生的抑菌圈直径大小，按照公式可计算出待检品的效价。

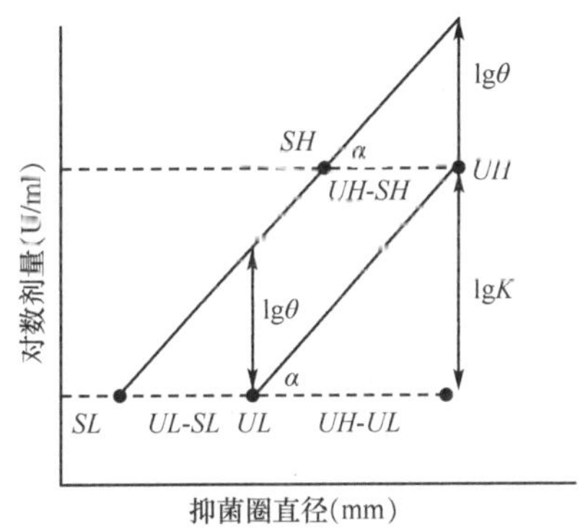

图 8-2　二剂量法效价计算示意图

效价计算公式推导（图 8-2）如下：

设 $\lg\theta=\lg$ 效价；α=直线角度；K：高剂量与低剂量之比

UH=供试品高剂量之抑菌圈直径

UL=供试品低剂量之抑菌圈直径

SH=标准品高剂量之抑菌圈直径

SL=标准品低剂量之抑菌圈直径

$V=(UH+UL)-(SH+SL)$

$W=(SH+UH)-(SL+UL)$

由图知　$\lg\theta=\tan\alpha\cdot(UH-SH)\cdot$　①

$\lg\theta=\tan\alpha\cdot(UL-SL)\cdot$　②

①+②　$2\lg\theta=\tan\alpha\cdot[(UH-SH)+(UL-SL)]$

$=\tan\alpha\cdot[(UH+UL)-(SH+SL)]$

$=\tan\alpha\cdot V$

$\lg\theta=1/2\tan\alpha\cdot V$　③

而　$\lg K=\tan\alpha\cdot(UH-UL)$　④

$\lg K=\tan\alpha\cdot(SH-SL)$　⑤

④+⑤　$2\lg K=\tan\alpha\cdot[(UH-UL)+(SH-SL)]$

$=\tan\alpha\cdot[(UH+SH)-(SH+SL)]$

$=\tan\alpha\cdot W$

所以 $\tan\alpha=2W\cdot\lg K$，代入③得：$\lg\theta=(V/W)\cdot\lg K$

即效价计算公式为：$\theta=\text{antilg}(IV/W)$

I：高低剂量之比的对数，即 lg2 或 lg4。目前二剂量法中常为 lg2。

注意：公式中的 θ 为相对效价，即待检品效价（Pr）与标准品效价（Ar）之比，所以待检品的效价代入下列公式即可求出。

$$Pr=\theta\times Ar$$

此外，有时为了节省效价测定的计算时间，并便于核对，二剂量法也可利用放线图，查出抗生素的效价。放线图系根据效价计算公式 $\theta=\text{antilg}(IV/W)$ 推导而制得的，只要求得 W、V 值后，查放线图即可得 θ 值。放线图，见图 8-3。

考点：抗生素的生物学测定方法

第 2 节　维　生　素

维生素是一类重要的药物，与抗生素、激素一起合称三素。在医疗方面有着众多的用途。维生素类药物可经化学合成、动植物提取或微生物发酵等方法制成。目前工业上应用发酵法生产的有维生素 C、维生素 B_2 和维生素 B_{12}。

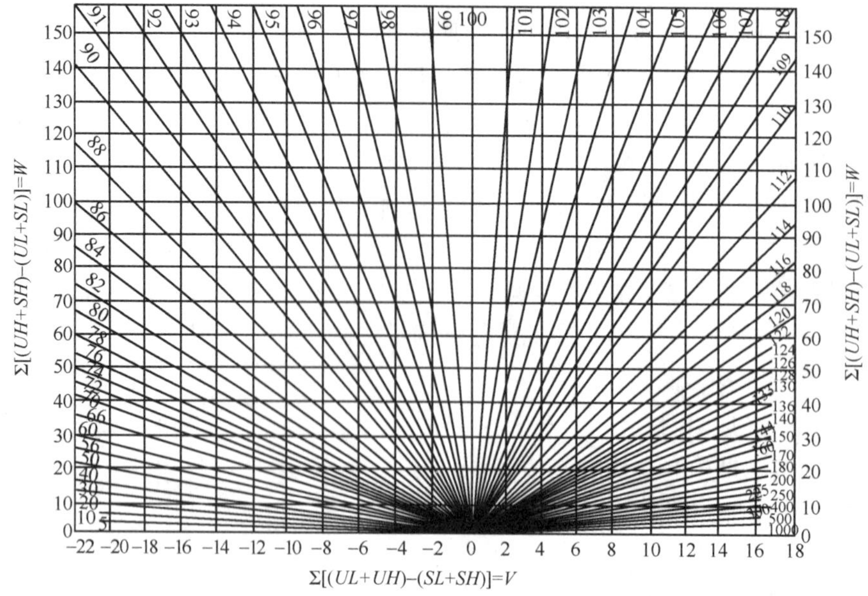

图 8-3　二剂量法效价计算放线图（高剂量：低剂量=2：1）

一、维 生 素 C

维生素 C（vitamin C）又名抗坏血酸，广泛存在于植物和动物体内。

经典的生产方式由 Reichstein 和 Grussner 提出。该工艺采用化学合成与生物转化并用的半合成法。化学合成中由 *D*-山梨醇转化为 *L*-山梨糖的反应采用弱氧化醋杆菌发酵完成，其他步骤仍是采用化学合成方法。莱氏法生产的维生素 C 质量好，原料葡萄糖便宜易得，缺点是生产工序繁多，所用溶剂（丙酮、苯等）易对人体造成伤害，且污染环境。

二步发酵法新工艺采用微生物法使 *L*-山梨醇转化生成 2-酮基-*L*-古龙酸（2-KLG），然后再酸化生成维生素 C（图 8-4）。该方法与合成法比较具有工艺简单、设备投资小、成本低、节约大量有毒化工原料和减少“三废”等优点。

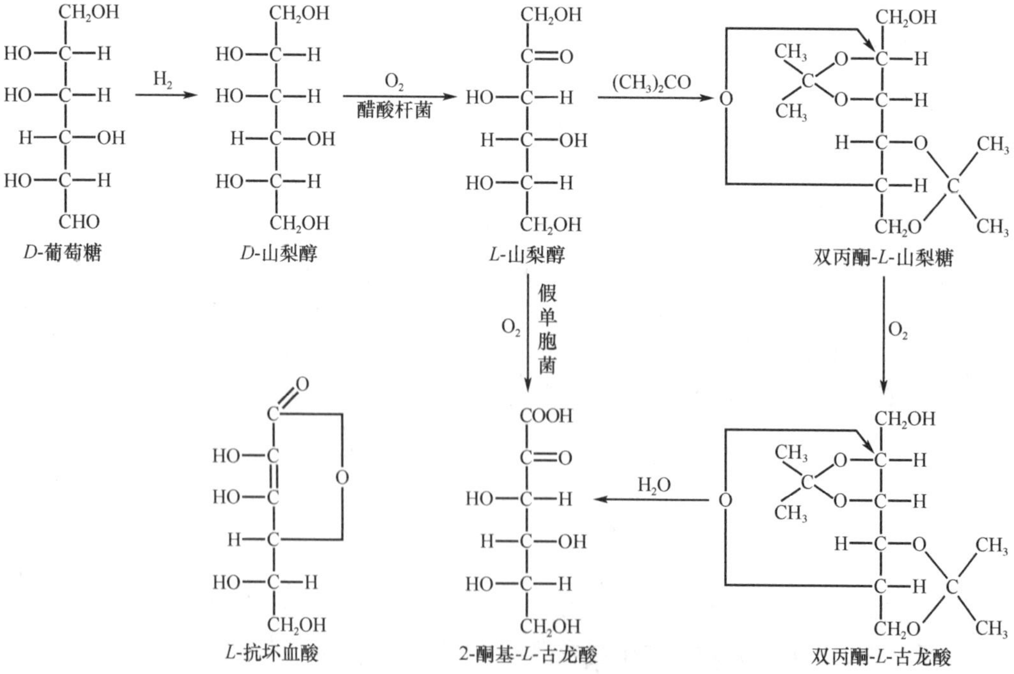

图 8-4　维生素 C 生物合成过程

近年来，由于基因工程的迅速发展，科学家们已成功地运用基因工程的手段构建了一种重组菌株，这一菌株可直接将葡萄糖发酵生成 2-酮基-*L*-古龙酸，使维生素 C 的生产工艺路线大大改进和简化（图 8-5）。

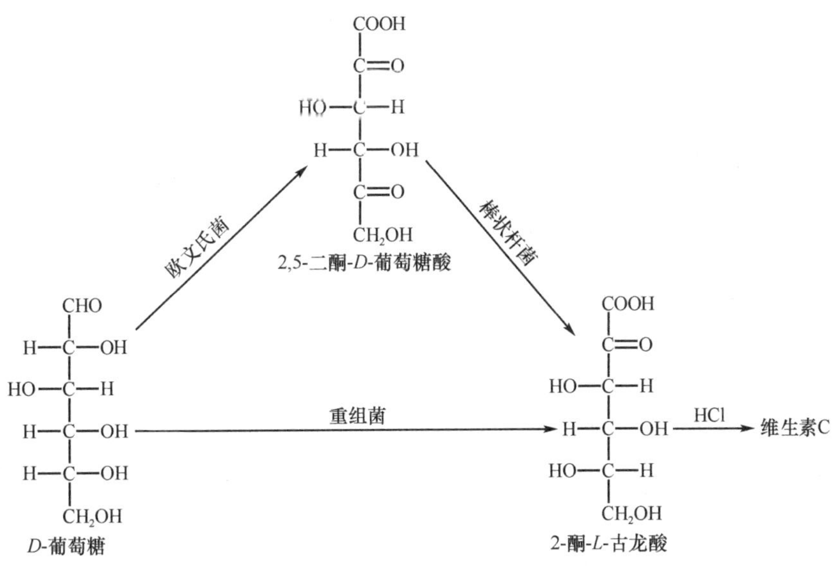

图 8-5　2-酮基-*L*-古龙酸生物合成途径

二、维 生 素 B_2

维生素 B_2（vitamin B_2）又称核黄素（riboflavin），能生物合成维生素 B_2 的微生物有某些细菌、酵母菌和真菌。工业生产中目前最常用的为真菌子囊菌门中的棉病囊霉（*Ashbia gossypii*）和阿舒假囊酵母（*Eremothecium ashbyii*），采用二级发酵，发酵周期为 150～160h，维生素产量可达 4000～8000μg/ml。值得注意的是维生素 B_2 主要存在于菌丝中，少部分存在于发酵液中，因此在提取时需将菌丝中的维生素 B_2 用 121℃蒸汽抽提 1h，然后将提取液和发酵液合并在一起浓缩，再离心分离即可。

三、维 生 素 B_{12}

维生素 B_{12} 又称钴胺酸，可从肝脏中提取，也可用化学合成法合成，但这两种方法的生产成本太高，不适于工业生产，因而目前主要用微生物来生产。能产生维生素 B_{12} 的微生物有细菌和放线菌，霉菌和酵母菌不具备生物合成维生素 B_{12} 的能力。最初生产维生素 B_{12} 主要是从链霉素、庆大霉素的发酵液中进行回收，但产量很低，现在已用短棒菌苗等来直接进行发酵生产。现在发现诺卡菌属和分枝杆菌属的某些菌种，在以烷烃作碳源的培养基中能合成较多数量的维生素 B_{12}，还发现以甲烷或甲醇作碳源的细菌合成维生素 B_{12} 的能力也很强。

考点：工业上制备的维生素：维生素 C、维生素 B_2、维生素 B_{12} 等

前沿聚焦

维生素 B_{12} 属名副其实的“微型产品”，长期以来，产量居后，但论身价绝对是维生素家族中的“大哥大”，被誉为“万年青”产品，市场需求日趋旺盛。除医用外，营养食品、保健品生产中亦不可或缺，据研究，它还是禽畜生长发育必需的生物催化剂，可用作饲料添加剂取代危险的“肉骨粉”。

第 3 节　氨　基　酸

氨基酸（amino acid）是含有氨基和羧基的一类有机化合物的通称，是生物功能大分子蛋白质的基本单位，是人体合成蛋白质、酶和免疫物质等的基础原料，参与人体的代谢和各种生理活动，故氨基酸对调节机体功能具有重要的作用，在食品、医药、饲料、化妆品等工业中用途广泛。天然氨基酸现已发现 300 多种，其中人体所需的氨基酸有 22 种，分非必需氨基酸和必需氨基酸（人体无法合成）。

氨基酸的制造从1820年水解蛋白质开始，1850年用化学法合成了氨基酸，直至1957年日本用发酵法生产谷氨酸获得成功，推动了其他氨基酸的研究开发。至今氨基酸生产方法有抽提法、化学合成法以及生物法（包括直接发酵和酶转化法），绝大多数氨基酸是以发酵法或酶法生产的（表8-1）。

表8-1 主要氨基酸的生产方法

名称	生产方法	名称	生产方法
L-缬氨酸	发酵法、合成法	甘氨酸	合成法
L-亮氨酸	抽提法、发酵法	D, L-丙氨酸	合成法
L-异亮氨酸	发酵法	L-丙氨酸	发酵法、酶法
L-苏氨酸	发酵法	L-丝氨酸	发酵法
D, L-蛋氨酸	合成法	L-谷氨酸	发酵法
L-蛋氨酸	合成法、酶法	L-谷氨酰胺	发酵法
L-苯丙氨酸	合成法、酶法	L-脯氨酸	发酵法
L-赖氨酸	发酵法、酶法	L-羟脯氨酸	抽提法
L-精氨酸	发酵法、酶法	L-鸟氨酸	发酵法
L-天冬氨酸	发酵法	L-瓜氨酸	发酵法
L-半胱氨酸	抽提法	L-酪氨酸	抽提法

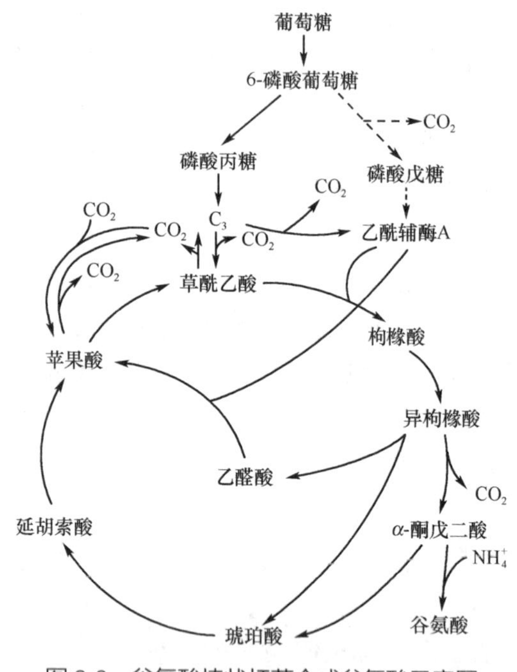

图8-6 谷氨酸棒状杆菌合成谷氨酸示意图

以产量生产最大的谷氨酸为例，产生菌主要是棒状杆菌属、短杆菌属和黄杆菌属，谷氨酸的生物合成途径大致为首先利用葡萄糖经糖酵解（EMP）和戊糖磷酸途径（HMP）两种方法生成丙酮酸，再将其氧化成乙酰辅酶A，然后进入三羧酸循环，生成α-酮戊二酸，再经谷氨酸脱氢酶的作用,在NH_4^+的条件下生成L-谷氨酸（图8-6）。

谷氨酸的发酵过程中，生物素是唯一重要的生长因子，一般需控制在亚适量条件下才能得到高产量的谷氨酸。生物素过量有利于菌体生长，转入乳酸发酵，而不利于谷氨酸的积累，此为谷氨酸的完全氧化型。当生物素在亚适量时（3～5μg/L），则异枸橼酸、琥珀酸的氧化以及草酰乙酸和苹果酸变为丙酮酸的脱羧作用均呈停滞状态，同时由于过剩NH_4^+的存在，枸橼酸变为谷氨酸的反应大量进行，而积累大量谷氨酸，此为谷氨酸的生成型。生物素过少，细菌不生长，谷氨酸的产量降低。生物素的用量因菌株、碳氮源浓度的不同而有所变化。另外，细胞膜组成中饱和脂肪酸和不饱和脂肪酸的比例与细胞膜的渗透性有关，生物素的量减少可影响细胞脂肪酸的正常合成与分布，而使膜中脂肪酸的比例改变，从而增加谷氨酸的透过，减少了细胞内谷氨酸的积累，从而消除反馈抑制使谷氨酸的生物合成继续进行。除生物素外，在谷氨酸发酵时尚需注意供氧、NH_4^+、磷酸盐浓度及pH等因素，前三个因素主要可对代谢途径进行控制。供氧充足时生成谷氨酸，供氧不足时则转入乳酸发酵。NH_4^+适量时生成谷氨酸，过量时生成谷氨酰胺，缺乏时则生成α-酮戊二酸。pH中性或微碱性时生成谷氨酸，酸性时生成乙酰谷氨酰胺。当磷酸盐浓度高时进入缬氨酸发酵。在谷氨酸发酵的后期，当营养物质耗尽而酸度不再增加时即可放罐，发酵终止后可采用等电点法或离子交换树脂法进行提取。我国谷氨酸生产虽然在产量等各方面都有了较大的提高，但和国外相比还有一定的差距，其生产成本高，市场竞争力低。

考点：谷氨酸的发酵过程

第 4 节　核酸类物质

核酸类物质发酵是 1956 年继谷氨酸发酵研究成功后又一新兴的微生物工业。核酸类物质包括嘌呤核苷酸及其衍生物、嘧啶核苷酸及其衍生物。现在用发酵法或酶解法进行研究和生产的有肌苷和肌苷酸、鸟苷和鸟苷酸、腺苷和腺苷酸、三磷腺苷（ATP）和辅酶 A 等，这些核酸类物质应用于食品工业领域中作为风味强化剂，有些又是重要的药物，如肌苷和辅酶 A 可治疗心脏病、白血病和血小板下降及肝病，ATP 可治疗代谢紊乱，辅助治疗心脏病、肝病，制成能量合剂等，此外，许多碱基、核苷和核苷酸都是昂贵的生化试剂，在核酸和蛋白质的研究中起着重要作用。核酸类物质的一般生产方法有酶解法、半合成法和直接发酵法。

一、酶　解　法

利用糖质原料、亚硫酸纸浆废液或其他原料发酵生产酵母，再从酵母中提取核糖核酸（RNA），以青霉菌属或链霉菌属产生的核酸酶酶解，制成各种核苷酸。

二、半 合 成 法

半合成法即微生物发酵和化学合成法并用的方法，如由发酵法先制成 5-氨基-4-甲酰胺咪唑核苷（AICAR），再用化学合成的方法制成鸟苷酸。

三、直接发酵法

直接发酵法是根据产生菌的特点，采用营养缺陷型突变株或营养缺陷型突变株兼结构类似物抗性菌株，通过控制适当的发酵条件，打破菌体对核酸类物质的代谢调控，使之发酵生产大量的某一种核苷或核苷酸。如用产氨短杆菌直接发酵生产肌苷酸。在次黄嘌呤核苷酸（IMP）合成途径中，关键酶有 5-磷酸核糖焦磷酸（PRPP）酰胺转移酶（E1）、IMP 脱氢酶（E2）和 SAMP 合成酶（E3）。PRPP 酰胺转移酶可被终产物 AMP 和 GMP 的过量积累所抑制。因此，无论是 AMP 或 GMP 的过量积累均会导致由 PRPP 开始的合成途径的第一步反应的抑制。GMP 的积累抑制 IMP 脱氢酶，而不影响 AMP 的生物合成；反之，AMP 的积累抑制 SAMP 合成酶（E3），而不影响 GMP 的生物合成，因肌苷酸代谢缺陷型变种丧失合成 AMP 和 GMP 的能力，从而解除 AMP 和 GMP 的协同反馈抑制作用，造成大量肌苷酸的积累（图 8-7）。

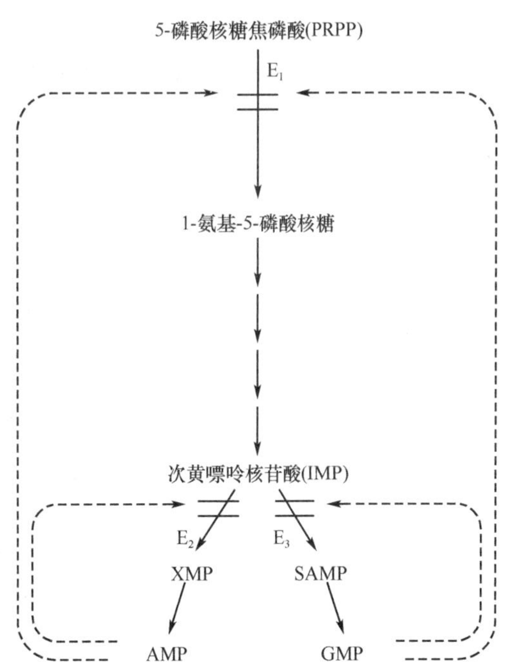

图 8-7　腺苷酸和鸟苷酸生物合成的反馈调控机制

考点：核酸类物质的一般生产方法

第 5 节　酶制剂和酶抑制剂

酶是一种具有生物催化作用的活性蛋白质，对整个生命体系来说是一种极为重要的物质，一切生物的代谢活动都是在酶的作用下进行的。从 1878 年“酶”名称最初提起，到现在已鉴定出 3000 种以上的酶，工业制品就有上百种。酶的制品称为酶制剂，工业酶制剂最初是从动物和植物中提取的，如胰酶、木瓜蛋白酶等。19 世纪末日本开始采用固态发酵技术生产微生物酶制剂——真菌 α-淀粉酶；20 世纪 40 年代，微生物 α-淀粉酶的液体深层发酵技术实现了工业化生产，标志着以发酵技术大规模生产微生物酶制剂的现代化酶制剂的起源。目前已经能够大规模工业化生产的商品酶制剂，大部分是通过微生物发酵生产的。医药上常用的酶制剂，见表 8-2。

表 8-2 酶在医疗上的应用

酶制剂	来源	酶反应	医疗应用
链激酶	乙型溶血链球菌	激活纤维蛋白溶酶原转变成纤维蛋白溶酶	治疗血栓病
透明质酸酶	化脓性链球菌、产气荚膜杆菌	水解透明质酸	治疗心肌梗死及作为辅助治疗手段
天冬酰胺酶	大肠埃希菌	L-天冬酰胺+H_2O→L-天冬氨酸+NH_3	抗白血病
青霉素酶	枯草杆菌、蜡状芽孢杆菌、大肠埃希菌等	水解青霉素的 β-内酰胺环的酰胺键，使青霉素失活	清除青霉素过敏
α-淀粉酶	黑曲霉	淀粉液化	助消化
蛋白酶	枯草杆菌、灰色链霉菌	蛋白质水解	助消化
脂肪酶	黑曲霉、根酶	脂肪水解	助消化
尿酸氧化酶	产朊假丝酵母、短杆菌	尿酸+O_2+$2H_2O$→尿囊素 CO_2+H_2O	治疗痛风、尿道结石
溶菌酶	卵白	溶菌作用	眼药用灭菌剂

生命现象最突出的表现是机体内各种代谢反应的高度有序性，这种有序性受机体内多种因素的调节和控制。而作为分子水平的酶调控则依靠酶抑制剂。凡是能使酶活性降低甚至丧失但又不使酶蛋白变性的物质称为酶抑制剂。近代药物作用机制研究证明，许多已知药物是来源于微生物的酶抑制剂。如蛋白酶抑制剂可用于肿瘤、艾滋病及骨质疏松症的预防和治疗；糖代谢酶抑制剂有望治疗肥胖症、动脉粥样硬化；脂质代谢相关的酶则可降低血液中胆固醇的水平。

考点： 医药上常用的酶制剂

第 6 节 甾体化合物

甾体化合物是一类含有环戊烷多氢菲核的化合物。它们广泛存在于动、植物和微生物中，比较重要的甾体化合物有胆甾醇、胆酸、肾上腺皮质激素、性激素、植物皂素等，甾体化合物尤其是甾体激素对机体起着非常重要的调节作用，因此在医疗上应用非常广泛。如可应用于治疗过敏性皮炎、类风湿关节炎和作为计划生育药等。以前的甾体化合物都是从天然物质中提取得到原料，然后再经过化学方法改造而成。由于原料来源局限、提取和合成过程复杂、回收率较低等缺点，其远远不能满足医疗上的需要。后来人们采用微生物（酶）反应来获取甾体化合物。某些微生物的转化，可使甾体化合物的结构发生改变，从而得到不同类型的甾体化合物。所谓甾体化合物的微生物转化是用微生物的方法对底物分子的某一部位进行改造如羟基化、脱氢等，从而能获得其他新的甾体化合物，该方法具有专一性强、产量高和反应条件温和等优点，所以在甾体激素的工业生产中被广泛应用。微生物转化甾体化合物的反应类型很多，在生产中最常用的有羟化反应、脱氢反应、环氧化反应与侧链降解反应。

链 接 生物安全柜

甾体皮质激素在临床上的应用仅次于抗生素，作为世界第二大类药物，如氢化可的松，除了作为生产许多甾体皮质激素药物的前体外，其本身也具有抗炎、抗过敏、抗毒及影响糖代谢等作用，主要用于肾上腺皮质功能减退的替代性治疗，并可治疗葡萄糖、血糖过多症。

一、羟化反应

微生物对甾体母核不同位置的羟基化以 C-9α、C-11β、C-16、C-17 等的羟基化最为重要，如生产可的松需要利用黑根霉进行 C-11α 羟基化反应（图 8-8），而生产氢化可的松则可利用新月弯孢霉、蓝色犁头霉进行 C-11β 羟基化反应（图 8-9）。

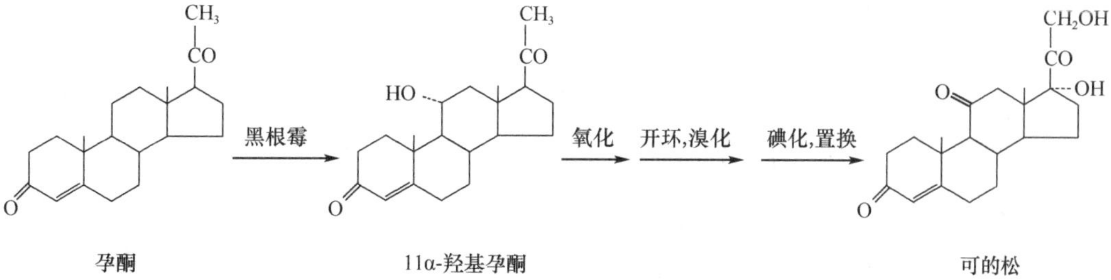

孕酮 —黑根霉→ 11α-羟基孕酮 —氧化→ 开环,溴化 → 碘化,置换 → 可的松

图 8-8 C-11α 羟基化反应

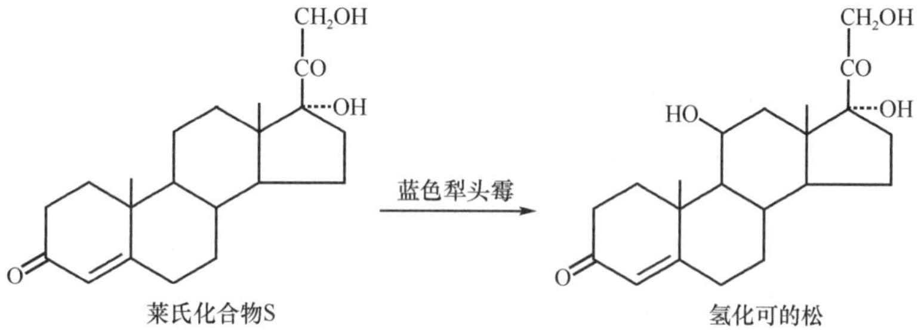

莱氏化合物S —蓝色犁头霉→ 氢化可的松

图 8-9 C-11β 羟基化反应

二、脱氢反应

微生物对甾核母核的脱氢反应主要在 A 环上的 C-1 和 C-2 位生成双键。这是生产泼尼松和泼尼松龙同系物最有价值的反应（图 8-10），引起这一反应的微生物主要是棒状杆菌和分枝杆菌。形成双键后化合物的活性可提高数倍。

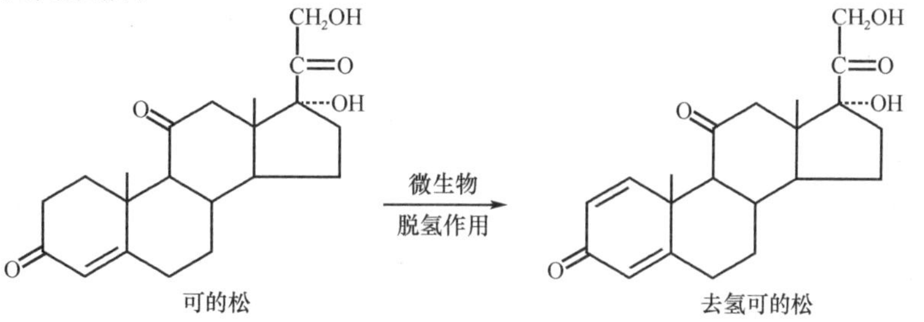

可的松 —微生物 脱氢作用→ 去氢可的松

图 8-10 脱氢反应

三、侧链切断和 A 环芳香化反应

利用诺卡氏菌（*Nocardia* CSD-10），将与胆甾醇结构相似的 19-羟-5-烯胆甾-3β-醋酸酯转化成雌酮（图 8-11）。雌酮除作为雌性激素外，还是许多避孕药的中间体。某些假单胞杆菌、分枝杆菌、棒状杆菌等也能利用胆甾醇合成雌酮。

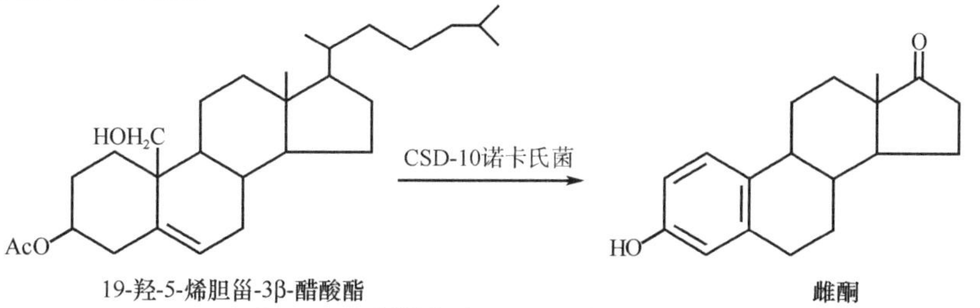

19-羟-5-烯胆甾-3β-醋酸酯 —CSD-10诺卡氏菌→ 雌酮

图 8-11 侧链切断和 A 环芳香化反应

考点：医疗上常用的甾体化合物

第7节 微生态制剂

微生态制剂也称为活菌制剂，是根据现代微生态学的基本原理，利用对人体无害甚至有益的正常微生物菌群中的活菌，经过人工培养等方法制成的微生物制剂。目前用于制作微生态制剂的细菌主要有乳杆菌、双歧杆菌、肠球菌、大肠埃希菌、蜡样芽孢杆菌等。其中双歧杆菌类活菌制剂是目前国内外应用最广的活菌制剂，在临床上主要用于婴幼儿保健、调整肠道菌群失调、治疗肠功能紊乱、治疗慢性腹泻，以及抗癌防衰老等。如用双歧杆菌、乳酸菌和粪链球菌经一系列发酵而成的活菌制剂制成口服液等。国内外对活菌制剂的应用范围逐渐扩大，已从原来的治病过渡到防病健身上来，许多活菌已成为食品添加剂，应用于食品保健方面。

此外，还有其他一些微生物产物作为药物的，其中主要有生物碱、微生物多糖。如主要用于作为子宫收缩剂的麦角碱是由紫麦角菌（*Claviceps purpura*）所产生的，目前除采用将紫麦角菌人工接种于黑麦上以制备大量的麦角碱外，还可利用深层培养的方法进行生产。微生物多糖——螺旋藻是一种分布在世界各海区及陆地淡、盐水湖中的藻类，呈蓝绿色，含有大量的蛋白质。螺旋藻属于浮游自养型原核生物，藻体由于含有藻蓝素而呈蓝绿色。螺旋藻中含有极为丰富的营养成分和多种生物活性物质，其所含的17种氨基酸中包括8种人体必需的氨基酸。因此，把螺旋藻添加到食品、饲料或饵料中，可以发生蛋白质的互补作用，大大改善谷物蛋白质的营养质量。另外，某些真菌多糖具有显著的免疫促进作用以及抗肿瘤和病毒能力，因而在医药行业备受重视。

总之，来源于微生物的产物种类极其繁多，以上仅是常用于医药领域的部分微生物产物，它们对人类的医疗卫生和保健事业起着极为重要的作用。微生物资源极为丰富，有待进一步去认识和研究。随着现代分子生物学的发展和基因工程技术的推广应用，应用微生物来生产药物的领域将更加扩大，前景诱人。

考点：医药行业常用的微生态制剂

自测题

选择题（A型题）

1. 有关谷氨酸发酵过程的叙述正确的是（　　）
   A. 溶解氧充足时，发酵液中有乳酸的积累
   B. 发酵液中碳源和氮源比例的变化不影响谷氨酸的产量
   C. 菌体中谷氨酸的排出，有利于谷氨酸的合成和产量的提高
   D. 发酵液 pH 呈碱性时，有利于谷氨酸棒状杆菌生成乙酰谷氨酰胺
   E. 当磷酸盐浓度低时进入到缬氨酸发酵
2. 关于菌种的选育不正确的是（　　）
   A. 自然选育的菌种不经过人工处理
   B. 诱变育种原理的基础是基因突变
   C. 通过有性杂交可形成工程细胞
   D. 可构建基因工程菌
   E. 以上都不是
3. 营养缺陷型菌株是指（　　）
   A. 有营养不良症的菌株
   B. 在完全培养基上也不能生长良好的菌株
   C. 培养基中营养成分缺少时获得的菌株
   D. 丧失了合成某种营养成分能力的菌株
   E. 以上均不是
4. 酵母菌培养液中常含有一定浓度的葡萄糖，但当葡萄糖浓度过高时，反而会抑制微生物的生长，原因是（　　）
   A. 碳源供应太充足　B. 细胞会发生质壁分离
   C. 改变了酵母菌的 pH　D. 葡萄糖不是酵母菌的原料
   E. 使培养温度升高
5. 常作为生产菌种和科研材料的细菌群体，应该是代谢旺盛、个体形态和生理特性比较稳定的。所以应选择在细菌的（　　）
   A. 迟滞期　B. 对数期　C. 稳定期
   D. 衰亡期　E. 以上均可以

第三篇　免疫学基础

现代免疫学认为，免疫（immunity）是指机体识别和排除抗原性异物，以维持自身内环境稳定与平衡的一种生理功能。免疫是一把双刃剑，在正常情况下对机体有利，在异常情况下会对机体造成损害。

免疫学（immunology）是研究机体免疫系统组织结构、生理功能的一门学科，它与微生物学、遗传学、生物化学和分子生物学等学科相互渗透。现代免疫学主要由基础免疫学、临床免疫学和免疫技术三方面内容构成，现已发展成为生命科学的前沿学科之一。

免疫的功能主要体现在 3 个方面：

1. **免疫防御**（immun defence）　指机体在正常情况下能对病原微生物、毒素等抗原性异物实施有效抵御和清除，即为抗感染免疫。若该功能过于强烈或持续时间过长，机体可发生超敏反应导致组织损伤和功能异常；若该功能过低或缺失，则可引起持续性感染或免疫缺陷病的发生。

2. **免疫自稳**（immune homeostasis）　指免疫系统内存在着极为复杂而有效的调节网络，可通过免疫机制不断清除机体内损伤、衰老、死亡的细胞或抗原抗体复合物，以实现自身内环境的相对稳定性和平衡性。若机体免疫自稳功能失调，可导致自身免疫性疾病的发生。

3. **免疫监视**（immune surveillance）　指免疫系统能识别体内突变或畸变的细胞，并通过免疫应答对其清除。若机体免疫监视功能失调，可导致肿瘤发生或持久的病毒性感染。

考点：免疫的概念及功能

第 9 章

非特异性免疫

考点： 非特异性免疫的概念和特点

健康的机体可通过非特异性免疫和特异性免疫两种方式来保护自己，防御病原微生物和有害物质的侵袭。两种机制在机体的抗感染过程中相辅相成，互为补充，协同执行机体的免疫功能。

非特异性免疫（non-specific immunity）又称先天性免疫或固有免疫，是生物在长期的种系进化过程中形成的，个体出生时就具备，对机体的保护反应迅速但不持久，无特异性，无记忆性，作为机体抵御病原体入侵的第一道防线发挥广泛的免疫作用。

特异性免疫（specific immunity）又称获得性免疫或适应性免疫，是机体出生后与各种抗原性物质接触而被诱导或激活产生的，对机体的保护反应较慢但持续时间长，有高度特异性，有记忆性，作为机体抵御病原体入侵的有效手段，在彻底清除病原体上起到关键作用。

考点： 非特异性免疫的组成

非特异性免疫主要由机体的屏障结构、非特异性免疫细胞和非特异性体液免疫分子构成。

第 1 节 机体的屏障结构

一、皮肤黏膜屏障

覆盖在人体体表的皮肤以及与外界相通腔道内的黏膜，构成的皮肤黏膜屏障，其将全身组织和器官封闭在内，主要在三个方面发挥作用。

（一）机械阻挡和清除作用

健康完整的皮肤和黏膜能机械地阻挡病原微生物的入侵。黏膜细胞分泌液的冲洗、呼吸道黏膜表面纤毛的定向摆动、肠蠕动等，均有助于阻挡和排除入侵黏膜表面的病原体。一旦皮肤破损或黏膜功能障碍，则易造成感染。

（二）分泌抑菌或杀菌化学物质的屏障作用

皮肤和黏膜的腺体能够分泌多种杀菌物质，如汗腺分泌的乳酸，皮脂腺分泌的不饱和脂肪酸，存在于唾液、泪液和其他黏膜分泌液中的溶菌酶、抗菌肽等均具有不同程度的抑菌或杀菌作用。胃液中的胃酸可杀死大多数细菌，是消化道抗感染的重要天然屏障。

（三）正常菌群的拮抗作用

在皮肤和黏膜表面寄居的正常菌群通过占位、竞争营养和分泌代谢产物等方式对病原菌起到拮抗作用。如大肠埃希菌分泌的细菌素能抑制金黄色葡萄球菌、志贺菌、白色假丝酵母菌等在肠道中的定居和繁殖；口腔中的某些细菌产生过氧化氢能杀死白喉棒状杆菌、脑膜炎奈瑟菌等。

二、血-脑屏障

血-脑屏障指血液-脑组织和血液-脑脊液之间的屏障，主要由软脑膜、脉络丛、脑血管和星状胶质细胞等组成。这些组织结构紧密，能阻挡血液中的病原微生物和大分子物质进入脑组织或脑脊髓，以保护中枢神经系统。婴幼儿因血-脑屏障尚未发育完善，因而易发生脑膜炎、流行性乙型脑炎等传染病。

三、胎盘屏障

胎盘屏障由母体子宫内膜、基脱膜、胎儿绒毛膜和部分羊膜组成。当母体受到病原体的感染后，胎盘屏障可阻挡病原体进入胎儿体内，保护胎儿免受感染。但在妊娠的前三个月，胎盘屏障尚未发育完善，当母体感染风疹病毒等某些病原体时，病原体可通过胎盘侵犯胎儿，引起胎儿畸形、流产或死胎等。

第2节　非特异性免疫细胞

一、吞噬细胞

当病原体突破机体屏障结构进入体内，全身各处的吞噬细胞（phagocyte）迅速作出反应，发挥其强大的抗感染功能。

（一）吞噬细胞的种类

吞噬细胞是一种具有吞噬杀伤功能的细胞，有大吞噬细胞和小吞噬细胞两种。大吞噬细胞主要是指血中的单核细胞和多种器官、组织中的巨噬细胞，两者共同构成单核-巨噬细胞系统（mononuclear phagocyte system，MPS）。小吞噬细胞主要是指外周血中的中性粒细胞（neutrophil）。

1. 单核-巨噬细胞　指外周血液中的单核细胞和组织中的巨噬细胞。单核细胞约占外周血液中白细胞总数的 1%～3%，单核细胞在血液中停留数小时后便穿过毛细血管移行至全身各组织器官中发育为巨噬细胞，根据其存在的组织器官赋予不同的名称，如骨组织中的破骨细胞、中枢神经系统的小胶质细胞等。单核-巨噬细胞总是位于可接触抗原的位置，具有极强的吞噬和杀伤能力。巨噬细胞不仅参与非特异性免疫，还参与特异性免疫。

2. 中性粒细胞　属于小吞噬细胞，数量占到外周血液中白细胞总数的 70%，寿命短暂，但更新迅速。它们巡游于血液中，对许多趋化性介质十分敏感，一旦有病原体入侵便迅速反应最先到达炎症部位，被称为炎症反应的"急先锋"。但中性粒细胞如果在 2～3d 内未被招募到炎症组织，即发生凋亡，被肝或脾巨噬细胞清除。

因此，无论病原体从何处而入，都会遭遇"边防哨兵"单核-巨噬细胞或"巡逻兵"中性粒细胞的捕捉和攻击。

考点：吞噬细胞的种类

（二）吞噬细胞的吞噬过程

1. 募集与迁移　病原体入侵后，吞噬细胞与病原体的接触可以是偶然相遇，也可以是在趋化因子的作用下吞噬细胞迅速穿越毛细血管抵达炎症发生部位的定向移动。趋化因子主要是一些细菌成分及其代谢产物、炎症组织的分解产物、补体活化片段等。

2. 识别与吞入　吞噬细胞通过多种表面受体，识别并结合相应病原体。识别后吞噬细胞发生变形，伸出伪足将病原体包绕内化，在细胞内形成吞噬体。若病原体同时与抗体或补体结合，则更易于吞噬细胞的吞噬，称为调理作用。

3. 杀菌与消化　吞噬体与吞噬细胞内的溶酶体融合形成吞噬溶酶体。溶酶体中的多种杀菌物质通过氧依赖系统和非氧依赖系统将病原体杀灭、降解和清除（图 9-1）。

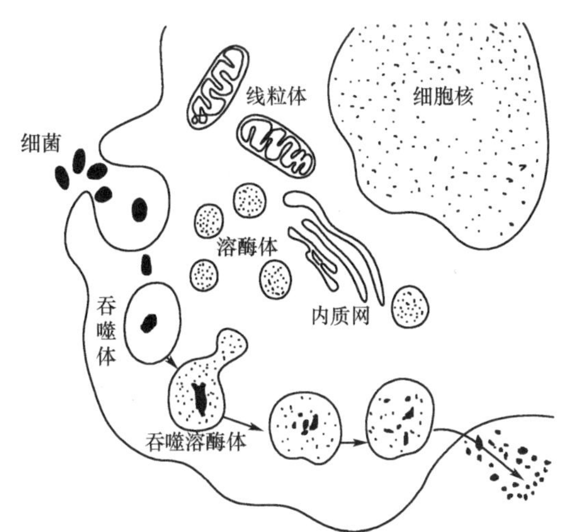

图 9-1　吞噬细胞的吞噬过程

（三）吞噬结果

吞噬结果因吞入的病原体类型、毒力和机体免疫状态等的不同而不同。对于胞外菌引起的感染，如化脓性球菌等，吞噬细胞强大的吞噬杀伤作用可将其完全降解、消化、排出体外，此称为完全吞噬；而有些胞内寄生菌如结核杆菌、麻风杆菌、布鲁氏菌等，则是已经适应在宿主细胞内寄居的胞内菌，在无特异性免疫力的人体中，虽被吞噬细胞吞噬，但常常不能被杀死，反而在吞噬细胞内得到保护，免受机体体液中特异性抗体、非特异性抗菌物质或抗菌药物的有害作用，最终在吞噬细胞体内存活、增殖，甚至随吞噬细胞的游走而到达机体的其他部位造成感染，此称为不完全吞噬（图 9-2）。对于不完全吞噬，需要特异性免疫的作用才能最终清除病原体。在吞噬的过程中，由于吞噬细胞内的溶酶体释放出多种水解酶，可以作用于邻近的正常组织细胞，造成对人体不利的免疫病理性损伤。

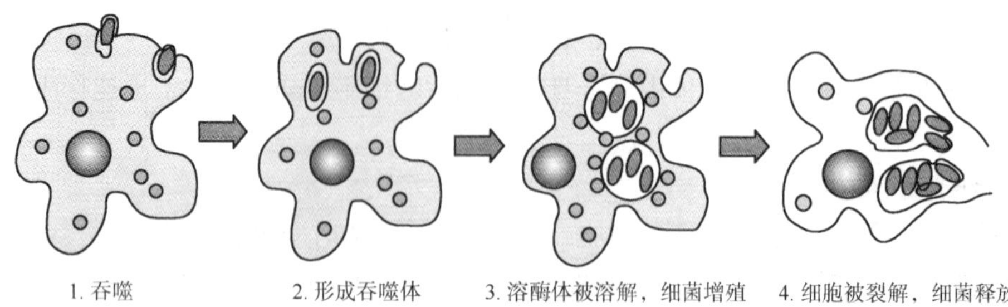

图 9-2　不完全吞噬

考点：吞噬的过程及结果

二、自然杀伤细胞

自然杀伤（naturl killer，NK）细胞是机体重要的免疫细胞，其杀伤活性无主要组织相容性复合体（major histocompatibility complex，MHC）限制，不依赖抗体，因此称为自然杀伤活性。NK 细胞胞质丰富，含有较大的嗜天青颗粒，颗粒的含量与 NK 细胞的杀伤活性成正相关。同时，该细胞的活化无须抗原致敏，可直接杀伤某些肿瘤细胞和病毒感染细胞，是执行免疫监视功能的重要效应细胞。NK 细胞表面能表达多种膜受体、CD 分子和黏附分子，如杀伤细胞活化受体、杀伤细胞抑制受体、$CD3^-$、$CD16^+$、$CD56^+$、$CD94^+$等。活化的 NK 细胞主要通过释放穿孔素、颗粒酶、NK 细胞毒因子、TNF 等选择性地杀伤感染细胞，还可通过抗体依赖性细胞介导的细胞毒效应（antibody dependent cell-mediated cytotoxicity，ADCC）杀伤溶解靶细胞、释放细胞因子参与免疫应答的调节等。

三、γδT 细胞

γδT 细胞是一类执行非特异性免疫作用的 T 细胞，其表面表达 TCRγδ，数量较少，占外周血 T 细胞的 1%～5%，主要分布于皮肤、呼吸道、消化道和泌尿生殖系统等黏膜和皮下组织，是构成表皮内淋巴细胞和黏膜组织上皮内淋巴细胞（IEL）的主要成分之一。γδT 细胞对抗原的识别无 MHC 限制性，激活后可释放大量的细胞因子如干扰素 γ（IFN-γ）、肿瘤坏死因子 α（INF-α）和白细胞介素 2（IL-2）等以及细胞毒性分子如穿孔素和颗粒酶 B 等，可杀伤胞内寄生菌、病毒感染的靶细胞和肿瘤细胞，发挥免疫调节作用和介导炎症反应。

四、B1 细胞

B1 细胞为固有免疫细胞，是指膜表面表达 CD5 和单体 IgM 分子的 B 细胞，占 B 细胞总数的 5%～10%，主要分布于胸腔、腹腔和肠壁固有层。该细胞的抗原识别谱较窄，主要识别细菌内的碳水化合物，如荚膜多糖和脂多糖。在抗原刺激下无须 Th 细胞辅助，迅速产生低亲和力 IgM，不发生类别转换，无记忆性，在早期抗感染免疫和维持自身稳定中发挥积极作用。

五、树突状细胞

树突状细胞也称 DC 细胞，因其表面具有星状多形性或树枝状突起而得名，可以将固有免疫和适应性免疫有机联系起来。虽然数量少，但分布十分广泛，几乎分布于机体所有组织和器官中。无吞噬功能，但其通过摄取抗原异物，或捕获和滞留抗原异物，发挥提呈抗原的作用，是目前所知的机体内功能最强的抗原提呈细胞。

其他非特异性免疫细胞如肥大细胞、NKT 细胞、嗜酸性粒细胞等，也可以通过释放细胞因子或活性介质参与到非特异性免疫应答的调节中。

第3节 非特异性体液免疫分子

一、补 体

补体（complement，C）是存在于人和动物血清中的一组与免疫相关的具有酶活性的球蛋白，能辅助抗体介导溶菌溶细胞作用。补体不是单一成分，目前已知是由约 30 多种血清蛋白、膜结合蛋白和补体受体组成的多分子系统，故又称补体系统。活化的补体系统具有多种生物学效应，如溶解细菌和细胞作用、调理吞噬作用、介导炎症反应、清除免疫复合物和引导免疫病理损伤反应等。

（一）补体系统的组成与理化性质

考点：补体系统的组成及理化性质

补体系统的组成依据其生物学功能的不同，可分为补体固有成分、补体调节蛋白和补体受体三大类。补体固有成分指存在于体液参与补体激活过程的补体成分，按其发现的先后顺序分别命名为 C1（C1q、C1r、C1s）、C2、C3……C9，D 因子、P 因子和 B 因子等。补体调节蛋白能调节补体激活过程的反应强度，如 C1 抑制物、促衰变因子等。补体受体分布在细胞膜上，能与相应补体活化片段结合，介导补体生物学效应，如 CR1、CR5 等。

补体活化后的裂解片段以该成分符号后加小写英文字母来表示，如 C3a、C3b 等，a 代表小片段，b 代表大片段。

补体主要由肝细胞、巨噬细胞、小肠上皮细胞和脾细胞等产生，化学成分均为糖蛋白，多数为 β 球蛋白，少数为 α 或 γ 球蛋白。补体在正常机体血清中的含量相对稳定，约占血浆球蛋白总量的 10%，但其各组分的含量差异较大，其中 C3 含量最高，C4 含量次之。分子量最大的是 C1q，最小的是 C9。

链 接 人体血清中 C3 和 C4 含量的临床意义

编码人补体成分 C3 和 C4 的基因分别位于第 19 号染色体和第 6 号染色体上，C3 在正常人体血清中含量一般为 0.9～1.8 g/L，C4 含量为 0.1～0.4 g/L。若检测到 C3 或 C4 在血清中的含量值出现异常变动，则提示某种疾病发生的可能性。在临床上，C3 异常增高可见于急性炎症、急性肾炎和肝癌等；C4 异常增高常见于急性肾炎、多发性骨髓瘤等。而在急性链球菌感染的肾小球肾炎、反复性感染和肝硬化等中可检测到 C3 的异常降低；在免疫复合物引起的肾炎、系统性红斑狼疮等中则可监测到异常降低的 C4。

补体成分的性质极不稳定，通常 56℃，30min 即被灭活。在 0～10℃的温度下放置，其活性只能保持 3～4d，故补体应保存在-20℃以下。此外，其他理化因素如紫外线照射、强酸强碱、机械振荡和乙醇等均可使之失活。

（二）补体系统的激活

在生理情况下，补体固有成分以无活性的前体酶原形式存在于体液中，只有在激活物质的作用下才能依次被活化而发挥生物学效应。补体激活主要有两条途径：经典激活途径和旁路激活途径。

考点：经典激活途径

1. 经典激活途径 经典激活途径的激活物质通常是抗原抗体复合物，参与的补体成分为 C1～C9，激活过程可人为地分为 3 个阶段。

（1）识别阶段：由 C1 识别抗原抗体复合物，活化形成 C1 酯酶的阶段。C1 是由一个 C1q 分子、两个 C1r 分子和两个 C1s 分子借 Ca^{2+}连接形成的大分子复合物，见图 9-3。C1q 识别抗原抗体复合物上的补体结合位点并与之结合，发生构象改变，进而活化 C1r 和 C1s，形成具有酶活性的 C1（即 C1

酯酶），其作用底物为 C4 和 C2。

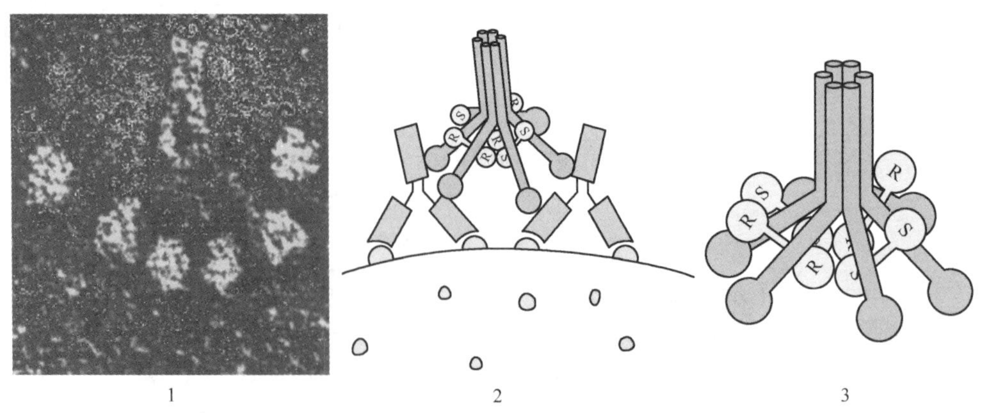

图 9-3 C1（C1q、C1r、C1s）结构

1. 电镜下 C1q 分子形态；2. C1q 分子模式图；3. C1 识别免疫复合物模式图

（2）活化阶段：C3 转化酶和 C5 转化酶形成阶段。在 Mg^{2+}存在情况下，C1 首先裂解 C4 为 C4a 和 C4b 两个片段，C4a 游离于液相，C4b 迅速与邻近的细胞或抗原抗体复合物结合形成固相 C4b。C2 也是 C1 作用底物，但在液相中不能被酶解，只有 C2 与固相 C4b 结合后才可被 C1 裂解为 C2a 和 C2b 两个片段。小分子的 C2a 释放于液相，C2b 与 C4b 形成 C4b2b 复合物，即 C3 转化酶，该酶可裂解 C3 为 C3a 和 C3b 两个片段。C3a 进入液相，C3b 与细胞膜上的 C4b2b 结合形成 C4b2b3b 复合物，即 C5 转化酶。

（3）攻膜阶段：此阶段表现为形成攻膜复合体（membrane attack complex，MAC），导致靶细胞溶解。C5 在 C5 转化酶即 C4b2b3b 作用下裂解成 C5a 和 C5b 两个片段。C5a 游离于液相，C5b 与 C6、C7 形成 C5b67 三分子复合物并结合到邻近的细胞膜表面。C8 分子对 C5b67 复合物中的 C7 有高度亲和性，遂形成 C5b678 复合物并牢固地结合在细胞膜上，此时细胞膜开始出现轻微损伤。C5b678 能催化 C9 分子聚合，共同组成大分子攻膜复合体 C5b6789。MAC 可导致电解质从细胞内逸出，大量水分进入，细胞膨胀裂解，见图 9-4。

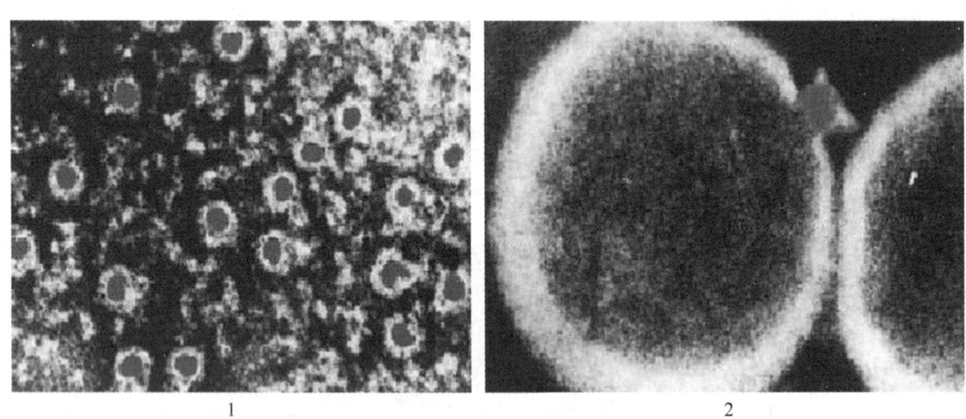

图 9-4 攻膜复合体造成细胞膜损伤

1. 攻膜复合体正面；2. 攻膜复合体侧面

2. 旁路激活途径 旁路激活途径的激活物是某些细菌或真菌的表面结构如脂多糖、肽聚糖、酵母多糖等，这些激活物为补体成分提供了接触的表面。参与旁路激活途径的补体成分有 B 因子、D 因子、P 因子（备解素），直接激活 C3 分子，进而级联激活 C5～C9 完成活化过程。

在正常生理情况下，血清中的 C3 可受如丝氨酸、组氨酸等蛋白水解酶的作用，缓慢而持续地产生少量的 C3b 和 C3a 片段。通常这些 C3b 会被 I 因子（C3b 灭活因子）迅速灭活，当有激活物质如细菌或真菌表面结构存在时，C3b 可免受破坏并在 Mg^{2+}存在情况下，B 因子与 C3b 结合成 C3bB 复合体。

该复合体在活化的 D 因子作用下，结合状态的 B 因子裂解成 Ba 和 Bb 两个片段，形成 C3bBb，即 C3 转化酶。由于 C3bBb 复合物的半衰期短，不稳定，易被灭活。血清中的 P 因子与其结合后可形成稳定的 C3 转化酶即 C3bBbP，该酶能裂解 C3 产生大量的 C3b，C3b 与 C3bBbP 进一步形成多分子复合物 C3bnBbP，即 C5 转化酶，C5 转化酶裂解 C5 为 C5b 和 C5a 两个片段。随后以与经典激活途径同样的作用方式形成膜攻击复合物，最终使细胞溶解。

由此可见，经典激活途径和旁路激活途径分别在细菌或其他病原体侵入机体的不同时期发挥作用。病原体入侵机体后首先会激活旁路途径，各成分相继激活；待抗体产生之后经典途径才被激活，但最终均形成能够发挥效应的共同末端结构——攻膜复合体（图 9-5）。

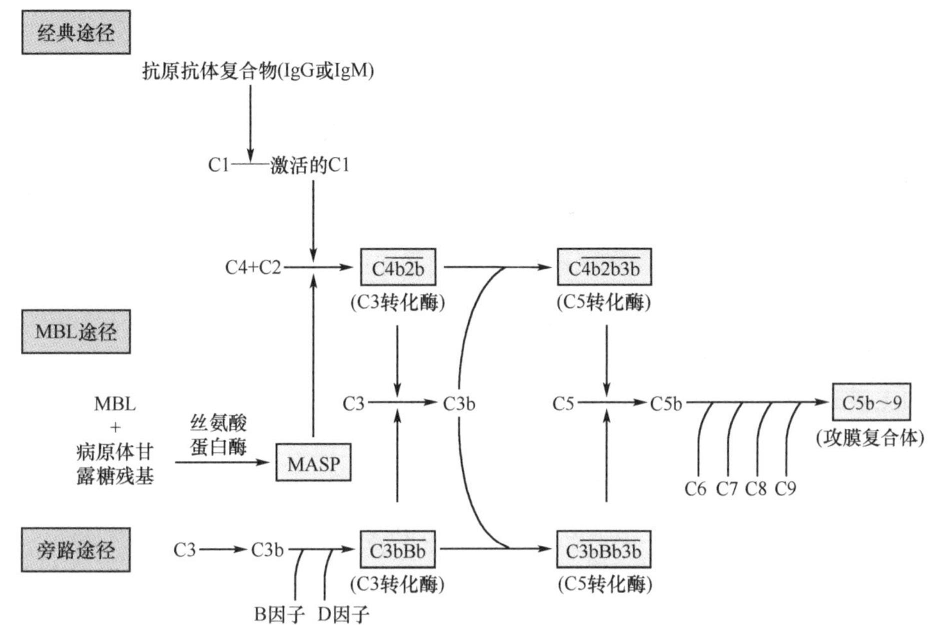

图 9-5　补体经典途径和旁路途径激活过程及共同末端效应

考点：补体经典激活途径和旁路激活途径的异同

3. 两条激活途径的比较　补体激活的经典途径和旁路途径的异同，见表 9-1。

表 9-1　补体两条激活途径的比较

比较点	经典激活途径	旁路激活途径
激活物质	抗原抗体复合物（IgG、IgM）	细菌或真菌表面结构（细菌肽聚糖和脂多糖、酵母多糖等）
参与补体成分	C1、C4、C2、C3、C5～C9	C3、C5～C9、P 因子、B 因子、D 因子
所需离子	Ca^{2+}、Mg^{2+}	Mg^{2+}
C3 转化酶	C4b2b	C3bBbP
C5 转化酶	C4b2b3b	C3bnBbP
主要生物学作用	参与特异性免疫，感染后期发挥作用	参与非特异性免疫，感染早期发挥作用

4. 补体的其他激活途径　感染早期，体内巨噬细胞和中性粒细胞可产生 TNF、IL-1 和 IL-6，从而导致机体发生急性期反应（acute phase response），诱导肝细胞合成并分泌急性期蛋白，其中参与补体激活的有甘露糖结合凝集素（MBL）和 C 反应蛋白。

MBL 是一种糖蛋白，在正常血清中含量极低，但在感染的急性期其含量会显著升高。MBL 可与丝氨酸蛋白酶原结合形成复合体，此复合体与细菌或其他病原体表面的甘露糖残基结合后发生结构改变，具有与活化的 C1q 同样的生物学活性，可水解 C4 和 C2 分子，继而形成与经典激活途径相同的 C3 转化酶，进一步激活后续成分发生相同的末端效应。

（三）补体的生物学功能

补体具有多种生物学效应，可参与到机体的非特异性免疫和特异性免疫中（表 9-2）。

表 9-2 补体系统的生物学作用

补体成分或裂解片段	生物活性	作用机制
C5～C9（MAC）	溶菌溶细胞作用	MAC 嵌入细胞膜的磷脂双层结构中，使细胞膜穿孔、细胞内容物渗漏
C3b、C4b	调理作用	与细菌或细胞结合促使吞噬细胞的吞噬
C3b、C4b	免疫黏附作用	与抗原抗体复合物结合后，黏附于红细胞或血小板，使复合物易于吞噬
C1、C4	中和病毒作用	增强抗体的中和作用，或直接中和某些 RNA 肿瘤病毒
C2a	激肽样作用	增强血管通透性
C3a、C4a、C5a	过敏毒素作用	与肥大细胞或嗜碱性粒细胞结合后释放组胺等生物活性介质，使毛细胞血管扩张
C3a、C5a	趋化作用	引导中性粒细胞和单核-巨噬细胞向炎症部位聚集

1. 溶解细菌和细胞作用 补体被激活后，在靶细胞表面形成 MAC 而产生溶解靶细胞作用，这是机体抵抗病原体感染的重要防御机制，若缺乏补体，机体易受病原体的感染。研究表明，补体对 G^- 菌的溶解作用较强，但对 G^+菌的溶解作用则较弱。其原因可能与 G^+菌细胞壁结构复杂或细胞壁缺乏 LPS 有关。在某些病理情况下，补体系统可引起机体自身细胞的溶解，导致组织损伤。如针对细胞表面自身抗原的抗体可以固定补体形成 MAC，引起自身细胞的溶解。

2. 调理和免疫黏附作用 补体裂解的片段如 C3b、C4b 等可与抗原抗体复合物或细菌等结合，促进吞噬细胞的吞噬作用，称为补体的调理作用。细菌或抗原抗体复合物激活补体之后，可通过补体裂解片段 C3b、C4b 等的介导黏附于红细胞、血小板或某些淋巴细胞上形成较大的聚合物，该聚合物容易被体内游走的或固定的吞噬细胞吞噬清除，即补体的免疫黏附作用。

3. 中和与溶解病毒作用 研究表明，在病毒与相应抗体结合形成的复合物中加入补体，可显著增强机体对病毒的中和作用。其原因可能与补体能直接溶解有包膜的病毒，阻止病毒对易感细胞的吸附和穿入，或干扰病毒在细胞中增殖等有关。

4. 炎症介质作用

（1）激肽样作用：C2a 具有激肽样作用，故称其为补体激肽。在遗传性血管神经性水肿的形成过程中，C2a 能使患者小血管扩张、通透性增强，引起炎症性充血，且其作用不能被抗组胺类药物抑制。

（2）过敏毒素作用：补体裂解释放的 C3a、C4a、C5a 片段具有过敏毒素作用，可使表面具有相应受体的肥大细胞、嗜碱性粒细胞等脱颗粒，释放组胺等生物活性介质，引起毛细血管扩张、通透性增加、平滑肌痉挛等，其过敏毒素作用可被抗组胺药物阻断。

（3）趋化作用：C3a、C5a 有趋化作用，能吸引中性粒细胞和单核-巨噬细胞向炎症部位聚集，发挥吞噬作用，增强炎症反应。

链 接 补体系统的遗传缺陷

在补体系统的组成中，几乎每种成分都会发生遗传缺陷。大多数补体遗传缺陷属常染色体隐性遗传，少数为常染色体显性遗传，P 因子缺陷则属 X 连锁隐性遗传。补体缺陷者常伴发免疫性疾病和反复的细菌感染，如 C1、C2、C4 缺陷者易发生系统性红斑狼疮；C3、H 因子和 I 因子的缺陷增加了患者对化脓性细菌的易感性；C5、C6、C7、C8 和 P 因子缺陷者则易发生严重的奈瑟菌感染；C1 抑制物缺陷可引起遗传性血管神经性水肿的发生。

遗传性补体缺陷的群体发病率为万分之一，其中 C2 缺陷为最常见的补体缺陷。

二、溶 菌 酶

溶菌酶广泛分布于血液、唾液、泪液和其他分泌液中，是一种不耐热的碱性蛋白质，具有裂解革兰氏阳性菌细胞壁肽聚糖的作用。革兰氏阴性菌由于其肽聚糖外有外膜包绕，故对溶菌酶不敏感，但在补体与抗体存在的条件下溶菌酶可溶解某些革兰氏阴性菌。

三、防 御 素

防御素是一组富含精氨酸耐受蛋白酶的小分子多肽，对细菌、真菌、原虫和有包膜病毒具有广谱的直接杀伤活性。人体内有 α-防御素和 β-防御素两种。

四、细 胞 因 子

病原体感染机体后，可刺激机体的免疫细胞和非免疫细胞产生多种细胞因子，如肿瘤坏死因子（TNF）、白细胞介素（IL）、干扰素（IFN）等。这些细胞因子发挥各种非特异性免疫效应，包括致炎、致热、引发急性期反应、趋化炎症细胞、激活免疫细胞、抑制病毒复制和细胞毒作用等。

第 4 节　非特异性免疫的生物学意义

近年来对非特异性免疫和特异性免疫的发生机制研究有了更深入的了解，非特异性免疫的抗感染作用通常发生于感染早期（0～96h 内）。机体借助正常生理屏障、吞噬细胞的吞噬作用和正常体液因子发挥早期的抗感染作用。感染 96h 之后，机体才会启动特异性免疫，此时活化的巨噬细胞和树突状细胞将摄入的病原体加工处理为具有免疫原性的小分子多肽，并携带这些小分子多肽经淋巴、血液循环进入外周免疫器官，与分布于此的 T 淋巴细胞或 B 淋巴细胞进行相互作用，进而启动特异性免疫。

非特异性免疫和特异性免疫并不是孤立的，两种免疫相互促进，相互调节，形成机体免疫的统一体。研究表明，参与非特异性免疫的细胞和分子在特异性免疫过程中同样能产生积极效应，对整个免疫应答的发生、发展和结局都有一定的影响力。

（一）参与特异性免疫应答的启动

巨噬细胞在吞噬和杀伤病原体的同时，可降解抗原为抗原肽，且以抗原肽-MHC 分子复合物的形式表达在细胞表面，启动特异性免疫应答。

（二）指导特异性免疫应答的类型

非特异性免疫细胞通过识别不同的抗原性异物表面结构，产生不同种类的细胞因子。这些细胞因子可指导特异性免疫细胞的分化方向，从而启动不同类型的特异性免疫应答。

（三）影响特异性免疫应答的强度

补体的裂解片段可增强 B 细胞的免疫应答强度，巨噬细胞表面分子的表达可降低 T 细胞活化的阈值等。

（四）维持 B 细胞的免疫记忆性

树突状细胞、补体或补体受体能够长时间保留抗原信息，持续刺激 B 细胞，诱导和维持 B 细胞的免疫记忆性。

（五）非特异性免疫应答协助特异性免疫应答发挥免疫效应

非特异性免疫细胞和免疫分子通过调理作用、ADCC 效应等机制参与抗体的产生和清除抗原的过程。

自 测 题

选择题（A 型题）

1. 免疫的概念是（　　）
   A. 机体抗感染的防御功能
   B. 机体清除损伤和衰老细胞的功能
   C. 机体排除抗原性异物的功能
   D. 机体识别和排除抗原性物质的功能
   E. 机体识别、杀灭与清除自身突变细胞的功能
2. 免疫对机体来说（　　）
   A. 总是有害　　B. 总是有利
   C. 总是有害无利　　D. 总是有利无害

E. 正常条件下有利，异常条件下有害

3. 免疫监视功能低下的机体易发生（　　）

A. 超敏反应　B. 肿瘤
C. 移植物排斥反应　D. 自身免疫病
E. 免疫耐受

4. 机体免疫系统识别和清除突变细胞的作用称为（　　）

A. 免疫调节　B. 免疫防御
C. 免疫耐受　D. 免疫自稳
E. 免疫监视

5. 下列哪项不属于机体非特异免疫范畴（　　）

A. 皮肤与黏膜　B. 正常菌群拮抗作用
C. 补体　D. 抗体
E. 溶菌酶

6. 两条补体激活途径的共同点是（　　）

A. 参与的补体成分相同　B. 所需离子相同
C. C3 转化酶的组成相同　D. 激活物质相同
E. 攻膜复合体的形成及其溶解细胞效应相同

7. 既参与补体经典激活途径又参与补体旁路激活途径的补体成分为（　　）

A. C3　B. C2
C. C4　D. C1q
E. C1r

8. 补体经典激活途径的活化顺序是（　　）

A. C123456789　B. C142356789
C. C124356789　D. C132456789
E. C143256789

9. 补体主要存在于（　　）

A. 血清　B. 细胞表面
C. 组织液　D. 淋巴液
E. 唾液

10. 能激活补体经典途径的物质为（　　）

A. IgG　B. IgM
C. Ag　D. IC（免疫复合物）
E. 细菌脂多糖

第10章 特异性免疫

特异性免疫（specific immunity）又称后天获得性免疫或适应性免疫，是个体在生活过程中，受到某种病原微生物等抗原的刺激产生的免疫力，或者直接输入某种特异性的抗体而得到的免疫力。其特点有①后天获得，个体出生后受抗原物质刺激产生；②不能遗传；③有明显的个体差异；④作用具有特异性，如机体病原体刺激后产生的免疫力只对该病原体有作用，对其他病原体无作用。

本章内容将介绍引起特异性免疫应答的启动因素——抗原；免疫应答的物质基础——免疫系统，包括免疫器官、免疫细胞和免疫分子等；免疫应答过程及免疫应答类型，包括体液免疫和细胞免疫；免疫预防，包括人工主动免疫和被动免疫。

考点：特异性免疫的概念

第1节 抗 原

一、抗原的概念

抗原（antigen，Ag）是一类能刺激机体的免疫系统启动特异性免疫应答，并能与相应的免疫应答产物（抗体和效应淋巴细胞）在体内或体外发生特异性结合，进而发挥免疫效应的物质。

抗原具有两种性能：①免疫原性，即能刺激机体的免疫系统产生抗体和效应淋巴细胞的性能；②免疫反应性，即能与相应的抗体和效应淋巴细胞特异性结合的性能。

具有这两种性能的物质称为完全抗原，大多数蛋白质、微生物、细菌产生的外毒素属于完全抗原。只有免疫反应性而没有免疫原性的物质称为半抗原或不完全抗原，一般是简单的有机小分子化合物，如多糖、类脂、某些药物等。但当半抗原与蛋白质载体结合后可获得免疫原性成为完全抗原。

考点：抗原的定义及性能

二、抗原的基本特性

（一）异物性

异物即非己物质，免疫系统具有识别“自己”与“非己”的能力。在正常情况下，自身的物质或细胞通常不能刺激自身的免疫系统发生免疫应答。异物性是抗原物质的本质和首要条件。具有异物性的物质主要有①异种物质：生物之间亲缘关系越远，分子结构差异越大，免疫原性越强。例如，马血清对驴是弱抗原，对羊则是强抗原；灵长类（猴或猩猩）组织成分对人是弱抗原，而病原微生物对人则为强抗原。②同种异体物质：由于遗传基因不同，同种生物不同个体间的组织细胞结构越大，当一个个体的物质进入另一个个体时，即可引起免疫反应，如同种异体进行器官移植引起的排斥反应。③自身物质：自身成分结构发生改变或胚胎期处于隐蔽位置的自身物质释放，可以成为自身抗原。如精子、脑组织、眼晶状体蛋白等。这些自身隐蔽组织在正常情况下与血流和免疫系统在解剖位置上处于相对隔绝状态，如因外伤逸出，与免疫细胞接触后，会被视为异物，引起自身免疫性疾病。

（二）一定的理化性状

1. 大分子物质 抗原的分子质量一般在10kDa以上，且分子质量越大，免疫原性越强。分子质量大的物质，含的化学基团（抗原决定簇）多，化学结构相对稳定，降解及排除较慢，可持续刺激机体免疫系统。

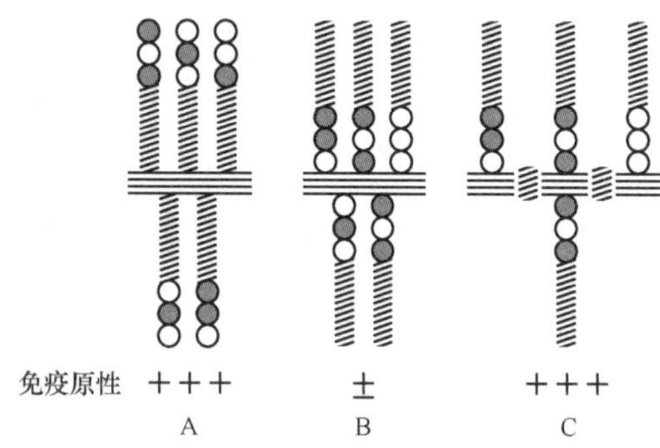

图 10-1 抗原氨基酸残基的位置与免疫原性的关系

2. 化学组成与结构 抗原物质须有较复杂的分子结构。例如，明胶分子质量高达 100kDa，因其仅由直链氨基酸组成，缺乏苯环氨基酸，稳定性差，故免疫原性很弱，若在明胶分子中连接 2%的酪氨酸后，免疫原性明显增强。此外，大分子上活性基团的位置与间距若易被相应的淋巴细胞识别，具有易接近性，则免疫原性增强（图 10-1A、C）。反之，则免疫原性减弱（图 10-1B）。

多数蛋白质为良好的抗原，复杂的多肽、多糖也具有一定的免疫原性，核酸分子一般无免疫原性，若与蛋白质结合成为核蛋白则具有免疫原性。

（三）特异性

抗原特异性即专一性，是免疫应答中最重要的特点，也是免疫学诊断和免疫学防治的理论依据。抗原的特异性既表现在免疫原性上，也表现在免疫反应性上。例如，伤寒杆菌刺激机体仅能诱导产生抗伤寒杆菌的抗体，且这种抗体仅与伤寒杆菌结合出现凝集反应，而不与痢疾杆菌结合；接种麻疹疫苗仅能预防麻疹，而不能预防腮腺炎。抗原特异性的物质基础是抗原分子的抗原决定簇。

1. 抗原决定簇的概念 指抗原分子中决定抗原特异性的特殊化学基团，又称表位，通常由 5～15 个氨基酸残基或 5～7 个多糖残基或核苷酸组成。它是与免疫活性细胞的抗原受体（TCR/BCR）及抗体特异性结合的部位。

2. 抗原决定簇的影响因素 抗原决定簇的性质、数目、位置、空间构型等因素均可影响抗原特异性。例如，用人工结合的半抗原加载体（完全抗原）免疫动物，半抗原分别为对氨苯甲酸、对氨苯磺酸和对氨苯砷酸，三种分子间仅存在一个有机酸基团的差异，但可诱导机体产生不同的抗体（表 10-1）。

表 10-1 化学基团的性质决定抗原的特异性

	半抗原		
	对氨苯甲酸	对氨苯磺酸	对氨苯砷酸
相应抗体	NH_2 (苯环) COOH	NH_2 (苯环) SO_3H	NH_2 (苯环) AsO_3H
抗对氨苯甲酸抗体	+	−	−
抗对氨苯磺酸抗体	−	+	−
抗对氨苯砷酸抗体	−	−	+

3. 共同抗原与交叉反应 天然抗原通常带有多种抗原表位，不同抗原物质可具有相同或相似的抗原表位，称为共同抗原表位，又称共同抗原。一种抗原诱导机体产生的抗体或致敏淋巴细胞，能与具有共同抗原表位的其他抗原发生结合反应，称为交叉反应（图 10-2）。

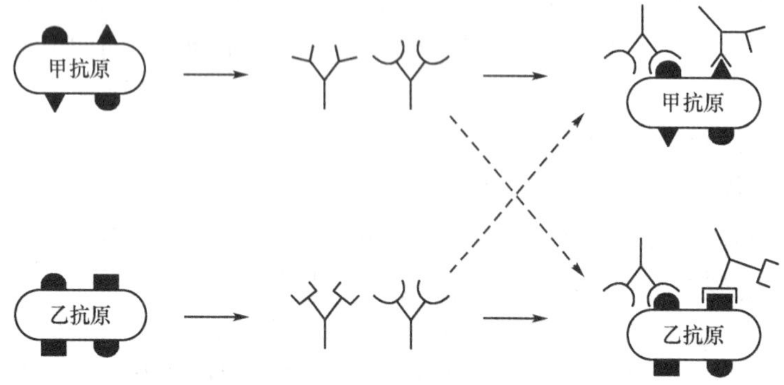

图 10-2 共同抗原与交叉反应

亲缘关系很近的生物之间的共同抗原称为类属抗原，如伤寒沙门菌与甲型、乙型副伤寒沙门菌之间存在相同的菌体（O）抗原，抗伤寒沙门菌的抗体能与甲型、乙型副伤寒沙门菌发生交叉凝集反应。

不同种属生物之间的共同抗原称为异嗜性抗原。例如，溶血性链球菌的表面成分与人肾小球基底膜及心肌组织有共同抗原存在，故在链球菌感染后，其刺激机体产生的抗体可与具有共同抗原的心、肾组织发生交叉反应，导致肾小球肾炎或心肌炎。有些异嗜性抗原可用于协助疾病的诊断。例如，某些立克次体与变形杆菌之间有异嗜性抗原，临床上可用变形杆菌 OX_{19} 和 OX_2 菌株代替立克次体作为抗原，进行斑疹伤寒的辅助诊断（外斐反应）。

考点：交叉反应的概念

三、抗原的分类

1. 根据抗原的性能分为完全抗原和半抗原。

2. 根据抗原与机体的亲缘关系分为异种抗原、同种异型抗原和自身抗原。

3. 根据抗原的来源分为天然抗原、人工抗原（经化学或其他方法变性的天然抗原）和合成抗原（化学合成的多肽分子）。

4. 根据抗原激活B细胞产生抗体是否需要T细胞辅助分为 ①胸腺依赖性抗原（thymus dependent antigen，TD-Ag）：这类抗原需要T细胞的辅助，才能刺激B细胞产生抗体，天然抗原大多为TD-Ag，如病原微生物、血细胞、血清蛋白等。TD-Ag刺激机体产生的抗体以IgG为主，也有IgM和其他类型抗体，同时还可引起细胞免疫应答，并有免疫记忆。②非胸腺依赖性抗原（thymus independent antigen，TI-Ag）：此类抗原不需要T细胞的辅助，能直接刺激B细胞产生抗体。如细菌脂多糖、荚膜多糖、聚合鞭毛素等少数抗原。TI-Ag刺激产生的抗体主要为IgM，不引起细胞免疫应答，也无免疫记忆。

四、医学上的重要抗原

（一）病原微生物及其代谢产物

病原微生物对机体均有较强的免疫原性，并且病原微生物是一个含有多种抗原决定簇的复合体。以细菌为例，就可有表面（K）抗原、鞭毛（H）抗原、菌体（O）抗原等，这些抗原可作为微生物鉴定、分型的依据；也可以制备相应的疫苗来预防感染。

病原微生物的一些代谢产物也是典型的抗原，如细菌外毒素化学成分是蛋白质，具有很强的免疫原性。但外毒素有很强的毒性，经0.3%～0.4%甲醛处理后，失去毒性但仍保持免疫原性，称为类毒素。注射类毒素可使机体产生相应的抗体（即抗毒素），能有效中和外毒素的毒性，预防相应的疾病。

（二）动物免疫血清

临床治疗疾病用到的抗毒素，一般是将类毒素免疫动物（如马）后，再从马血清中提取的。将这种动物来源的抗毒素（即动物免疫血清）注入人体，可以中和人体内相应的外毒素，可以预防和治疗疾病（图 10-3）。但这种抗毒素是异种动物蛋白质，对人体来说具有两重性，既是特异性抗体，有中和毒素的作用；又是异种抗原，可刺激机体产生抗马血清抗体，反复使用可导致超敏反应的发生（见第12章）。因此，临床注射这类制品前须做过敏试验。

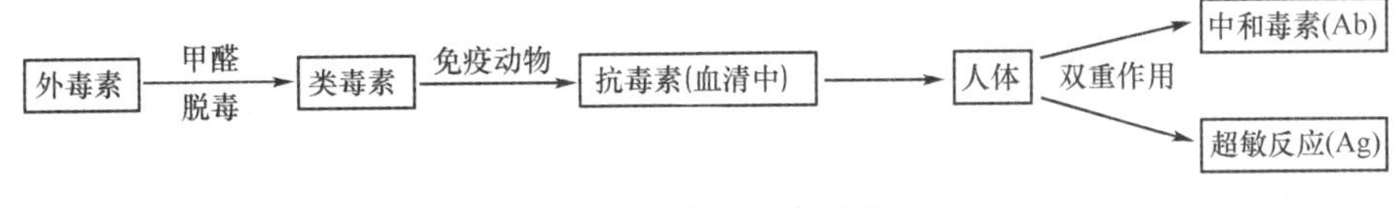

图 10-3 动物免疫血清作用

（三）同种异型抗原

常见的有红细胞血型抗原和主要组织相容性抗原（人类为HLA）。

1. **红细胞血型抗原** 人类血型有40余种抗原系统，主要有ABO系统和Rh系统。

（1）ABO 血型系统：根据人类红细胞表面 A、B 抗原的不同，可将血型分为 A 型、B 型、AB 型和 O 型。ABO 血型不符的血液在体外混合可出现凝集现象，输入体内可引起溶血反应。临床输血前均要进行交叉配血，以防止错误输血引起严重的输血反应。

（2）Rh 血型系统：Landsteiner 和 Wiener 发现用恒河猴红细胞免疫家兔后获得的免疫血清，可与多数人的红细胞发生凝集，表明在人的红细胞上具有与恒河猴红细胞表面相同的抗原，称为 Rh 抗原。有 Rh 抗原的为 Rh 阳性（Rh^+），缺乏的为 Rh 阴性（Rh^-）。中国人中约 99%为 Rh^+，所以一旦 Rh^-的患者需要用血时，血源较紧张。Rh^-的母亲妊娠而胎儿为 Rh^+，导致体内产生抗 Rh 抗体，如果再次妊娠 Rh^+胎儿时，母亲抗 Rh 抗体（IgG）可进入胎儿体内，引起新生儿溶血症。

2. 人类主要组织相容性抗原（人类白细胞抗原 HLA） 由主要组织相容性复合体所编码，位于有核细胞膜表面，在启动免疫应答和免疫调节中发挥重要作用。进行器官移植时，由于同种异体之间遗传基因的不同，组织和细胞表面的抗原不完全相同，会出现移植排斥反应。

链 接 HLA 配型与器官移植

HLA 抗原是由位于第 6 号染色体上的一组基因所编码，主要表达于有核细胞膜表面，尤其在人类白细胞膜上含有丰富的 HLA 分子，因此被称为人类白细胞抗原，HLA 能够反映器官移植的受者和供者之间的组织相容性程度，与器官移植术后排斥反应相关。与器官移植排斥反应最为密切的主要是 HLA-I 类抗原的 A、B 位点和 HLA-II 类抗原的 DR 位点，每个位点均有两个抗原表达，一个来自父亲的基因，一个来自母亲的基因。因此，在进行移植手术前，必须对移植受者和供者外周血中淋巴细胞膜上的 HLA-A、B、DR 三个位点六个抗原进行检测，根据检测结果选择 HLA 最相配的受者和供者进行移植手术。

（四）肿瘤抗原

肿瘤抗原是指细胞在癌变过程中出现的新抗原及过度表达的抗原物质的总称。可分为以下几类。

1. 肿瘤特异性抗原 指仅存在于肿瘤细胞表面，为某一肿瘤细胞所特有的抗原。近年来应用单克隆抗体已在人类黑色素瘤、结肠癌、乳腺癌等肿瘤细胞表面检测出此类抗原。

2. 肿瘤相关抗原 此类抗原非肿瘤细胞特有，正常细胞上也可微量表达，但在细胞癌变时其含量明显增加，故称肿瘤相关抗原。检测此抗原对某些肿瘤的诊断、预后判断及治疗有一定的价值。例如，甲胎蛋白（alpha fetoprotein，AFP），原为胎儿血清中的正常成分，出生后直至成年在血清中含量极少，但患原发性肝癌时，血清中 AFP 含量显著增高。

3. 病毒诱发的肿瘤抗原 人类某些肿瘤与病毒感染密切相关。例如，B 细胞淋巴瘤和鼻咽癌与 EB 病毒感染有关；宫颈癌与人类乳头瘤病毒有关；原发性肝癌与乙型肝炎病毒有关。在这些肿瘤细胞中可检出相应的病毒基因和抗原，在患者血清中能检测到相关病毒的抗体。

考点：医学上重要的抗原

第 2 节 免疫球蛋白

抗体（antibody，Ab）是 B 细胞受抗原刺激后活化、增殖分化为浆细胞产生的，能与相应抗原特异性结合的球蛋白。抗体主要存在于血清等体液中。因此，将 B 细胞介导的以抗体为主要效应分子的免疫应答称为体液免疫。

免疫球蛋白（immunoglobulin，Ig）是指具有抗体活性或化学结构与抗体相似的球蛋白。抗体是生物学功能的概念，而免疫球蛋白是化学结构的概念。抗体都是免疫球蛋白，免疫球蛋白并不都是抗体，如骨髓瘤细胞产生的免疫球蛋白无抗体活性。存在于体液中的免疫球蛋白称为分泌型 Ig（secreted Ig，sIg），存在于 B 细胞膜上的免疫球蛋白为抗原受体，又称为膜型 Ig（membrane Ig，mIg）。人类的免疫球蛋白有五类，分别为 IgG、IgM、IgA、IgD 和 IgE。

考点：抗体、免疫球蛋白的概念

链接　谁最早发现并使用了抗体？

早在 1890 年，德国学者贝林和日本学者卡萨特在研究中应用白喉外毒素给动物——豚鼠进行免疫时，发现在动物血清中有一种能中和外毒素的物质，他们称之为抗毒素。再将这种抗毒素转移给另一个正常动物，可使该动物免受白喉毒素的侵害。Behring 于 1891 年应用来自动物的含抗毒素的免疫血清，成功地治愈了一例白喉患儿，这是第一个被动免疫治愈的病例，为此他于 1902 年获得了诺贝尔生理学或医学奖。这种抗毒素就是最早被发现和使用的抗体。

一、免疫球蛋白的结构

（一）基本结构

1. **重链与轻链**　Ig 分子的基本结构是由四条多肽链构成的单体，即由两条相同的重链（heavy chain，H 链）和两条相同的轻链（light chain，L 链）组成，链间经二硫键连接，呈"Y"字形（图 10-4）。

2. **可变区与恒定区**　重链由 450～550 个氨基酸残基组成，轻链由 214 个氨基酸残基组成。肽链的氨基端称 N 端，羧基端称 C 端。每条肽链分为：①可变区（variable region，V 区），即 N 端重链的 1/4 或 1/5 和轻链 1/2，重链和轻链的可变区用 V_H 和 V_L 表示。V 区氨基酸序列的变化很大，V_H 和 V_L 中，各有 3 个区域的氨基酸组成和排列顺序高度变化，称为高变区或互补决定区（complementarity determining region，CDR），共同组成 Ig 的抗原结合部位，决定着抗体的特异性并识别及结合抗原（图 10-5）；②恒定区（constant region，C 区），指 C 端重链的 3/4 或 4/5 和轻链 1/2，C 区氨基酸的组成和排列比较恒定。重链和轻链的恒定区用 C_H 和 C_L 表示。

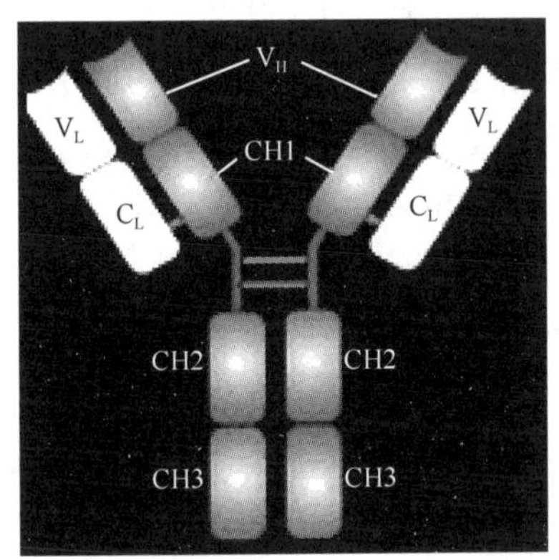

图 10-4　免疫球蛋白结构及功能区

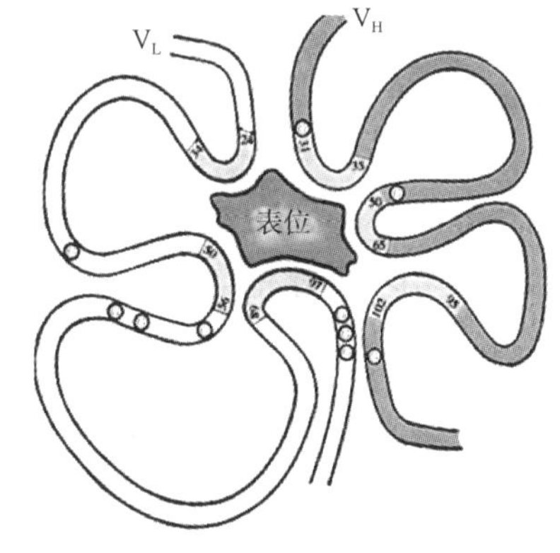

图 10-5　抗体的互补决定区与抗原表位结合

（二）其他结构

1. **连接链**（joining chain，J 链）　是由浆细胞合成多肽链，主要功能是将单体 IgA 和 IgM 连接为二聚体 IgA 和五聚体 IgM（图 10-6）。IgG、IgD 和 IgE 为单体，不含 J 链。

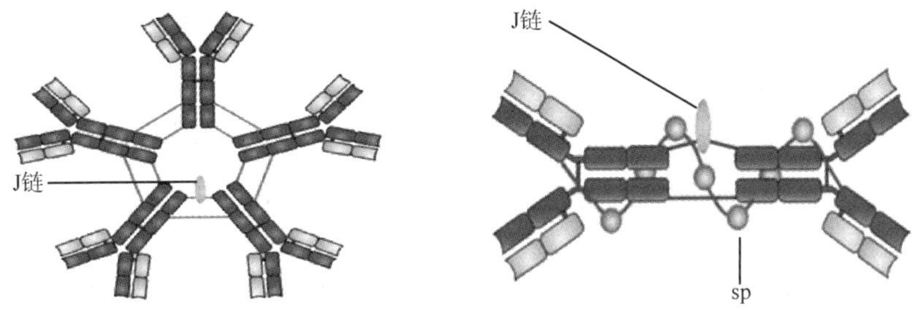

图 10-6　IgM 和分泌型 IgA 结构示意图

2. **分泌片**（secretory piece，SP）　是由黏膜上皮细胞合成和分泌多肽，结合于 IgA 二聚体上，使其成为分泌型 IgA（sIgA），并一起分泌到黏膜表面。分泌片的作用是介导二聚体 IgA 从黏膜下到黏膜表面的转运，同时保护 sIgA 免受蛋白水解酶的降解。

二、免疫球蛋白的功能区及水解片段

（一）功能区

每条肽链被链内二硫键连接折叠形成几个球形结构，每个结构代表一个功能区。IgA、IgG、IgD 的重链有 4 个功能区，即 V_H、CH_1、CH_2、CH_3；IgM 和 IgE 的重链有 5 个功能区，即多一个 CH_4；轻链有 V_L 和 C_L 两个功能区。各功能区的功能为：①V_H 和 V_L 是抗原抗体特异性结合部位；②CH_1 和 C_L 具有部分同种异型的遗传标志；③IgG 的 CH_2 和 IgM 的 CH_3 是补体（C1q）的结合部位，参与补体激活。母体的 IgG 借助 CH_2，可主动通过胎盘；④IgG 的 CH_3 可与吞噬细胞、B 细胞、NK 细胞表面的 IgG 的 Fc 受体结合；IgE 的 CH_2 和 CH_3 可与肥大细胞和嗜碱性粒细胞表面的 IgE 的 Fc 受体结合，与 I 型超敏反应的发生有关。

（二）铰链区

介于 CH_1 和 CH_2 之间的区域称为铰链区，含有较多的脯氨酸，富有弹性及伸展性，能改变 Ig 的“Y”字形两臂之间的距离，有利于抗体同时结合两个不同部位的抗原表位，也利于暴露 Ig 分子上的补体结合点而激活补体。铰链区对木瓜蛋白酶和胃蛋白酶敏感。

考点：免疫球蛋白的概念、基本结构

（三）Ig 的水解片段

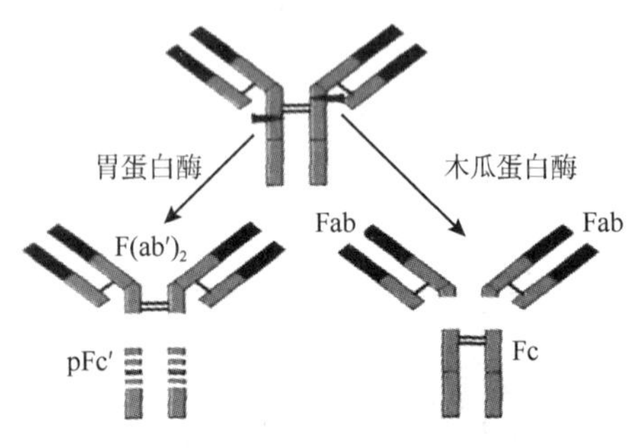

图 10-7　免疫球蛋白水解片段

用木瓜蛋白酶水解 IgG，可在其重链铰链区二硫键近 N 端侧切断，使其裂解为两个相同的 Fab 段和 1 个 Fc 段（图 10-7）。Fab 段即抗原结合片段（fragment antigen binding，Fab），它含有一条完整的轻链和重链 N 端的 l/2 部分。1 个 Fab 段结合 1 个抗原表位，为单价；Fc 段即可结晶片段（fragment crystallizable，Fc），含有 CH_2 和 CH_3 功能区，故仍具有活化补体及与细胞 Fc 受体结合的能力。用胃蛋白酶水解 IgG，可在其重链铰链区二硫键近 C 端侧切断，可获得 1 个 $F(ab')_2$ 片段和一些小片段 pFc′。pFc′最终被降解，无生物学作用。$F(ab')_2$，能结合 2 个抗原表位，为双价。

对 Ig 酶解片段的研究，不仅对阐明 Ig 分子结构和功能有重要意义，对制备免疫制剂和医疗实践也有实际意义。如马血清抗毒素经胃蛋白酶处理后，除去 Fc 段制成的精制品，可减少超敏反应的发生。

考点：免疫球蛋白的水解片段

三、免疫球蛋白的生物学功能

免疫球蛋白的生物学功能是以其分子结构的功能区为基础，与抗原特异性结合（由可变区完成），与抗原结合后激发效应功能（由恒定区完成）。

1. 特异性结合抗原　免疫球蛋白的 V 区，特别是高变区的空间构型与相应抗原的表位相吻合，相互可以发生特异性结合。这是免疫球蛋白最主要的功能。抗原抗体结合后可以发挥相应的免疫效应。如中和病毒、中和外毒素、阻止病毒和细菌黏附机体的靶细胞。

2. 激活补体　抗体 IgG、IgM 与相应抗原结合后构象发生改变，使其 CH_2/CH_3 功能区补体结合点暴露，C1q 与之结合，从而通过经典途径激活补体系统，产生杀伤或溶解靶细胞等多种生物学效应。此外，IgA、IgE 的凝聚物能激活补体旁路途径。

3. 与细胞表面 Fc 受体结合　Ig 可通过其 Fc 段与具有相应 Fc 受体的细胞结合，从而产生多种生物学效应。①调理作用，当 IgG 与细菌等颗粒性抗原结合后，可通过其 Fc 段与巨噬细胞或中性粒细胞表面的相应 Fc 受体结合，促进吞噬细胞对细菌等颗粒性抗原的吞噬作用；②发挥抗体依赖细胞介导

的细胞毒作用，当IgG与带有相应抗原的靶细胞结合后，其Fc段可与NK细胞、巨噬细胞表面相应的Fc受体结合，促使细胞释放穿孔素和颗粒酶，导致靶细胞溶解破坏；③介导Ⅰ型变态反应，IgE有亲细胞性，与肥大细胞或嗜碱性粒细胞的Fc受体结合，当相同抗原再次进入机体后，可导致Ⅰ型变态反应的发生。

4. 通过胎盘和黏膜 母体的IgG是唯一可通过胎盘进入胎儿血液，形成婴儿的自然被动免疫。sIgA可经黏膜上皮进入消化道及呼吸道，发挥局部免疫作用。

四、五类免疫球蛋白的分布及特性

（一）IgG

IgG是血清和细胞外液中的主要抗体，占血清Ig总量的70%～80%，且在五类Ig中半衰期最长，为20～23d。主要以单体形式存在，有IgG1～IgG4 4个亚类。由于它含量高、分布广、维持时间长，因此是机体重要的抗菌、抗病毒及抗毒素抗体，亦可通过经典途径激活补体。IgG是唯一能通过胎盘的抗体，对新生儿抗感染具有重要意义。通常婴儿出生后3个月合成IgG，3～5岁达到成人水平，40岁以后逐渐下降。此外，IgG可参与Ⅱ、Ⅲ型超敏反应。

（二）IgM

IgM有单体和五聚体。五聚体IgM是分子量最大的Ig，称为巨球蛋白，不能通过血管壁，主要存在于血清中，占血清Ig总量的10%左右。产生最早，半衰期较短（约5天），在感染早期发挥作用。血清中检出特异性IgM，提示有近期感染，可用于感染的早期诊断。IgM是个体发育中最早合成的抗体，在胚胎晚期即可产生IgM，故脐带血中IgM的升高提示胎儿有宫内感染。IgM结合抗原和激活补体的能力比IgG强，故在促进溶菌、杀菌及凝集方面作用比IgG大。天然血型抗体、类风湿因子均为IgM，IgM也参与Ⅱ、Ⅲ型超敏反应。单体IgM以膜型（mIgM）表达于B细胞表面，是B细胞抗原受体（BCR）的主要组成成分，只表达mIgM的B细胞是未成熟的B细胞。

（三）IgA

IgA分为血清型IgA和分泌型IgA（sIgA）。血清型IgA为单体，主要存在于血清中，占血清Ig总量的15%左右。sIgA为双体，主要存在于乳汁、唾液、泪液和呼吸道、消化道、泌尿生殖系统黏膜表面，sIgA通过与病原体特异性结合，阻止病原体黏附于黏膜上皮细胞表面，在局部抗感染免疫中发挥重要作用。婴儿可从母乳中获得sIgA，形成重要的自然被动免疫，因此临床提倡母乳喂养。新生儿易患呼吸道、消化道感染，可能与sIgA合成不足有关。

（四）IgD

IgD为单体，血清中含量低，仅占血清Ig总量的1%。血清IgD的功能尚不清楚。膜型IgD（mIgD）是B细胞抗原受体（BCR）的重要组成成分，为B细胞分化发育成熟的标志，成熟B细胞同时表达mIgM和mIgD。成熟B细胞活化或变成记忆B细胞时，表面的mIgD逐渐消失。

（五）IgE

IgE为单体，在血清中含量极低，仅占血清Ig总量的0.002%，IgE可通过其Fc段与嗜碱性粒细胞和肥大细胞膜上的Fc受体结合，引起Ⅰ型超敏反应，故称亲细胞抗体。此外，IgE可能与机体抗寄生虫免疫有关。

考点：免疫球蛋白的功能，五类免疫球蛋白的特性

五、人工制备抗体的类型

（一）多克隆抗体

通常天然抗原具有多种抗原决定簇，免疫动物后可刺激具有相应抗原受体的B细胞发生免疫应答，产生多种相应抗体，这种可针对多种抗原决定簇的混合抗体即为多克隆抗体（polyclonal antibody，PcAb）。获得多克隆抗体的途径主要有动物免疫血清、恢复期患者血清、免疫接种人群的血清。多克隆抗体的优点是作用全面、来源广泛、制备容易；其缺点是特异性不高，常发生交叉反应，使其应用

受到限制。

（二）单克隆抗体

单克隆抗体（monoclonal antibody，McAb）是指只能识别并结合一种特定的抗原决定簇的B淋巴杂交瘤细胞产生的抗体。由于一个B细胞克隆只产生针对一种抗原决定簇的抗体，因此称为单克隆抗体，简称单抗。

McAb具有高纯度、强特异性、高效价、少或无血清交叉反应等优点。McAb已广泛用于医学和生物学各领域。McAb用于酶联免疫吸附试验、放射免疫分析等技术，制成商品化试剂盒用于病原体和肿瘤抗原的检测；与抗癌药物或放射性标记物偶联，用于肿瘤的治疗和定位诊断。

（三）基因工程抗体

基因工程抗体（genetic engineering antibody）又称重组抗体，是在充分认识Ig基因结构和功能的基础上，应用DNA重组和蛋白质工程技术，按人们的意愿在基因水平上对现有优良的鼠单克隆抗体进行改造，制成新型的抗体分子。基因工程抗体保留了天然抗体的特异性和主要生物学活性，去除或减少了无关结构，大大降低了鼠源性McAb对人体的免疫原性副作用，并可赋予抗体分子以新的生物学活性，因此具有更广泛的应用前景。目前，基因工程抗体主要有人-鼠嵌合抗体、改形抗体、单链抗体和双特异性抗体等。

考点：单克隆抗体的概念

链 接 单克隆抗体

1975年，英国两位科学家首创了杂交瘤细胞技术，于1984年获得诺贝尔生理学或医学奖。将能在体外无限增殖但不能分泌特异性抗体的骨髓瘤细胞和能产生抗体但不能无限增殖的B细胞融合成杂交瘤细胞，这种细胞既可以无限增殖又可制备针对一种抗原表位的特异性抗体即单克隆抗体，其具有理化性状高度均一、生物活性单一、与抗原结合的特异性强、便于人为处理和质量控制等优点，这项技术从根本上解决了在抗体制备中长期存在的特异性和可重复性问题。

第3节 细胞因子

细胞因子（cytokine，CK）是由机体活化的免疫细胞（如T细胞、B细胞等）或非免疫细胞（如成纤维细胞、血管内皮细胞等）所合成、分泌的具有多种生物活性的小分子蛋白质物质的统称。可以介导免疫细胞间的相互作用，参与免疫应答、免疫效应的整个过程，同时发挥免疫调节作用。

考点：细胞因子的概念

一、细胞因子的种类

根据结构和功能，细胞因子可分为六类。

1. 白细胞介素（interleukin，IL） 最初是指由白细胞产生又在白细胞间发挥作用的细胞因子，后来发现IL可由其他细胞产生，也可作用于其他细胞。目前已发现38种，分别命名为IL-1～IL-38。

2. 干扰素（interferon，IFN） 是最早发现的细胞因子，因其能干扰病毒的感染和复制，故称干扰素。根据来源和理化性质分为α、β和γ三种类型。IFN-α和IFN-β合称为Ⅰ型干扰素，主要由被病毒感染的细胞、单核-巨噬细胞、成纤维细胞产生，其作用以抗病毒、抗肿瘤为主，也有一定的免疫调节作用。IFN-γ又称Ⅱ型干扰素，由活化的T细胞和NK细胞产生，其作用以免疫调节为主，抗病毒、抗肿瘤作用不及Ⅰ型干扰素。

3. 肿瘤坏死因子（tumor necrosis factor，TNF） 因最初发现其能引起肿瘤组织出血坏死而得名。TNF有两种，TFN-α和TNF-β。TFN-α由活化单核-吞噬细胞产生，又称为恶病质素；TNF-β为抗原或促分裂原刺激活化的T细胞产生，又称为淋巴毒素。两种因子的生物学作用相似。

4. **集落刺激因子**（colony stimulating factor，CSF） 是指能够刺激造血干细胞和不同发育分化阶段的造血祖细胞增殖分化的细胞因子。主要有粒细胞-巨噬细胞集落刺激因子（GM-CSF）、粒细胞集落刺激因子（G-CSF）等。

5. **趋化因子**（chemokine） 是一类促进炎症的细胞因子，其主要作用是招募血液中的单核细胞、中性粒细胞、淋巴细胞等进入感染发生的部位。主要有单核细胞趋化蛋白1（MCP-1）、中性粒细胞趋化因子（IL-8）、淋巴细胞趋化蛋白等。

6. **生长因子**（growth factor，GF） 是具有刺激细胞生成作用的细胞因子。包括表皮细胞生成因子（EGF）、血管内皮细胞生长因子（VEGF）、成纤维细胞生成因子（FGF）、神经生长因子（NGF）等。有些细胞因子未以生长因子命名但也有刺激细胞生成的作用，如IL-2是T细胞的生长因子，TNF-α是成纤维细胞的生长因子。有些生长因子也可表现出对免疫应答的抑制作用，如转化生长因子-β（TGF-β）可抑制多种免疫细胞的增殖、分化及免疫效应。

几种常见的细胞因子及其主要生物学作用，见表10-2。

表10-2 常见的细胞因子及其主要生物学作用

名称	主要产生细胞	主要生物学作用
L-1	单核细胞、上皮细胞 内皮细胞	致热原性物质、诱导急性期反应、引起恶病质、协同刺激T细胞、诱导多种细胞产生其他细胞因子
L-2	活化T细胞	刺激T、B细胞增殖，增强Tc细胞、NK细胞、单核-吞噬细胞的杀伤活性
L-4	T细胞、肥大细胞	激活B细胞增殖、分化、产生Ig，促进IgE类别转换，抑制Th1细胞
L-6	活化的T细胞（Th2）、单核细胞、成纤维细胞	促进B细胞增殖分化、产生抗体，促进急性期蛋白产生，刺激造血（巨核细胞），刺激T细胞生长
L-8	单核-巨噬细胞 内皮细胞	吸引中性粒细胞、嗜酸性粒细胞、嗜碱性粒细胞定向趋化运动
IFN-α/β（Ⅰ型）	白细胞 成纤维细胞	抑制病毒复制增殖、增强NK细胞杀伤能力 调节MHC分子表达
IFN-γ（Ⅱ型）	活化的T细胞、NK细胞	增强巨噬细胞、NK细胞杀伤作用，促进MHC分子表达和抗原提呈，促进靶细胞MHC-Ⅰ类分子表达，增强Tc细胞杀伤靶细胞，抑制Th2细胞
TNF-α	单核-巨噬细胞	引起发热反应，引起恶病质、局部炎症，激活内皮细胞表达黏附分子，杀伤或抑制肿瘤
TNF-β（LT）	活化的T细胞	杀伤靶细胞，激活巨噬细胞，抑制局部炎症

二、细胞因子的作用特点

1. **旁分泌和自分泌性** 细胞因子通常以旁分泌或自分泌形式作用于邻近细胞或产生细胞因子的细胞。多数因子只在产生的局部起作用，少数因子的作用方式类似内分泌，可作用于远处细胞。

2. **非特异性** 细胞因子作用于靶细胞，无抗原特异性，也不受MHC限制。但细胞因子必须与相应受体结合，才能产生明显生物学效应。

3. **多效性与重叠性** 一种细胞因子可作用于多种靶细胞，产生多种生物学效应，具有多效性。几种不同的因子可对同一种靶细胞作用，产生相同或相似的生物学效应，因而具有重叠性。

4. **两面性** 通常在生理条件下，细胞因子可发挥免疫调节作用，促进造血、抗感染、抗肿瘤等作用；在一定条件下，又具有介导炎症反应、诱导自身免疫反应、诱导肿瘤及某些疾病发生的作用。

5. **网络性** 众多的细胞因子在机体内存在，可通过合成分泌相互调节，使受体的表达、生物学效应的多效性和重叠性形成相互交叉，相互间促进或抑制，形成十分繁杂的细胞因子调节网络。

三、细胞因子的生物学作用

1. **抗感染和抗肿瘤作用** 具有抗感染、抗肿瘤作用的细胞因子主要有IL-1、IL-12、TNF及IFN等。

它们有些可以直接作用于组织细胞或肿瘤细胞产生效应，有些也可通过激活效应细胞间接发挥作用。

2. 免疫调节作用 免疫细胞间存在错综复杂的调节关系，细胞因子是传递这种调节信号必不可少的信息分子。如在免疫应答过程中 T、B 淋巴细胞的活化、增殖、分化离不开巨噬细胞及 Th 细胞产生的 IL-1、IL-2、IL-4 及 IL-6 等细胞因子的作用。细胞因子可通过细胞因子网络对免疫应答发挥双向调节作用。

3. 参与炎症反应 IL-1、IL-8、TNF-α 等能促进单核-巨噬细胞和中性粒细胞等聚集于炎症部位，并诱导这些炎症细胞、血管内皮细胞或成纤维细胞活化，释放炎症介质，引起或加重炎症反应。IL-1、TNF-α 作为内源性致热原可直接作用于下丘脑体温调节中枢引起发热反应。

4. 刺激造血促进细胞生长和组织修复 在免疫应答和炎症反应过程中，血细胞被大量消耗，器官组织细胞也有损伤。集落刺激因子等细胞因子可刺激骨髓造血，调控血细胞的生成和补充；生长因子可促进细胞生长；IL-8 可促进血管的新生。这对组织损伤的修复有意义。

考点：细胞因子的生物学作用

第 4 节 免疫器官与免疫细胞

免疫系统是机体执行免疫功能发挥免疫应答的物质基础，由免疫器官、免疫细胞和免疫分子组成。免疫分子包括抗体、补体及细胞因子等。本节主要介绍免疫器官和免疫细胞。

一、免 疫 器 官

免疫器官指产生免疫细胞、执行免疫功能的器官或组织。根据功能不同，分为中枢免疫器官和外周免疫器官。

（一）中枢免疫器官

中枢免疫器官是免疫细胞发生、分化和成熟的场所。人类中枢免疫器官包括骨髓和胸腺。

1. 骨髓（bone marrow） 是各种血细胞和免疫细胞发生和分化的场所。骨髓中的多能造血干细胞具有自我再生和分化成不同血细胞的潜能。骨髓既是造血器官也是人和哺乳动物 B 淋巴细胞分化成熟的场所。当骨髓功能障碍时将严重损害机体的造血功能和免疫功能。

2. 胸腺（thymus） 是 T 淋巴细胞发育、分化、成熟的场所。来自骨髓的淋巴样干细胞在胸腺微环境诱导下，经过复杂的分化发育过程，仅有约 5%的细胞成熟为功能性 T 淋巴细胞（即 $CD4^+$T 淋巴细胞和 $CD8^+$T 淋巴细胞），移行至外周免疫器官和血液循环中，发挥细胞免疫作用。老年期胸腺萎缩、功能衰退，导致细胞免疫功能下降，容易发生感染和肿瘤。

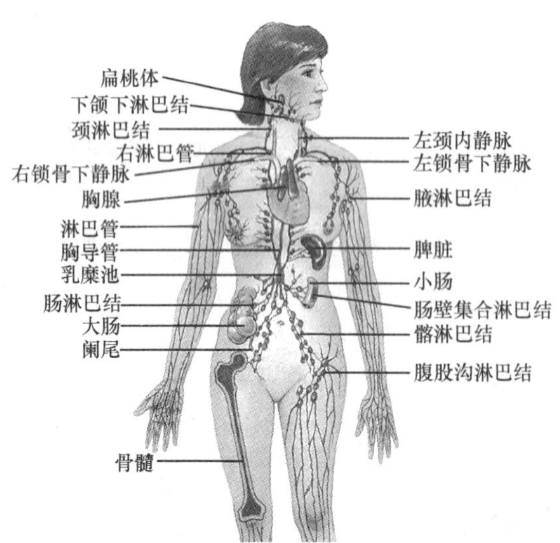

图 10-8 淋巴组织在全身的分布

（二）外周免疫器官

外周免疫器官包括淋巴结、脾脏和黏膜相关的淋巴组织，是成熟淋巴细胞定居的场所和发生免疫应答的部位。

1. 淋巴结 人体内有淋巴结 500～600 个（图 10-8），淋巴结内有 T 淋巴细胞、B 淋巴细胞和巨噬细胞。淋巴结的主要功能：①过滤淋巴液，侵入机体的细菌、病毒、毒素等有害异物，通常随组织淋巴液进入局部引流区淋巴结内，可被淋巴结中的巨噬细胞有效地清除；②淋巴结是 T 淋巴细胞和 B 淋巴细胞定居和接受抗原刺激后发生免疫应答的场所；③淋巴结是血液中淋巴细胞进入淋巴系统、完成淋巴细胞再循环的主要场所。

2. 脾脏　是人体内最大的免疫器官，脾脏的主要功能：①储存和过滤血液，脾脏有大量的血窦能储存血液，脾内的巨噬细胞和网状内皮细胞可清除血液中的病原体和突变、衰老的细胞，使血液得到净化。②脾脏是T淋巴细胞和B淋巴细胞定居和受抗原刺激后发生免疫应答的场所，脾脏中B淋巴细胞的比例较大，是产生抗体的主要部位。

3. 黏膜相关的淋巴组织（mucosal-associated lymphoid tissue，MALT）　主要指呼吸道、肠道及泌尿生殖系统黏膜下无被膜的淋巴组织，以及扁桃体、小肠派尔集合淋巴结、阑尾等器官化的淋巴组织。

黏膜是病原微生物等抗原性异物侵入机体的主要门户，MALT是发生局部特异性免疫应答和产生分泌型IgA（sIgA）的重要部位。sIgA经黏膜上皮细胞分泌至黏膜表面，成为黏膜局部抵御病原微生物感染的主要机制。

考点：中枢免疫器官、外周免疫器官

二、免疫细胞

与免疫有关的细胞统称为免疫细胞，主要包括造血干细胞，T、B淋巴细胞和抗原提呈细胞等。T、B淋巴细胞在抗原作用下能够活化、增殖和分化，产生效应性淋巴细胞和抗体，所以又称为免疫活性细胞。

（一）造血干细胞

造血干细胞是存在于组织中的一群原始造血细胞，骨髓是造血干细胞的主要来源。造血干细胞具有自我更新和分化两种主要潜能，赋予机体在生命过程中始终保持造血的能力。造血干细胞是各种血细胞的共同祖先，在骨髓、胸腺微环境作用下，分化为定向干细胞及成熟的子代血细胞（图10-9）。

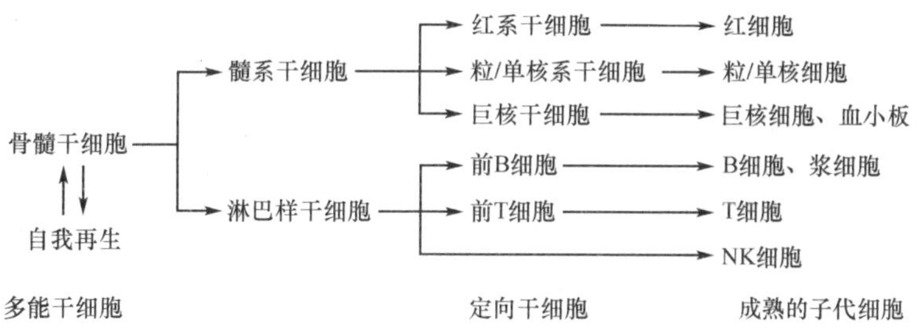

图10-9　骨髓造血干细胞的分化与发育

人造血干细胞的主要表面标志是分化抗原CD34和CD117。分化抗原是指血细胞在分化的不同阶段，以及细胞活化过程中，出现或消失的表面分子，以分化群（cluster of differentiation，CD）命名，应用CD单克隆抗体检测及编号。

（二）淋巴细胞

淋巴细胞是机体免疫系统的主要细胞，在免疫应答中发挥重要作用。占外周血白细胞总数的20%～45%，成年人体内约有10^{12}个淋巴细胞。淋巴细胞根据表型与功能不同分为不同的群体，如T淋巴细胞、B淋巴细胞、NK细胞等。T淋巴细胞和B淋巴细胞还可分为不同的亚型。

1. T淋巴细胞（T细胞）

（1）T细胞的来源、分化和功能：T淋巴细胞（T lymphocyte）简称T细胞。T细胞来源于骨髓造血干细胞，在胸腺微环境作用下分化发育为成熟的T细胞，故又称胸腺依赖性淋巴细胞。T细胞经血液循环到达并定居于外周免疫器官，当受到抗原刺激后，T细胞会进一步活化、增殖、分化为效应T细胞，发挥细胞免疫效应。

（2）T细胞的表面标志分子：T细胞表面有许多可起到鉴别作用的膜分子，包括表面抗原和表面受体，主要介绍T细胞表面受体。

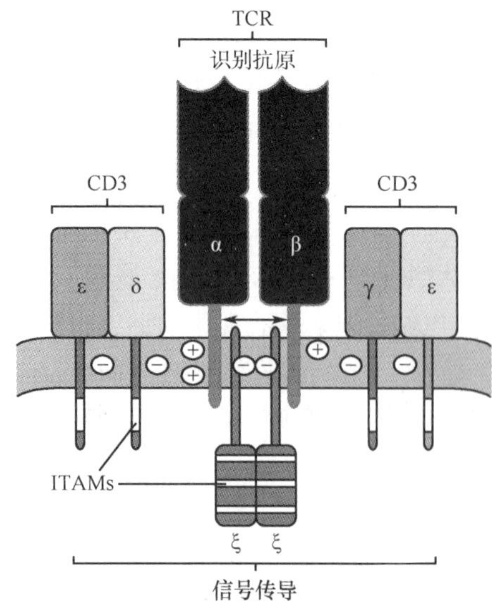

图 10-10 TCR-CD3 复合物

1）T 细胞抗原受体（T cell antigen receptor，TCR）：TCR 为所有 T 细胞表面的特征性标记分子。TCR 是 T 细胞特异性识别抗原的受体。

TCR 是由 α、β 或 γ、δ 两条肽链组成的 TCRα、β 或 TCRγ、δ 的异二聚体。其中由 α 和 β 链组成的 T 细胞占到 95%以上，即称 $TCR\alpha\beta^+T$ 细胞。TCR 的作用是识别抗原，但与 B 淋巴细胞识别抗原不同。TCR 不能直接识别游离抗原表面的表位，只能特异性识别抗原提呈细胞表面抗原肽-MHC 分子复合物。TCR 在抗原识别过程中要与 CD3 分子结合，CD3 分子将抗原信号传入 T 细胞内（图 10-10）。

2）CD4 分子和 CD8 分子：成熟的 T 细胞一般只表达 CD4 或 CD8 分子，即 $CD4^+T$ 细胞或 $CD8^+T$ 细胞。CD4 分子是由一条肽链组成的跨膜蛋白，与 MHC-Ⅱ类分子结合（图 10-11）；CD8 分子是由两条链组成的跨膜蛋白，与 MHC-Ⅰ类分子结合（图 10-12）。

CD4 分子还是 HIV 包膜蛋白 gp120 受体，gp120 与 CD4 分子结合是 HIV 侵入并感染 $CD4^+T$ 细胞的机制之一。

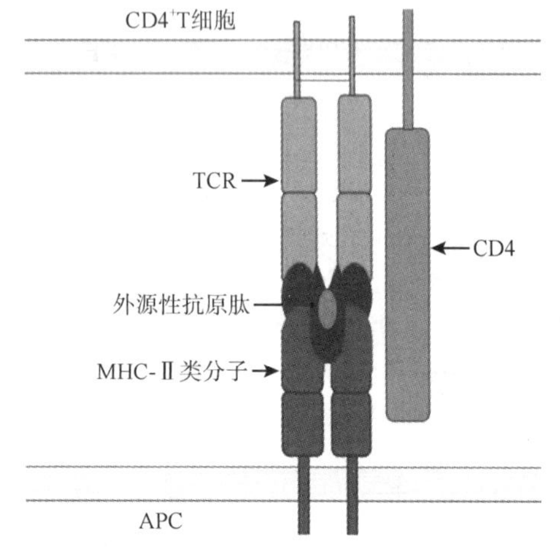

图 10-11 CD4 与 MHC-Ⅱ类分子结合

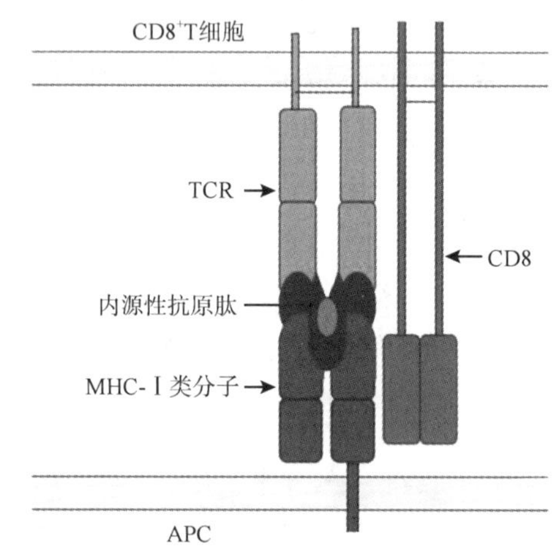

图 10-12 CD8 与 MHC-Ⅰ类分子结合

（3）T 细胞亚群：人类成熟 T 细胞是不均一的细胞群体，根据其表面标志和功能的不同可进一步分为若干亚群。根据是否表达 CD4 或 CD8 分子将 T 细胞分为：

1）$CD4^+T$ 细胞：其识别抗原受 MHC-Ⅱ类分子限制。$CD4^+T$ 细胞包括 Th1 和 Th2 细胞。Th1 细胞与抗原接触后，可通过释放 IL-2、IFN-γ、TNF-β 等因子，引起炎症反应或迟发型超敏反应，Th1 细胞又称为炎性 T 细胞或迟发型超敏 T 细胞（TDTH）；Th2 细胞可通过释放 IL-4、IL-5、IL-6、IL-10 等因子，辅助 B 淋巴细胞增殖、分化及分泌抗体，引起体液免疫应答。

2）$CD8^+T$ 细胞：其识别抗原受 MHC-Ⅰ类分子限制。$CD8^+T$ 细胞主要包括细胞毒性 T 细胞（Tc 细胞或 CTL），Tc 细胞为细胞免疫效应细胞，经抗原致敏后，可特异性杀死带致敏抗原的靶细胞，如肿瘤细胞和感染了病毒的组织细胞（表 10-3）。

表 10-3 T 细胞的亚群及作用

T 细胞亚群	亚群内细胞名称	免疫作用
$CD4^+$亚群	辅助性 T 细胞 1（Th1）	辅助和参与细胞免疫应答
	辅助性 T 细胞 2（Th2）	辅助体液免疫应答

续表

T 细胞亚群	亚群内细胞名称	免疫作用
$CD8^+$亚群	细胞毒性 T 细胞（Tc 细胞或 CTL）	杀伤抗原靶细胞
	抑制性 T 细胞（Ts 细胞）	抑制细胞免疫应答和体液免疫应答

2. B 淋巴细胞（B 细胞）

（1）B 细胞的来源、分化和功能：B 淋巴细胞（B lymphocyte）简称 B 细胞，来源于骨髓，并在骨髓中发育分化为成熟的 B 淋巴细胞，故又名骨髓依赖性淋巴细胞。成熟的 B 细胞经血液循环到达并定居于外周免疫器官，受到抗原刺激后，B 细胞即分化增殖为浆细胞并产生抗体，发挥体液免疫的作用。

（2）B 细胞的表面标志（主要介绍表面受体）

1）B 细胞抗原受体（B cell antigen receptor，BCR）：在 B 细胞表面，由识别和结合抗原的 BCR 和传递抗原信号的 Igα/Igβ 组成复合物（图 10-13）。

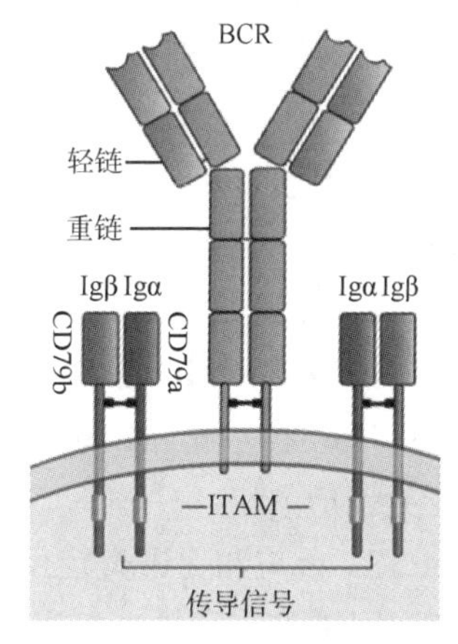

图 10-13 BCR 复合物及辅助受体

BCR 是镶嵌于细胞膜脂质双层中的免疫球蛋白，称为膜型 Ig（mIg），是 B 细胞表面主要特有的标志。未成熟 B 细胞仅表达 mIgM；成熟 B 细胞表达 mIgM 和 mIgD。

2）辅助受体：B 细胞表面的 CD19/CD21/CD81 以非共价相连，形成一个 B 细胞多分子活化辅助受体，其作用是增强 B 细胞对抗原刺激的敏感性。CD21 即 CR2，为补体 C3d 受体。CD21 也是 B 细胞上的 EB 病毒受体。

（3）B 细胞亚群：根据是否表达 CD5 将 B 细胞分为 B1（$CD5^+$）和 B2（$CD5^-$）细胞。

1）B1 细胞发生于个体发育的早期，主要分布于腹膜腔、胸膜腔和肠道固有层。Bl 细胞表面表达 CD5 和 SmIgM，不表达 SmIgD。B1 细胞的抗原识别谱较窄，主要针对 TI-抗原发生免疫应答。B1 细胞主要产生低亲和力的 IgM 类抗体。

2）B2 细胞即通常所称的 B 细胞，是参与体液免疫的主要细胞类别。在个体发育中出现较晚，定居于各外周免疫器官。成熟的 B 细胞在抗原的刺激和 Th 细胞的辅助下，活化、增殖、分化为产生分泌抗体的浆细胞。B2 细胞产生高亲合力抗体，行使体液免疫功能。此外，活化的 B2 细胞还具有抗原提呈和免疫调节功能。

考点：T、B 淋巴细胞

3. NK 细胞 NK 细胞（natural killer cell，NK 细胞）即自然杀伤细胞。来源于骨髓淋巴样干细胞，其发育成熟依赖于骨髓微环境，占人外周血中淋巴细胞总数的 5%～10%。NK 细胞不表达抗原受体，是不同于 T 细胞和 B 细胞的另一类淋巴细胞。一般将表面 $CD3^-$、$CD16^+$、$CD56^+$的淋巴细胞视为 NK 细胞。

NK 细胞可直接杀伤肿瘤细胞和病毒感染细胞，其杀伤作用是非特异性的，无须抗体参与或抗原预先致敏，也不受 MHC 限制。因此在机体抗肿瘤和早期抗病毒感染的过程中起重要作用。NK 细胞杀伤靶细胞的机制与 $CD8^+$Tc 细胞基本相同，即通过释放穿孔素和颗粒酶、表达 FasL 及分泌 TNF 使靶细胞溶解破坏或发生凋亡。也可通过 NK 细胞表面表达 IgG 的 Fc 受体，识别杀伤与 IgG 抗体结合的靶细胞，即 ADCC 作用。

考点：ADCC 作用

（三）抗原提呈细胞

抗原提呈细胞（antigen-presenting cell，APC）是指能摄取、加工、处理抗原，以抗原肽-MHC-Ⅱ/Ⅰ类分子复合物的形式表达于细胞表面，供 $CD4^+$/$CD8^+$T 细胞识别的一类细胞。“专职”APC 主要有单核-吞噬细胞、树突状细胞和 B 细胞。在此主要介绍单核-吞噬细胞。

单核-吞噬细胞主要包括外周血中的单核细胞和组织内的巨噬细胞。它们是机体重要的免疫细胞，具有抗感染、抗肿瘤、参与免疫应答和免疫调节等多种生物学功能。主要作用有：

1. 吞噬杀伤作用 单核-巨噬细胞有很强的吞噬杀伤能力，可直接吞噬清除异物，杀伤肿瘤细胞和胞内寄生的病原体。其吞噬杀伤作用是非特异性的。在特异性免疫效应阶段，活化的 Th1 细胞产生的细胞因子及活化 B 细胞分化成浆细胞产生的抗体（IgG），通过与细胞表面的细胞因子受体和 IgG 的 Fc 受体（该细胞也可产生 ADCC 作用）的作用，可使其吞噬杀伤作用得以增强。

2. 提呈抗原启动免疫应答 单核-巨噬细胞可对外源性和内源性抗原摄取、加工处理和提呈，并以抗原肽-MHC-Ⅱ/Ⅰ类分子复合物的形式表达于细胞表面，供 $CD4^+$/$CD8^+$T 细胞识别，启动细胞免疫应答。此外，被吞噬消化后的抗原性可通过胞吐作用排出胞外，刺激 B 细胞活化，启动体液免疫应答。

3. 参与和促进炎症反应 单核-巨噬细胞在发挥吞噬作用的同时，通过分泌胞外酶和致炎因子及细胞因子参与和促进炎症反应。

4. 分泌多种细胞因子参与免疫调节 促进免疫的细胞因子主要有 IL-1、IL-6、IL-12、TNF-α，抑制免疫的细胞因子主要为 IL-10。

第5节 免疫应答

一、概 述

免疫应答（immune response，Ir）是机体受抗原刺激后，免疫细胞对抗原分子的识别、活化、增殖、分化，产生效应分子和形成效应细胞发挥特异性免疫效应的过程。其生物学意义是及时清除抗原性异物，维持内环境的相对稳定，但在某些情况下也可对机体造成损伤。

免疫应答根据参与的细胞类型和效应机制的不同，可分为 B 细胞介导的体液免疫应答和 T 细胞介导的细胞免疫应答。根据对抗原刺激的反应状态，可分为正免疫应答和负免疫应答。

在正常情况下，机体通过对非己抗原排斥的正免疫应答，发挥抗感染、抗肿瘤作用；对自身抗原无应答，即负免疫应答（也称免疫耐受），从而维持自身稳定。在异常情况下，机体对抗原产生过强的正免疫应答造成组织损伤引发超敏反应，或破坏自身免疫耐受而致自身免疫性疾病。

二、免疫应答的基本过程

免疫应答是多种免疫细胞和细胞因子相互作用的复杂生理过程，T 细胞和 B 细胞在免疫应答中起核心作用。免疫应答可分成 3 个阶段。

1. 抗原提呈与识别阶段（感应阶段） 包括抗原提呈细胞（APC）对抗原进行摄取、加工、提呈及 T、B 淋巴细胞识别抗原两个阶段。APC 将加工处理的抗原提呈给 T 淋巴细胞（图 10-14）。

2. T、B 细胞活化、增殖和分化阶段（反应阶段） 是指 T、B 细胞受抗原刺激后活化、增殖、分化为效应 T 细胞和浆细胞的阶段。部分 T、B 细胞形成记忆细胞。当记忆细胞再次接触相同抗原时，可迅速增殖分化为效应 T 细胞或浆细胞，并发挥免疫效应。

3. 效应阶段 是指效应 T 细胞分泌细胞因子或特异性杀伤物质（穿孔素和颗粒酶）发挥细胞免疫效应；浆细胞合成并分泌抗体产生体液免疫效应的阶段（图 10-15）。

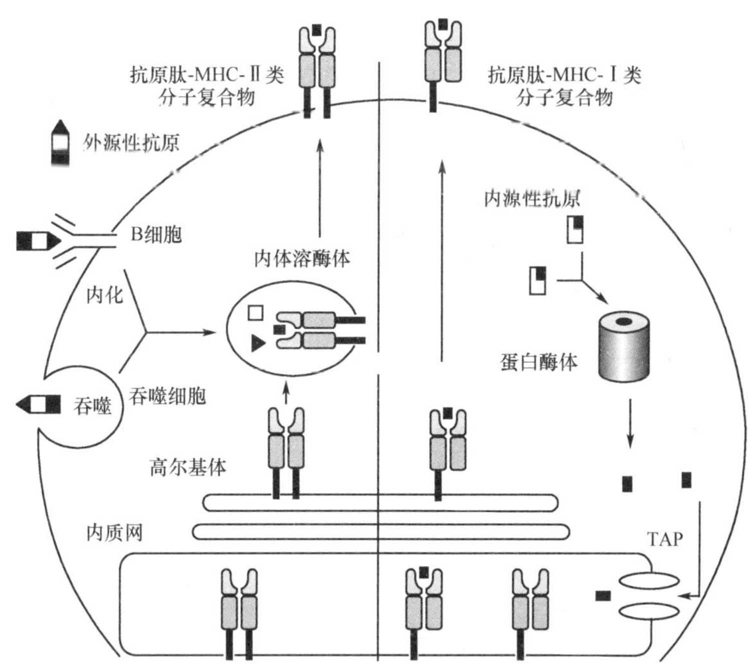

图 10-14 外源性抗原与内源性抗原提呈过程

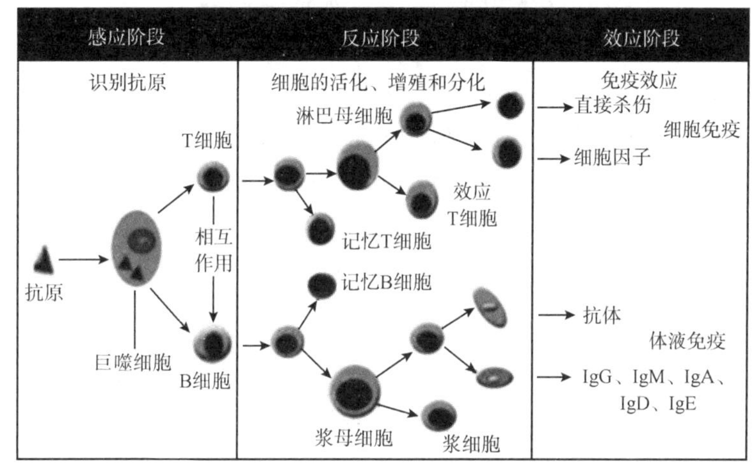

图 10-15 免疫应答的基本过程

考点：免疫应答的概念

三、T 细胞介导的细胞免疫应答

细胞免疫应答是指在抗原刺激下，T 细胞活化、增殖、分化为效应 T 细胞（效应 Th1 和 Tc 细胞）发挥特异性免疫效应的过程。诱导细胞免疫应答的抗原均为 TD-Ag。不同类型的效应细胞作用于不同的靶细胞，其生物学效应机制各异（图 10-16）。

1. Th1 细胞的效应 当效应 $CD4^+$ Th1 细胞再次接受相同抗原刺激后，释放 IL-2、INF-γ、TNF-β 等多种淋巴因子和趋化性细胞因子，作用于淋巴细胞、单核-巨噬细胞和血管内皮细胞等，使局部组织发生以单个核细胞浸润为主的炎症反应。在细胞因子作用下吞噬细胞的吞噬杀伤作用、NK 细胞的杀伤作用得以增强。

2. Tc 细胞的细胞毒效应 效应 $CD8^+$Tc 细胞再次接触带有相同抗原的靶细胞，通过释放穿孔素和颗粒酶、表达 FasL 及分泌 TNF，导致靶细胞溶解破坏或发生凋亡。这种作用是近距离直接杀伤作用，因而不损伤邻近正常细胞。效应 Tc 细胞对靶细胞的杀伤作用具有特异性，并受 MHC-Ⅰ类分子的限制，可连续杀伤靶细胞。

3. T 细胞应答的效应 细胞免疫效应表现为：①抗胞内寄生病原体的感染；②抗肿瘤；③参与移植排体反应、迟发型超敏反应和某些自身免疫病的发生。

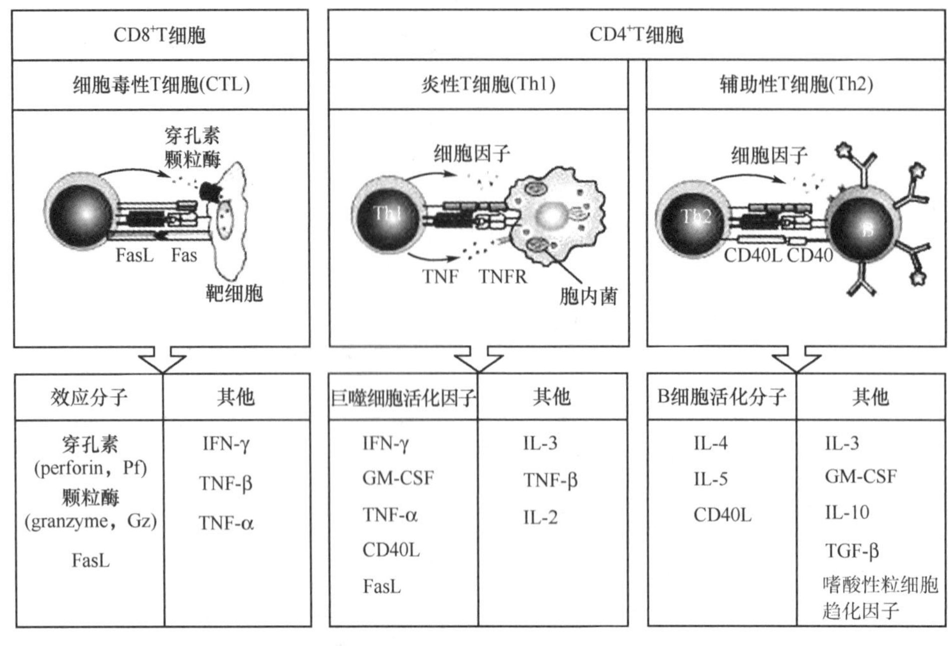

图 10-16 效应 T 细胞及其效应分子

四、B 细胞介导的体液免疫应答

体液免疫应答是指在抗原刺激下，B 细胞活化、增殖、分化为浆细胞并产生抗体，发挥特异性免疫效应的过程。

1. 抗体的免疫效应 B 细胞分化为浆细胞后，合成分泌抗体，当抗体与相应抗原结合后能发挥多种免疫效应，最终清除抗原性异物。抗体的生物学效应（见本章第二节）：①中和作用；②免疫调理作用；③激活补体；④介导 ADCC 作用；⑤参与Ⅰ～Ⅲ型超敏反应和某些自身免疫病的发生；⑥sIgA 在黏膜局部发挥抗感染作用等。

2. 抗体产生的一般规律

（1）初次应答：某种抗原首次进入机体，需经过一定的潜伏期才能在血液中出现特异性抗体，2～3 周达到高峰，潜伏期长短与抗原性质有关。初次应答特点：①潜伏期长（1～2 周）；②产生的抗体滴度低；③在体内持续时间短，主要为 IgM；④抗体与抗原的亲和力低。

（2）再次应答：相同抗原再次进入机体后，免疫系统可迅速、高效地产生特异性应答，再次应答的基础是在初次应答的过程中形成了记忆 B 细胞。其特点：①潜伏期短，（1～3d）；②产生的抗体滴度高；③在体内持续时间长，以 IgG 为主；④抗体亲和力高（图 10-17）。

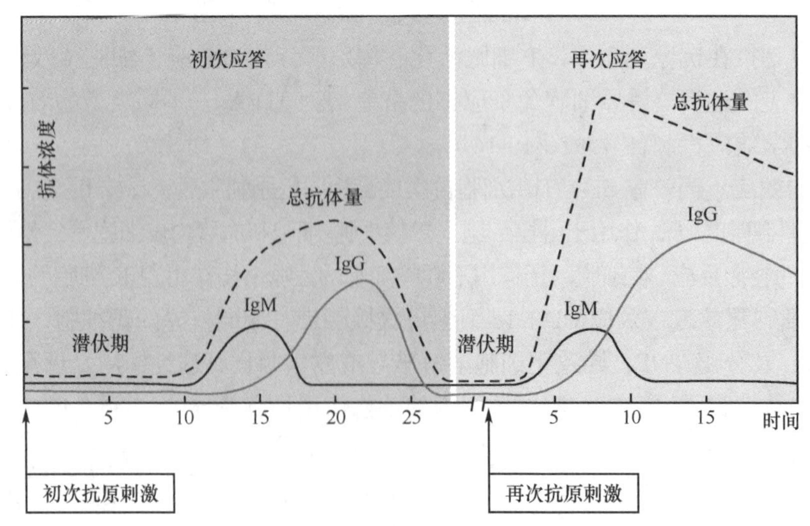

图 10-17 抗体产生的一般规律

抗体产生的规律在医学实践上有重要意义：①制订适宜的免疫方案，用于制备免疫血清和预防接种；②检测特异性 IgM 进行病原体感染的早期诊断和子宫内感染的诊断；③检测抗体含量变化，了解病程发展，评估疾病转归。

考点：抗体产生的一般规律

第 6 节　免疫学防治

免疫学防治是依据免疫学的基本原理，应用免疫制剂或免疫调节剂去诱导和调节机体的免疫功能，以达到预防和治疗疾病的目的。免疫学防治包括免疫学预防、计划免疫和免疫学治疗。

一、免疫学预防

免疫学预防是指人为给机体输入抗原或抗体等生物制剂或非生物制剂，使机体产生某种特异性免疫的方法，达到预防和治疗疾病的目的。机体可以通过自然免疫和人工免疫两种方式获得特异性免疫。自然免疫主要是指机体感染病原微生物后建立的特异性免疫，也包括新生儿或胎儿经乳汁或胎盘从母体获得抗体而产生的免疫。人工免疫是指用人工的方法使机体获得免疫，人工免疫是免疫学预防的重要手段，包括人工主动（自动）免疫和人工被动免疫。

（一）人工主动免疫

人工主动免疫（artificial active immunization）是指给机体接种疫苗或类毒素等抗原物质，机体受抗原刺激后产生体液免疫和细胞免疫而获得特异性免疫力的方法。此种免疫需接种后 1～4 周才能产生，维持时间较长，可达半年至数年，所以人工主动免疫多用于传染性疾病的预防。目前常用的疫苗如下。

1. 死疫苗（killed vaccine）　是选用免疫性较强的病原微生物，经人工培养后，用物理或化学方法将其杀死而制成的制剂，亦称灭活疫苗。死疫苗失去了生长繁殖的能力，但仍保留免疫原性，故进入机体后能刺激机体产生特异性抗体或细胞免疫。常用的死疫苗有流脑、乙脑、伤寒、百日咳、狂犬病、霍乱等的疫苗。

2. 减毒活疫苗（live vaccine）　用减毒或无毒的病原微生物制成。传统制备活疫苗的方法是将病原微生物接种在培养基或易感动物的细胞中反复传代，使其失去毒力，但仍保留免疫原性。活疫苗在人体内能够繁殖，一般只需接种一次。但活疫苗稳定性差，不易保存，在体内有回复突变的危险。常用的减毒活疫苗有卡介苗、麻疹疫苗等。死疫苗与活疫苗的区别，见表 10-4。

表 10-4　死疫苗与活疫苗的区别

区别点	死疫苗	活疫苗	区别点	死疫苗	活疫苗
制剂特点	死，强毒株	活，无毒或弱毒株	保存及有效期	易保存，1 年	不易保存，4℃数周
接种量及次数	较大，2～3 次	较小，1 次	免疫效果	较低，维持数月～2 年	较高，维持 3～5 年甚至更长

3. 类毒素（toxoid）　细菌的外毒素用 0.3%～0.4%的甲醛处理后，使其失去毒性保留免疫原性，即成类毒素。常用的类毒素有破伤风类毒素和白喉类毒素这两种，常和百日咳死疫苗混合，制成百白破三联疫苗，用于百日咳、白喉、破伤风的预防。

4. 新型疫苗　传统的疫苗一般是完整的病原微生物或其代谢产物。近年来，随着现代分子生物学、生物化学和免疫学理论与技术的迅速发展，为高效、安全和廉价的新型疫苗研制提供了有力的保证和支持。目前正在研制的新型疫苗主要有：①亚单位疫苗（subunit vaccine），只提取对激发保护性免疫有效的病原微生物抗原成分所制成的疫苗称为亚单位疫苗。如乙肝亚单位疫苗只含乙肝病毒表面抗原。②合成疫苗（synthetic vaccine），把能诱导机体产生保护性免疫的人工合成的抗原肽结合于载体上，再加入佐剂制成的疫苗称为合成疫苗。③基因工程疫苗（recombinant vaccine），利用基因工程技术，将编码有效抗原成分的目的基因与载体重组后导入宿主细胞，随着宿主细胞的增殖，目的基因表达大量有效的抗原成分。这一过程制备的疫苗称为基因工程疫苗。如将编码 HBsAg 的基因插入酵母菌基因组中，制成 DNA 重组疫苗，此种疫苗在我国已进行广泛的应用，这种高纯度的基因工程疫苗将取代传统的疫苗。

（二）人工被动免疫

人工被动免疫（artificial passive immunization）是给机体直接注射特异性抗体和细胞因子等制剂，输入后机体可立即获得免疫力。此种方法获得免疫力快，但维持时间短，2～3 周。临床上用于某些疾病的治疗或紧急预防。用于人工被动免疫的制剂主要有抗毒素、人免疫球蛋白制剂等。人工主动免疫与人工被动免疫的区别，见表 10-5。

1. 抗毒素 是用类毒素免疫动物制备的免疫血清，具有中和外毒素的作用。一般常用类毒素免疫健康的马，待马体内产生大量抗毒素后，采血分离血清，再纯化精制而成抗毒素。抗毒素主要用于治疗或紧急预防外毒素所致疾病。由于抗毒素血清来源于异种动物，故应用前应先做皮试，避免超敏反应的发生，皮试阳性者可采用脱敏疗法，常用的有破伤风抗毒素、白喉抗毒素等。

2. 人免疫球蛋白制剂 是从正常人血浆或健康胎盘血中分离制成的丙种球蛋白和胎盘球蛋白。许多人隐性感染或显性感染过甲型肝炎病毒和麻疹病毒等多种病原微生物，其血浆中含有相应的抗体。

此外，细胞因子制剂和单克隆抗体为新型的免疫治疗剂，已用于肿瘤、感染等疾病的治疗。

表 10-5 人工主动免疫与人工被动免疫的区别

	人工主动（自动）免疫	人工被动免疫		人工主动（自动）免疫	人工被动免疫
接种或输入的物质	抗原（疫苗、类毒素）	抗体（抗毒素）等、免疫效应物质	免疫维持时间	数月至数年	2～3 周
免疫力出现的时间	慢，1～4 周	注入后立即生效	用途	多用于预防	多用于治疗或紧急预防

考点：人工自动免疫与人工被动免疫的区别

二、计划免疫

计划免疫（planed immunization）是根据某些特定传染病的疫情监测和人群免疫状况分析，按照规定的免疫程序有计划地进行人群预防接种，以提高人群免疫水平达到控制以至消灭相应传染病的重要措施。目前，我国免疫规划疫苗接种，见表 10-6。

表 10-6 国家免疫规划疫苗接种剂次

年 龄	疫苗名称及接种次数	年 龄	疫苗名称及接种次数
出生 24h 内	卡介苗（1 次）、乙肝疫苗（1 次）	8 月龄	麻疹或麻风疫苗（第 1 次），乙脑减毒活疫苗（第 1 次）
1 月龄	乙肝疫苗（第 2 次）	1.5～2 岁	百白破疫苗（第 4 次），麻疹或麻腮风疫苗（第 2 次）
2 月龄	脊髓灰质炎疫苗（第 1 次）	2 岁	乙脑减毒活疫苗（第 2 次）
3 月龄	脊髓灰质炎疫苗（第 2 次），百白破疫苗（第 1 次）	3 岁	A+C 群流脑疫苗（第 1 次）
4 月龄	脊髓灰质炎疫苗（第 3 次），百白破疫苗（第 2 次）	4 岁	脊髓灰质炎疫苗（第 4 次）
5 月龄	百白破疫苗（第 3 次）	6 岁	白破疫苗（1 次），A+C 群流脑疫苗（第 2 次）
6 月龄	乙肝疫苗（第 3 次），A 群流脑疫苗（第 1 次，间隔 3 个月第 2 次		

链 接 疫苗接种注意事项

疫苗接种应注意：①活疫苗必须低温保藏运输，接种前应注意疫苗的有效期。②根据不同情况选择适宜接种对象。③根据疫苗种类、病原微生物感染途径选择疫苗的接种途径，严格掌握疫苗的剂量和方法。④根据疫苗效果选择接种次数与间隔时间，疫苗接种后所产生的免疫力，经过一定时间逐渐减退，为使疫苗效果持续，应定期进行复种。⑤严格掌握禁忌证，凡高热，急性传染病，严重心血管、肝、肾疾病，活动性结核病，糖尿病，甲状腺功能亢进和免疫缺陷等患者，均不宜接种疫苗，以免引起原有疾病的恶化；孕妇不宜接种疫苗，防止发生流产、早产；妇女月经期应暂缓接种。

二、免疫学治疗

免疫学治疗是利用免疫学的原理，针对疾病发生的机制，通过增强或抑制免疫功能对机体免疫系统进行干预，以达到治疗疾病的目的。常见的免疫治疗方法有以抗体为基础的免疫治疗、以细胞为基础的免疫治疗、生物应答调节剂和免疫抑制剂治疗等。

(一)以抗体为基础的免疫治疗

1. 多克隆抗体 用传统的方法免疫动物而制备的免疫血清制剂。主要有①抗毒素血清：主要用于治疗或紧急预防细菌外毒素所致疾病；②抗病毒血清：可阻止病毒进入以易感细胞，故有预防病毒感染的作用；③人免疫球蛋白制剂：主要用于麻疹等传染病的预防，有防止发病、减轻症状、缩短病程的效果。静脉注射用免疫球蛋白，多用于原发性或继发性免疫缺陷病的治疗；④抗淋巴细胞丙种球蛋白：主要用于器官移植排斥反应。

2. 单克隆抗体与基因工程抗体 单克隆抗体应用于疾病的被动免疫治疗及生物靶向药物的制备等领域。基因工程抗体具有分子量小、穿透力强、容易进入局部等优点。目前已有单克隆抗体或基因工程抗体制剂用于疾病的治疗，如抗 CD20 可以用于治疗非霍奇金淋巴瘤、多发性硬化症、免疫性血小板减少症等。

(二)以细胞为基础的免疫治疗

1. 肿瘤细胞疫苗 用自体或同种异体的肿瘤细胞经射线或抗代谢药物处理，使其失去生长能力，保留免疫性而制成的疫苗。

2. 过继免疫治疗 将自体淋巴细胞经体外处理后回输给自身或将有免疫力的机体体内的免疫效应物质转移给其他个体，用于疾病的治疗。

3. 造血干细胞移植 可使患者重建机体的造血系统和免疫系统。干细胞移植已成为癌症、造血系统和自身免疫性疾病的治疗手段。

(三)生物应答调节剂和免疫抑制剂治疗

1. 生物应答调节剂

(1)细胞因子制剂：细胞因子制剂是近年来研制的新型免疫治疗剂。已用于感染性疾病、肿瘤、移植排斥、血细胞减少症、超敏反应、自身免疫性疾病等的治疗。目前细胞因子制剂主要有 IFN、TNF 和 IL-2 等。

(2)微生物制剂：微生物制剂可以活化巨噬细胞、NK 细胞；提高和增强机体的免疫力。常见的微生物制剂有卡介苗、短小棒状杆菌制剂、灵芝多糖等。

2. 免疫抑制剂 是一类可以抑制机体免疫功能的生物制剂或非生物制剂，主要用于治疗移植排斥反应和超敏反应性疾病等。免疫抑制剂长期或不当使用可致机体免疫功能下降。临床常用的免疫抑制剂主要有①化学合成药物，如糖皮质激素、环磷酰胺、硫唑嘌呤等。②微生物制剂，如环孢素 A、F-K560、雷帕霉素等。

自测题

选择题（A 型题）

1. 抗原特异性决定于(　　)
   A. 抗原分子量的大小
   B. 抗原决定簇的性质
   C. 抗原的异物性
   D. 抗原决定簇的性质、数目及空间构型
   E. 抗原的免疫反应性
2. 与外毒素有相同免疫原性的物质是(　　)
   A. 抗毒素　　B. 细菌素
   C. 类毒素　　D. 抗生素

E. 干扰素

3. 除了免疫原性外，完全抗原还必须有（　　）

A. 异物性　　B. 种属特异性
C. 完整性　　D. 免疫反应性
E. 大分子性

4. 下列属于隐蔽自身抗原的是（　　）

A. 青霉素　　B. 白喉类毒素
C. 沙门菌菌体抗原　　D. 脑组织
E. 流感病毒

5. 关于类毒素，下列说法正确的是（　　）

A. 有毒性　　B. 有抗原性
C. 注射前需皮试　　D. 用于某些疾病的预防
E. 用于某些疾病的紧急治疗

6. 以下属于外周免疫器官的是（　　）

A. 淋巴结　　B. 胸腺
C. 骨髓　　D. 肝脏
E. 腔上囊

7. 人 T 细胞分化成熟的中枢免疫器官是（　　）

A. 脾脏　　B. 胸腺
C. 骨髓　　D. 扁桃体
E. 腔上囊

8. 抗原提呈细胞不包括（　　）

A. 单核-吞噬细胞　　B. 并指状细胞
C. B 细胞　　D. 树突状细胞
E. NK 细胞

9. 下列哪种说法正确（　　）

A. 免疫球蛋白就是抗体
B. 抗体不等于免疫球蛋白
C. 抗体是免疫球蛋白，而免疫球蛋白也就是抗体
D. 所有的抗体都是免疫球蛋白，但免疫球蛋白不一定是抗体
E. 免疫球蛋白和抗体两者不相同也无关

10. 在血清中含量最高的 Ig 是（　　）

A. IgM　　B. IgA
C. IgE　　D. IgG
E. IgD

11. 在抗原刺激下，体内最早形成的 Ig 为（　　）

A. IgG　　B. IgM
C. IgD　　D. IgE
E. IgA

12. 用于人工被动免疫的制剂是（　　）

A. 活疫苗　　B. 死疫苗
C. 类毒素　　D. 抗毒素
E. 外毒素

13. 属于人工主动免疫生物制品的是（　　）

A. 抗毒素　　B. 毒素
C. 类毒素　　D. 丙种球蛋白
E. 抗狂犬病毒血清

14. 可使机体快速获得特异性免疫力的是（　　）

A. 乙肝疫苗　　B. 卡介苗
C. 白喉类毒素　　D. 白喉抗毒素
E. 新型疫苗

第11章
超敏反应

超敏反应（hypersensitivity）又称为变态反应（allergy），是指机体接受某些抗原刺激时所发生的一种异常适应性免疫应答，其特征是生理功能的紊乱或组织细胞的损伤。能引起超敏反应的抗原通常称为变应原。

根据超敏反应发生机制及临床特点的不同，可以将其分为四型，即Ⅰ型、Ⅱ型、Ⅲ型和Ⅳ型。其中，Ⅰ、Ⅱ、Ⅲ型超敏反应属于体液免疫应答，而Ⅳ型超敏反应属于细胞免疫应答。

考点：超敏反应的概念及分类

第1节　Ⅰ型超敏反应

Ⅰ型超敏反应又称过敏反应，因其发生速度快，也称速发型超敏反应。其特点包括：①发生速度快，消退也快；②介导抗体为 IgE，无补体参与；③通常出现生理功能紊乱，一般不引起组织细胞的损伤；④具有明显的个体差异和遗传倾向。

一、参与反应的主要成分

（一）变应原

诱导机体产生 IgE 抗体，导致过敏反应发生的抗原称为变应原或过敏原。其既可以是完全抗原，也可以是半抗原。常见有①吸入性变应原：广泛存在于自然界中，如植物花粉、动物的皮毛及皮屑、尘螨、真菌的孢子和菌丝等（图 11-1）；②食物性变应原：如牛奶、鸡蛋、鱼虾、坚果等蛋白质含量丰富的物质；③某些药物性变应原或化学物质变应原：青霉素、普鲁卡因、磺胺、添加剂和防腐剂等。

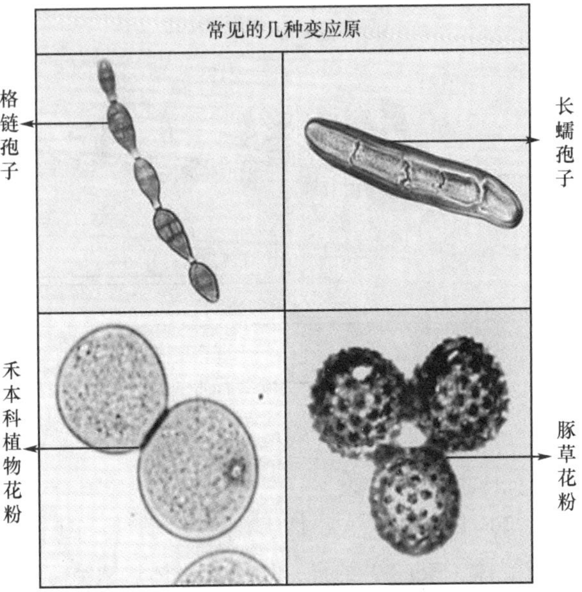

图 11-1　光学显微镜下常见的四种变应原

（二）IgE

IgE 是介导Ⅰ型超敏反应的主要抗体。正常人体含量极低，过敏患者和寄生虫感染者血清的 IgE 含量高于正常人体。IgE 是亲细胞抗体，可以通过其 Fc 段与肥大细胞和嗜碱性粒细胞表面的 FcεRI 受体结合，使机体处于致敏状态。

（三）肥大细胞、嗜碱性粒细胞及嗜酸性粒细胞

1. 肥大细胞与嗜碱性粒细胞　两者均来自骨髓的髓样造血干细胞，是参与Ⅰ型超敏反应的主要细胞。肥大细胞分布在皮下的疏松结缔组织和呼吸道、消化道和泌尿生殖系统的黏膜下层；嗜碱性粒细胞数量较少，主要分布于外周血液中。它们的细胞膜上均分布有数量为 10^4～10^5 的高亲和力 IgE 的 FcεR（主要为高亲和力的 FcεR Ⅰ），胞质内都含

有嗜碱性颗粒，储存有大量的生物活性介质，如组胺、白三烯、肝素等。

2. 嗜酸性粒细胞 主要分布在呼吸道、消化道和泌尿生殖系统的黏膜上皮下的结缔组织中，仅少量存在于外周循环血中。在受到某些因子如 IL-5 等的作用下，嗜酸性粒细胞活化释放出具有毒性作用的颗粒蛋白和酶类物质，以及白三烯、血小板活化因子等，可杀伤病原微生物和寄生虫。另外，嗜酸性粒细胞释放的组胺酶等，可灭活肥大细胞释放的组胺和白三烯，减轻炎症反应。

（四）生物学活性介质

1. 预先储存的介质

（1）组胺：可使毛细血管扩张，通透性增加，腺体分泌增加，诱导支气管和胃肠道平滑肌痉挛收缩。

（2）激肽原酶：作用于血浆中的激肽原生成激肽。其中的缓激肽能引起毛细血管扩张，通透性增加；支气管平滑肌收缩。

2. 新合成的介质

（1）白三烯（LTs）：引起晚期反应的主要介质。能导致支气管平滑肌强烈而持久地收缩；亦可引起毛细血管扩张、通透性增加，促进腺体分泌增加。

（2）前列腺素 D_2（PGD_2）：刺激支气管平滑肌收缩，血管扩张、通透性增加。

（3）血小板活化因子（PAF）：通过凝聚和活化血小板释放血管活性胺类物质参与晚期反应。

（4）细胞因子：如 IL-1、IL-6、TGF-β 等，它们能发挥不同的生物学效应促进 I 型超敏反应的发生。

考点：参与 I 型超敏反应的变应原、抗体、生物活性介质

二、发生机制

I 型超敏反应的发生包括了三个阶段：致敏阶段、发敏阶段和效应阶段（图 11-2）。

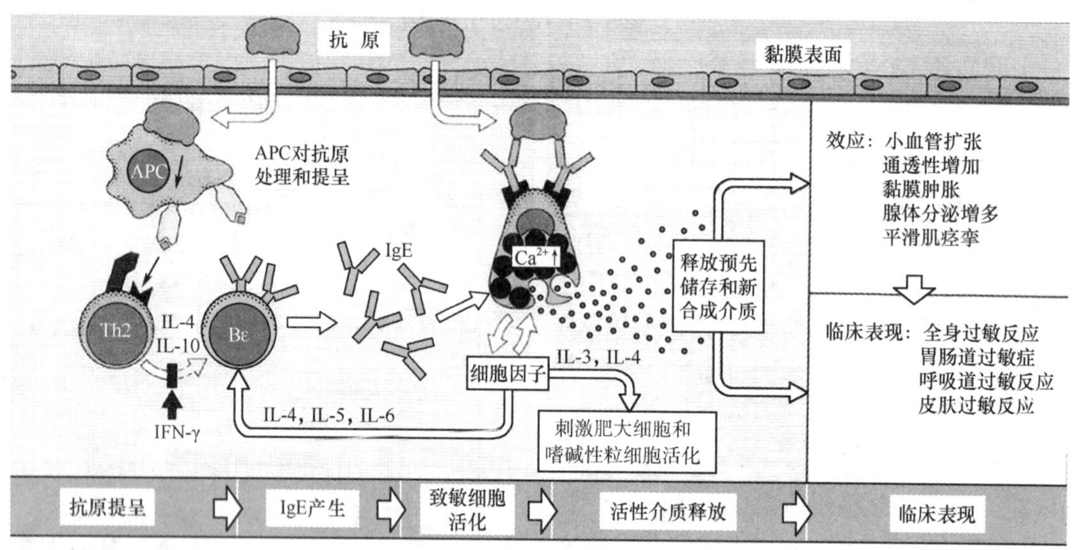

图 11-2 I 型超敏反应的发生机制

（一）致敏阶段

变应原初次进入机体，刺激机体产生了特异性 IgE 抗体，IgE 与肥大细胞或嗜碱性粒细胞表面的相应受体（FcεR）结合，从而使机体进入致敏状态。通常致敏状态可持续数日到数年，但如果长期不再接触相同的变应原，这种状态可消失。

（二）发敏阶段

当相同的变应原再次进入致敏机体时，就能与吸附在肥大细胞和嗜碱性粒细胞表面的 IgE 发生特异性结合。当变应原与致敏细胞表面的 2 个或 2 个以上相邻的 IgE“桥联”结合时，能导致细胞脱颗粒释放生物活性介质，从而进入效应阶段。

（三）效应阶段

生物活性介质的释放，引起了局部或全身的过敏反应。根据效应发生的快慢及持续时间的长短，I 型超敏反应可分为两种类型：即刻/早期反应和晚期反应。即刻/早期反应发生快，一般是在接触变应原后数秒钟至数分钟内发生，可持续数小时。这种反应主要是由组胺、前列腺素等引起，表现为毛细血管通透性增加，平滑肌收缩。晚期反应发生慢，往往在接触变应原后 4～6h 发生，可持续数天或更长的时间。

三、临床常见疾病

（一）全身过敏反应

过敏性休克是临床上最严重的 I 型超敏反应。患者表现为面色苍白、胸闷气急、呼吸困难、手足湿冷、脉搏细数、血压下降、意识障碍，严重者或抢救不及时者可导致死亡。

1. 药物过敏性休克 能引起过敏性休克的药物很多，包括青霉素、头孢菌素、链霉素、普鲁卡因、磺胺类、有机碘等，其中临床上最常见的是青霉素过敏性休克。青霉素进入人体后很快降解为青霉烯酸和青霉噻唑等小分子半抗原，它们与组织蛋白结合后成为完全抗原，刺激机体产生了 IgE，当青霉素再次进入人体时可诱发过敏性休克。由于青霉素在外界被稀释后很快能够降解成青霉烯酸，故临床上使用青霉素时需新鲜配制。有极少数人在初次使用青霉素时也可出现过敏性休克，可能与其既往有青霉素接触史有关。如吸入青霉素降解产物及青霉菌孢子、使用过青霉素污染的注射器等，均可使机体形成致敏状态，从而在再次接触青霉素时直接进入发敏阶段。

2. 血清过敏性休克 在临床上，动物免疫血清如破伤风抗毒素、白喉抗毒素等常常用来紧急预防和治疗相应外毒素疾病。但极少数患者在再次注射相同血清时，会引起过敏性休克，也称为血清过敏症。

（二）呼吸道过敏反应

吸入花粉、尘螨、真菌孢子、动物皮毛或呼吸道病原微生物等往往导致呼吸道过敏反应，常见的疾病包括过敏性鼻炎和过敏性哮喘。过敏性哮喘有早期反应和晚期反应两种类型。

（三）消化道过敏反应

有少数人在食入鱼、虾、蛋、奶甚至坚果等食物后，会出现呕吐、腹泻、腹痛等症状，称为过敏性胃肠炎。这与胃肠道分泌型 IgA 缺乏或减少，导致未被充分消化的食物蛋白抗原进入机体引发机体致敏有密切关系。

（四）皮肤过敏反应

食物、药物、花粉或冷、热刺激等可引起荨麻疹、特应性皮炎（湿疹）和血管神经性水肿等皮肤过敏反应。

四、防 治 原 则

（一）寻找变应原，并避免与之接触

寻找变应原，并避免与之接触是预防 I 型超敏反应发生的最有效方法。变应原可以通过询问病史和皮肤试验被检出，其中最常用的是皮肤试验。在临床上也可通过检测患者血清中特异性 IgE 水平来确定变应原。

（二）脱敏疗法

1. 异种免疫血清脱敏疗法 对临床上抗毒素皮试阳性但又急需使用的患者，可采用小剂量、短间隔（20～30min）、连续多次注射的方法使其脱敏。其原理是利用小剂量变应原能使生物活性介质少量释放，不足以引起明显症状的特点，通过少量多次注射免疫血清（抗毒素），使致敏细胞内活性介质逐渐消耗，最终使机体全部解除致敏状态，达到一次性大量注射而不至于发生过敏反应的目的。但由于机体在一段时间后又可致敏，故此种脱敏方法具有暂时性的特点。

2. 特异性变应原脱敏疗法 对已经查明但难以避免的变应原，如花粉、尘螨等，可采用小剂量、间隔一段时间（1 周左右）、反复多次皮下注射的方法，达到治疗的目的。其原理可能是诱导机体产生

大量特异性 IgG 类抗体，与 IgE 争夺变应原，从而有效地阻止 I 型变态反应的发生。因此这种 IgG 抗体又称作封闭抗体。近年来也有使用人工合成变应原肽段进行脱敏治疗的方法。

（三）药物治疗

1. 抑制生物活性介质的产生和释放的药物 色甘酸钠可以稳定细胞膜，阻止细胞脱颗粒；阿司匹林能抑制前列腺素 D_2 和白三烯的生成；肾上腺素、异丙肾上腺素、氨茶碱等可以促进 cAMP 的合成或阻止其释放，提高细胞内 cAMP 的含量，抑制生物活性介质的产生和释放。

2. 拮抗生物活性介质作用的药物 氯苯那敏、苯海拉明、异丙嗪、特非那定等药物可与组胺竞争效应器官细胞膜上的组胺受体而发挥抗过敏作用。

3. 改善效应器官反应性的药物 维生素 C 和钙剂可缓解平滑肌痉挛、降低毛细血管的通透性；肾上腺素可解除支气管平滑肌痉挛、收缩毛细血管、升高血压，是抢救过敏性休克的首选药物。

考点：I 型超敏反应的特点、发生机制及临床常见疾病

第 2 节 Ⅱ型超敏反应

Ⅱ型超敏反应又称为细胞溶解型或细胞毒型超敏反应，是 IgG、IgM 类抗体与靶细胞表面的相应抗原结合，通过补体、吞噬细胞和 NK 细胞等的参与作用引起的以细胞溶解和组织损伤为特征的病理性免疫应答。

一、发生机制

（一）抗原类型

能引起Ⅱ型超敏反应的抗原主要是存在于细胞表面的抗原，包括①同种异型抗原，如 ABO 与 Rh 血型抗原、HLA 抗原；②半抗原吸附在自身组织细胞表面形成新的抗原表位，如各种药物与血细胞的结合；③感染、外伤等原因所形成的自身抗原；④外源性抗原（如某些病原微生物）与正常组织细胞之间具有的共同抗原。

（二）抗体的产生及其作用

参与Ⅱ型超敏反应的抗体主要包括 IgG 和 IgM 两种。抗体与靶细胞表面相应的抗原结合后，通过三条途径来攻击靶细胞。这三条途径分别是①激活补体：通过补体的经典途径，导致靶细胞的溶解与破裂；②激活吞噬细胞：发挥调理作用，促进吞噬；③激活 NK 细胞：依靠 ADCC 作用，达到杀伤靶细胞的目的。Ⅱ型超敏反应的发生机制，见图 11-3。

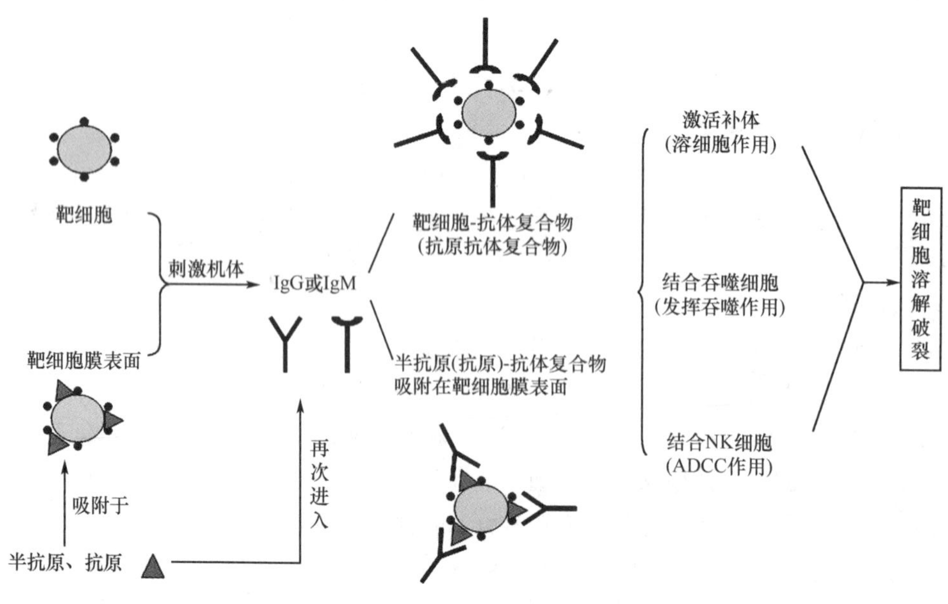

图 11-3 Ⅱ型超敏反应发生机制

二、临床常见疾病

（一）输血反应

主要见于ABO血型不符引起输血反应。由于人血清中存在天然的血型抗体（IgM），当发生异型输血时，供血者红细胞表面的抗原与受血者血清中相应抗体结合可激活补体导致溶血反应。

（二）新生儿溶血症

当体内已存在Rh^+抗体的Rh^-母体在孕育Rh^+胎儿时，会发生严重的新生儿溶血症。Rh^-的母体本身不存在天然的Rh抗体，但输血、流产、分娩等原因可使母体在接受Rh^+红细胞刺激后产生抗Rh的IgG类抗体。当母体再次孕育Rh^+胎儿时，母体的Rh抗体会通过胎盘进入胎儿体内，导致胎儿红细胞溶解破裂，发生流产或新生儿溶血症。预防此类溶血症最好的方法是在Rh^-母体第一次产后72h内为其注射Rh抗体，及时消除母体内相应的Rh^+红细胞，防止其对母体的致敏。母子间也可因ABO血型不符出现新生儿溶血症，但症状较轻。

（三）药物过敏性血细胞减少症

青霉素、磺胺、奎尼丁等药物进入机体，与血细胞膜表面的蛋白质或血浆蛋白结合形成完全抗原，刺激机体产生针对药物的相应抗体。抗原与抗体的结合激活补体、吞噬细胞和NK细胞，最终引起血细胞数量的减少，导致药物溶血性贫血、粒细胞减少症或血小板减少性紫癜。

（四）自身免疫性溶血性贫血

机体在使用某些药物如甲基多巴，或发生病毒感染时，可引起红细胞膜表面抗原的改变，从而诱生自身抗体，引起红细胞溶解，导致溶血性贫血。

（五）肺-肾综合征

其又称为Goodpasture综合征，是病毒感染等原因使肺泡壁基底膜发生变构，诱导机体产生自身抗体，而肾小球基底膜与肺泡壁基底膜存在共同抗原，导致此种免疫损伤可同时发生在肺部和肾小球。患者表现为贫血、咯血和进行性肾衰竭。

（六）毒性弥漫性甲状腺肿

其又称为Graves病，属于一种特殊类型的Ⅱ型超敏反应，又称为抗体刺激型变态反应。患者体内可产生一种针对甲状腺细胞表面促甲状腺激素（TSH）受体的自身抗体，此种抗体与TSH受体结合后，能够持续刺激甲状腺细胞分泌甲状腺素，导致患者出现甲状腺功能亢进。

考点：Ⅱ型超敏反应的发生机制及临床常见疾病

第3节 Ⅲ型超敏反应

Ⅲ型超敏反应又称为免疫复合物型或血管炎型超敏反应，是可溶性抗原与相应抗体结合形成中等大小免疫复合物，沉积于局部或全身毛细血管壁基底膜，通过激活补体，在中性粒细胞、血小板、嗜碱性粒细胞等效应细胞的共同参与下，导致充血水肿、局部坏死和中性粒细胞浸润为主要特征的炎症反应及组织损伤。

一、发生机制

（一）中等大小免疫复合物的形成

在正常情况下，可溶性抗原与相应的抗体（IgG、IgM、IgA）结合形成免疫复合物（IC），可被单核-吞噬细胞吞噬清除，并不会引起疾病。但是在宿主补体功能障碍、吞噬细胞功能异常或所形成的复合物超过其承受能力时，免疫复合物就会在组织中沉积，从而导致疾病。容易导致免疫复合物沉积的因素如下。①血管通透性增加：免疫复合物激活补体后能活化肥大细胞、嗜碱性粒细胞和血小板，使其释放血管活性胺类物质，导致局部血管通透性增加，有利于免疫复合物向组织内沉积。②血管内高压和涡流：血管内高压和涡流形成均有利于免疫复合物向组织内沉积。最常见的沉积部位是肾小球基底膜、动脉血管的弹性蛋白层内、关节滑膜、皮下等处。

（二）组织损伤的发生

免疫复合物沉积后激活补体产生补体裂解片段 C3a、C5a 等，使肥大细胞和嗜碱性粒细胞脱颗粒，释放组胺、血小板活化因子等生物活性介质，导致血管通透性增加，渗出增多，局部出现水肿；同时，局部血小板集聚、激活，促进血栓形成，局部出现出血、坏死。C5a 还可趋化中性粒细胞向炎症局部聚集，聚集的中性粒细胞在吞噬清除免疫复合物的同时还可释放多种溶酶体酶，损伤血管基底膜和周围组织。血小板活化后释放血管活性胺类物质又进一步导致血管通透性增强，加重了局部组织的充血水肿。Ⅲ型超敏反应的发生机制，见图 11-4。

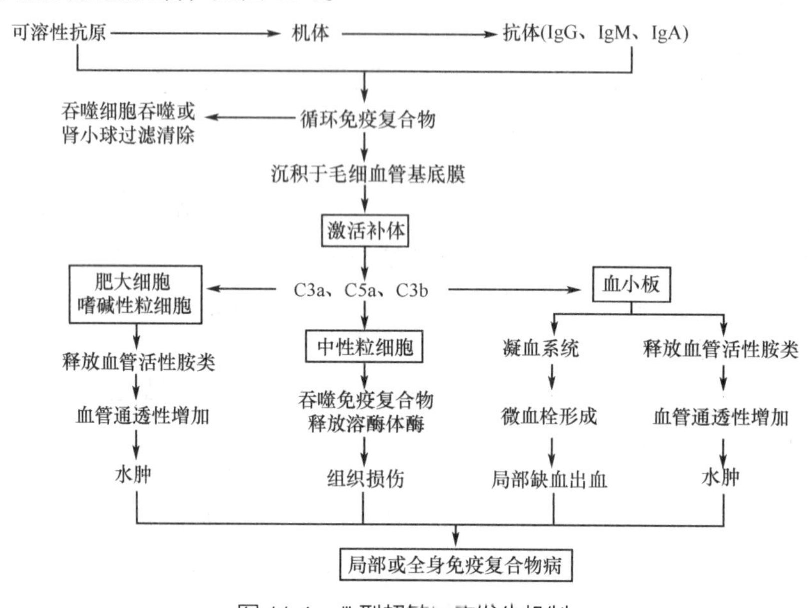

图 11-4 Ⅲ型超敏反应发生机制

二、临床常见疾病

（一）局部免疫复合物病

1. Arthus 反应 1903 年，阿尔萨斯（Arthus）用马血清反复免疫家兔，数周后再次给家兔皮下注射马血清，6～8h 内可发现注射局部出现水肿、出血、红晕甚至坏死等剧烈的炎症反应，称为 Arthus 反应。

2. 类 Arthus 反应 局部反复多次注射胰岛素的患者，因胰岛素刺激机体产生相应的 IgG 类抗体，若再次注射胰岛素，会在注射的局部出现水肿、出血、坏死等类似于 Arthus 反应的局部急性炎症反应。在反复注射生长激素、狂犬疫苗及类毒素等时也可出现相同的反应。

（二）全身免疫复合物病

1. 血清病 临床上某些患者在初次大剂量注射抗毒素（马血清）7～14d 后，会出现发热、皮疹、关节肿痛、淋巴结肿大及蛋白尿等症状，称为血清病。其发病原因是抗毒素刺激机体产生相应的抗体，而抗毒素尚未完全排出，两者结合后形成的免疫复合物沉积在全身多个组织器官。血清病病程较短，具有自限性，停止注射后可逐渐恢复。大剂量注射青霉素、磺胺类药物时也可出现类似的反应，称为药物热。

2. 感染后肾小球肾炎 A 群链球菌感染后 2～3 周，有个别患者会出现急性肾小球肾炎。其原因是链球菌与体内产生的相应抗体结合，形成免疫复合物，沉积在肾小球基底膜。除链球菌外，葡萄球菌、肺炎链球菌、乙肝病毒、疟原虫等感染后也可出现类似病变。

3. 类风湿性关节炎（RA） 可能与病毒或支原体持续感染有关。在上述因素的作用下，患者体内 IgG 类抗体变性，刺激机体产生抗变性 IgG 的 IgM 型（也可以是 IgG 或 IgA 型）抗体，即类风湿因子（RF）。这种抗体与自身变性 IgG 结合形成了免疫复合物，反复沉积于小关节的滑膜，导致了疾病的发生。

4. 系统性红斑狼疮（SLE） 好发于女性，病因未明。SLE 患者的体内存在多种自身抗体，以抗核抗体（抗 dsDNA）为主。抗体与相应抗原结合形成免疫复合物反复沉积在皮肤、肾小球、关节等处的毛细血管基底膜，导致各组织和器官病变。

考点：Ⅲ型超敏反应临床常见疾病

第 4 节 Ⅳ型超敏反应

Ⅳ型超敏反应是由效应 T 淋巴细胞再次接受抗原刺激所引起的病理性免疫应答，也称为迟发型超敏反应（delayed type hypersensitivity，DTH）。其特点为：①发生速度慢，通常在接触变应原 24～72h 后发生；②由致敏 T 细胞介导；③多数情况下无明显的个体差异；④病灶组织出现以单个核细胞浸润为主的炎症反应。

一、发 生 机 制

（一）T 细胞致敏阶段

能引起Ⅳ型超敏反应的抗原种类是多种多样的，包括各种胞内寄生菌、病毒、寄生虫及化学物质等。当抗原初次进入机体时，可通过形成抗原肽-MHC-Ⅰ/Ⅱ的形式激活 T 淋巴细胞，使其迅速分化成 CTL 和 Th1 细胞，形成致敏阶段，这一阶段大约耗时 1～2 周。

（二）致敏 T 细胞产生效应阶段

当抗原再次进入机体时，致敏 CTL 释放穿孔素和颗粒酶等介质，同时激活 FasL/Fas 途径，导致靶细胞的溶解和凋亡。致敏 Th1 细胞释放 IL-2、IL-3、TNF-α、LT-α、IFN-γ、GM-GSF、MCP-1、IL-8 等细胞因子，这些细胞因子的主要作用表现在：①趋化单个核细胞到达抗原部位；②促进局部血管内皮细胞黏附分子的表达，聚集巨噬细胞和淋巴细胞到达抗原存在部位，产生细胞毒作用，引起组织损伤；③激活巨噬细胞，增强细胞吞噬与细胞毒作用，加重组织损伤。最终导致在发生细胞免疫的同时，局部出现以单个核细胞（单核-巨噬细胞和淋巴细胞）浸润为主的炎症反应和组织损伤。Ⅳ型超敏反应的发生机制，见图 11-5。

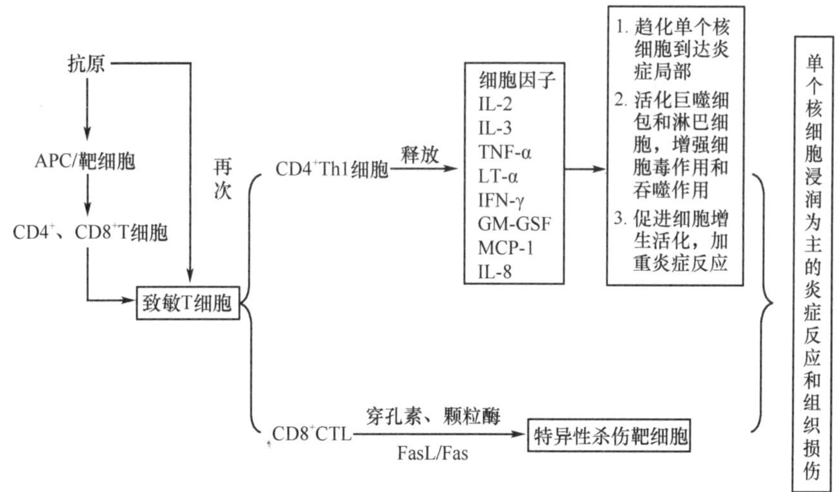

图 11-5 Ⅳ型超敏反应的发生机制

二、临床常见疾病

（一）传染性超敏反应

机体在对胞内寄生的病原微生物（如胞内寄生菌、病毒、真菌等）及寄生虫产生细胞免疫的同时，可导致Ⅳ型超敏反应而致使组织损伤。由于这种超敏反应是在疾病传染过程中发生的，故称为传染性超敏反应。例如，肺结核患者对结核杆菌感染可发生 DTH，表现为干酪样坏死、肺空洞、肉芽肿等病理改变。故临床上常利用结核菌素试验来判断机体是否具有对结核分枝杆菌的保护性免疫。

（二）接触性皮炎

某些人在与油漆、农药、染料、化妆品、金属、青霉素等小分子半抗原接触后，会产生相应的致敏 T 淋巴细胞，形成致敏状态。当再次接触相同抗原 24h 后，接触的局部会出现红斑、水疱、丘疹等皮炎症状，称为接触性皮炎，严重者会引发剥脱性皮炎。

临床上超敏反应性疾病的发生过程是很复杂的，不少患者在发病时常常表现为几种超敏反应同时存在，以其中一种为主。如 SLE 患者自身抗体引起的血细胞减少主要由Ⅱ型超敏反应引起，而皮肤和肾脏的病变主要是由免疫复合物沉积引起，属于Ⅲ型超敏反应。同一种变应原在不同条件下也可引起不同的超敏反应，青霉素就是典型的例子。因此在临床上遇到具体的病例时，应结合具体的情况进行分析和处理。

考点：Ⅳ型超敏反应临床常见疾病

自测题

选择题（A 型题）

1. 下列疾病属于Ⅱ型超敏反应的是（　　）
   A. 接触性皮炎　B. 消化道过敏反应
   C. 输血反应　D. 类风湿性关节炎
   E. 血清病
2. 关于Ⅲ型超敏反应下列说法不正确的是（　　）
   A. 参与的抗体是 IgG、IgM 和 IgA
   B. 有补体、吞噬细胞和 NK 细胞的参与
   C. 由中等大小可溶性免疫复合物引起
   D. 免疫复合物沉积于毛细血管壁
   E. 系统性红斑狼疮属于Ⅲ型超敏反应
3. 查明变应原最常用的方法是（　　）
   A. 询问病史　B. 皮肤斑贴试验
   C. 结核菌素试验　D. 血清特异性 IgE 检测
   E. 皮肤试验
4. Ⅳ型超敏反应的特点中错误的是（　　）
   A. 属于细胞免疫应答
   B. 反应速度慢
   C. 炎症区以单个核细胞浸润为主
   D. 需补体参与
   E. 效应 Th1 和 Tc 细胞参与
5. 关于超敏反应的叙述，正确的是（　　）
   A. 是异常的免疫应答　B. 均可导致组织损伤
   C. 均有个体差异　D. 均有补体参加
   E. 不需抗原参与
6. 与Ⅰ型超敏反应有关的抗体是（　　）
   A. IgA　B. IgE
   C. IgG　D. IgM
   E. IgD
7. 以下不属于Ⅰ型超敏反应性疾病的是（　　）
   A. 皮肤过敏反应　B. 消化道过敏反应
   C. 接触性皮炎　D. 过敏性休克
   E. 过敏性鼻炎
8. 不属于Ⅲ型超敏反应性疾病是（　　）
   A. 肾小球肾炎　B. 类风湿性关节炎
   C. 血清病　D. 输血反应
   E. SLE

实验一　光学显微镜的使用及细菌标本片的观察

一、目的要求

1. 了解光学显微镜的维护方法。
2. 熟悉普通光学显微镜的主要构造及其性能。
3. 掌握低倍镜及高倍镜的使用方法。
4. 掌握油镜的使用原理及方法，会使用油镜观察细菌的形态。

二、实验原理

微生物体积微小，需要借助显微镜放大数百倍、上千倍才能看清楚，因此显微镜是研究微生物形态结构的最基本工具。显微镜的种类很多，根据不同的目的和要求，可以选用普通光学显微镜、暗视野显微镜、相差显微镜、荧光显微镜、电子显微镜等。在微生物学实验中，应用最多的是普通光学显微镜（简称显微镜）。显微镜的物镜包括低倍镜、高倍镜和油镜 3 种，在细菌的形态结构观察中，油镜最为常用。

三、实验内容

（一）光学显微镜的构造（实验图 1-1）及功能

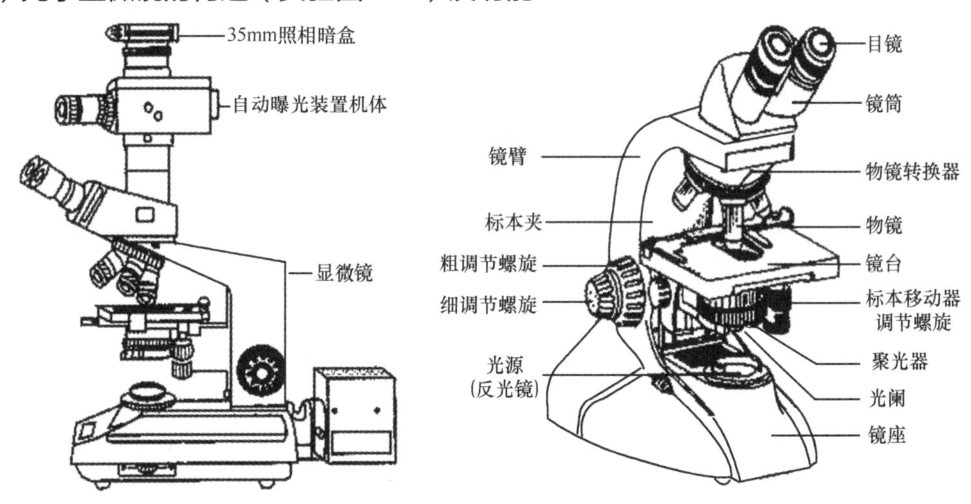

实验图 1-1　光学显微镜的构造

1. 机械部分

（1）镜筒：安装在显微镜最上方或镜臂前方的圆筒状结构，其上端装有目镜，下端与物镜转换器相连。根据镜筒的数目，显微镜可分为单筒式和双筒式两大类。

（2）物镜转换器：又称物镜转换盘，是安装在镜筒下方的一圆盘状构造，可以按顺时针或逆时针方向自由旋转。其上均匀分布有 3～4 个圆孔，用以装载不同放大倍数的物镜。转动物镜转换盘可使不同的物镜到达工作位置（即与光路合轴）。使用时注意使所需物镜准确到位。

（3）镜臂：为支持镜筒和镜台的弯曲状构造，是取用显微镜时握拿的部位。在使用临时装片时，注意不要倾斜镜臂，以免液体或染液流出，污染显微镜。

（4）调节器：也称调节螺旋，为调节焦距的装置，分粗调节螺旋和细调节螺旋两种。粗调节螺旋可使镜筒或载物台以较快速度或较大幅度的升降，能迅速调节好焦距使物像呈现在视野中，适于低倍镜观察时的焦距调节。而细调节螺旋只能使镜筒或载物台缓慢或较小幅度升降（升或降的距离不易被肉眼观察到），适用于高倍镜和油镜的聚焦或观察标本的不同层次，一般在粗调节螺旋调节焦距的基础上再使用细调节螺旋，精细调节焦距。

（5）载物台：位于物镜转换器下方的方形平台，是放置被观察标本片的地方。平台的中央有一圆孔（或椭圆孔），称为通光孔，来自下方的光线经此孔照射到标本片上。

在载物台上通常装有标本移动器（也称标本推进器），移动器上安装的弹簧夹可用于固定标本片，另外，转动与移动器相连的两个螺旋可使标本片前后或左右移动。

（6）镜座：位于显微镜最底部的构造，为整个显微镜的基座，用于支持和稳定镜体。有的显微镜在镜座内装有照明光源等构造。

2. 光学部分

（1）目镜：又称接目镜，安装在镜筒的上端。每台显微镜通常配置 2～3 个不同放大倍数的目镜，常见的有 5×、10×和 15×（×表示放大倍数）的目镜，可根据不同的需要选择使用，最常使用的是 10×目镜。

（2）物镜：也称接物镜（实验图 1-2），安装在物镜转换器上。每台显微镜一般有 3～4 个不同放大倍数的物镜，常用物镜的放大倍数有 10×、40×和 100×等几种。习惯上将放大 10 倍以下（含 10 倍）的物镜称为低倍镜；放大 40 倍左右的物镜称为高倍镜；将 90×或 100×的称为油镜（这种镜头在使用时需浸在镜油中），在油镜上还常标有“油”或“Oil”的字样。物镜上标有放大倍数、数值孔径、盖玻片的厚度等主要参数。数值孔径是指介质的折射率与镜口角一半正弦的乘积，即 $NA=n \cdot \sin\alpha/2$。n 为物镜与标本间介质的折射率，α 为镜口角，见实验图 1-3。

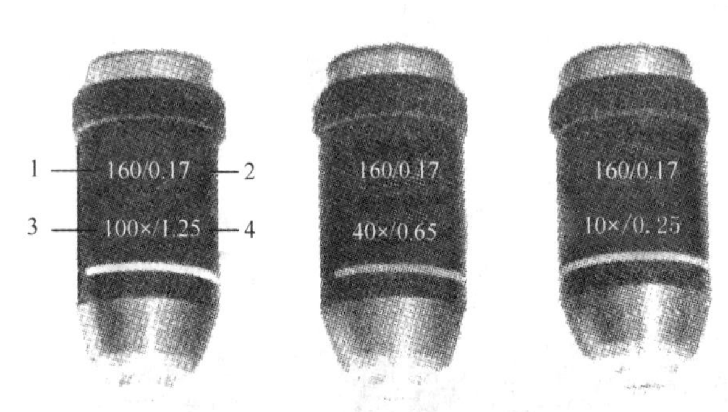

实验图 1-2 光学显微镜物镜的主要参数

1. 筒长；2. 盖玻片厚度；3. 放大倍数；4. 数值孔径

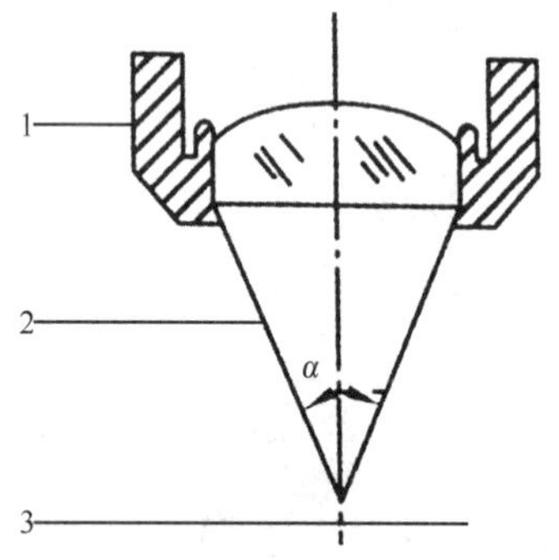

实验图 1-3 显微镜的镜口角

1. 物镜；2. 镜口角；3. 标本面

（3）聚光器：位于载物台的通光孔的下方，由聚光镜和光圈构成，其主要功能是使光线集中到所要观察的标本上。聚光镜由 2～3 个透镜组合而成，其作用相当于一个凸透镜，可将光线汇集成束。在聚光器的左下方有一调节螺旋可使其上升或下降，从而调节光线的强弱，升高聚光器可使光线增强，反之光线变弱。

（4）反光镜：位于聚光器的下方，能将来自不同方向的光线反射到聚光器中。有的反光镜有两个面，一面为平面镜，另一面为凹面镜，凹面镜有聚光作用，适于在较弱光和散射光下使用，光线较强时则选用平面镜。

（二）显微镜油镜的使用

1. 油镜的工作原理 油镜的透镜很小，从载玻片透过的光线通过空气时，因介质折光率不同，光线将发生折射现象，使射入镜筒的光线很少，物像模糊不清。若在油镜镜头与载玻片之间加入与玻璃折光率相近的香柏油（实验图 1-4），则可使通过的光线不至于因折射而减弱，因而能清楚地看到物像。

香柏油 折光率1.515 空气 折光率1.0 玻璃 折光率1.52

实验图 1-4 油镜的原理

2. 使用方法

（1）对光：将显微镜小心地从镜箱中取出（移动显微镜时应以右手握住镜臂，左手托住镜座），放置在实验台上。打开电源开关，转动粗调节螺旋，使镜筒略升高，调节物镜转换器，使低倍镜转到工作状态（即对准通光孔），当镜头完全到位时，可听到轻微“嗒”的声音。

（2）观察：将载玻片放在载物台上，用夹片器固定，先用低倍镜找到标本所在处，再换油镜观察。使用油镜时，须在载玻片的标本部位滴香柏油一滴，从旁边观察并转动粗调节螺旋使载物台上升，将油镜镜头浸入油内接近标本表面，但不要碰到标本片，继续缓慢转动粗调节螺旋，至视野中看到标本轮廓，然后转动细调节螺旋至物像清晰。细调节螺旋是显微镜机械装置中较精细又容易损坏的元件，拧到了限位以后，就拧不动了，此时决不能强拧，否则必然损坏。调焦时，如果遇到这种情况，应将细调节螺旋退回 3～5 圈，先用粗调节螺旋调焦，待初见物像后，再改用细调节螺旋。可以事先将细调节螺旋调至中间位置，使正反两个方向都有大体相等的调节余地。

3. 维护方法 油镜使用完毕后，必须及时将镜头上的香柏油擦拭干净。操作时先将油镜镜头升高，并将其转离通光孔。先用干净的擦镜纸擦拭一次（注意向同一个方向擦拭），把大部分的油擦掉，接着用沾有少许清洁剂或二甲苯的擦镜纸擦一次，最后再用干净擦镜纸擦一次，把残留的二甲苯擦掉。标本片上的香柏油，如果是有盖玻片的永久制片，可直接用上述方法擦干净；如果是无盖玻片的标本片，则盖玻片上的油可以用拉纸法擦掉，即先把一小张擦镜纸盖在油滴上，再往纸上滴几滴清洁剂或二甲苯。趁湿将擦镜纸往外拉，如此反复几次即可擦干净。

（三）细菌基本形态和特殊结构的观察

1. 实验材料和用具

（1）标本：葡萄球菌、淋球菌、大肠埃希菌、枯草杆菌、霍乱弧菌、鞭毛、芽孢、荚膜。

（2）试剂：香柏油、二甲苯。

（3）其他：显微镜、擦镜纸。

2. 方法 用油镜观察上述标本的示教片，注意染色细菌的形态、颜色。

3. 实验结果 将实验结果绘图说明。

四、思 考 题

1. 如何识别普通光学显微镜的油镜镜头？为什么选择香柏油作为油镜的镜油？
2. 能否仅根据细菌的形态来鉴别细菌？
3. 如何正确使用和保养显微镜？

实验二 基础培养基的制备

一、目 的 要 求

1. 了解培养基配制的基本程序。
2. 熟悉基础培养基的配制原则和制备方法。

3. 掌握液体培养基、固体培养基及半固体培养基的制备和用途。

二、实验原理

培养基是人工配制的适合微生物生长繁殖的营养基质。培养基一般应具备以下 3 个条件：①有合适的营养物质，含有满足微生物生长发育且比例合适的水分、碳源、氮源、无机盐、生长因子以及某些特需的微量元素；②适宜的酸碱度；③必须是无菌的。

培养基的种类很多。按照培养基的物理状态可以分为固体培养基、半固体培养基和液体培养基三大类。各种培养基的制备方法可能不尽相同，除了少数特殊的培养基外，一般培养基的制备程序大体是相同的。

培养基的主要作用：分离和繁殖细菌；保存菌种；鉴定细菌；生产菌苗、抗生素；微生物生理学的研究等。

基础培养基含有满足一般细菌生长繁殖所需要的营养物质，如肉汤培养基，其成分是牛肉浸膏或肉汤、蛋白胨、氯化钠和水。此外，培养基还包括营养培养基、选择培养基、鉴别培养基、天然培养基、合成培养基和厌氧培养基等。

三、实验内容

（一）固体培养基的制备

1. 材料

（1）培养基配方：牛肉膏 0.3～0.5g、蛋白胨 1.0g、NaCl 0.5g、琼脂 2～3g、蒸馏水 100ml。

（2）试剂：1mol/L NaOH 溶液。

（3）其他：pH 计、三角瓶、量筒、试管、滤纸、漏斗等。

2. 操作步骤

（1）称药品：按实际用量计算后，准确称取各种药品放入大烧杯中。牛肉膏可放在硫酸纸上称量，称好后连同硫酸纸一起放入大烧杯中，烧杯中加入适量蒸馏水，将硫酸纸上的牛肉膏用水洗下后，弃去硫酸纸。蛋白胨极易吸潮，故称量时要迅速，称量结束后及时盖上试剂瓶盖。

（2）加热溶解：在烧杯中加入少于所需要的水量，小火加热，并用玻璃棒搅拌，待药品完全溶解后将称好的琼脂放入已溶解的溶液中，加热熔化。此过程中需不断搅拌，以防琼脂糊底或溢出，最后补足所失的水分。

（3）调 pH：用氢氧化钠溶液调节 pH 至 7.6 左右，应注意 pH 不要调过头，以免回调而影响培养基内各离子的浓度。

（4）分装：按实验要求，可将配制的培养基分装入试管或三角瓶内。分装量：固体培养基约为试管高度的 1/5，分装入三角瓶内以不超过其容积的一半为宜。

（5）加塞：试管口和三角瓶口塞上用普通棉花（非脱脂棉）制作的棉塞或硅胶塞。

（6）包扎：加塞后，在三角瓶的棉塞或硅胶塞外包一层牛皮纸，用线绳系好，以防灭菌时冷凝水沾湿棉塞。

（7）灭菌：把包扎好的培养基置于高压蒸汽灭菌器内，121.3℃灭菌 20～25min，灭菌后制成斜面（实验图 2-1）。

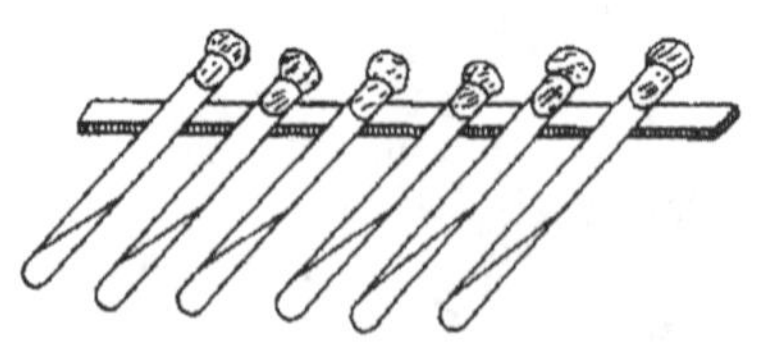

实验图 2-1 固体培养基斜面

（二）半固体培养基的制备

1. 材料

（1）培养基配方：牛肉膏 0.3～0.5g、蛋白胨 1.0g、NaCl 0.5g、琼脂 0.2～0.3g、蒸馏水 100ml。

（2）试剂：1mol/L NaOH 溶液。

（3）其他：pH 计、三角瓶、量筒、试管、滤纸、漏斗等。

2. 操作步骤 半固体培养基的制备方法与固体培养基基本相同，区别仅仅是琼脂的用量。灭菌后直立冷却即成。

（三）液体培养基的制备

1. 材料

（1）培养基配方：牛肉膏 0.3～0.5g、蛋白胨 1.0g、NaCl 0.5g、蒸馏水 100ml。

（2）试剂：1mol/L NaOH 溶液。

（3）其他：pH 计、三角瓶、量筒、试管、滤纸、漏斗等。

2. 操作步骤 液体培养基配制方法同固体、半固体培养基，区别在于培养基中不加琼脂。液体分装高度以试管高度的 1/4 左右为宜，摇瓶中液体培养基体积为其 1/5 左右。灭菌后若不立即使用，应将培养基置于 4℃冰箱中暂存。

四、思 考 题

1. 培养基配制的步骤是什么?在操作过程中应注意哪些问题?
2. 培养基配制完成后，为什么必须立即灭菌?
3. 牛肉膏蛋白胨培养基属于何种培养基？人工培养细菌的条件是什么？

实验三 消毒与灭菌

一、实 验 目 的

1. 了解紫外线杀菌的原理及应用范围。
2. 熟悉过滤除菌法及其应用。
3. 掌握高压蒸汽灭菌的原理及方法，了解其他的热力灭菌方法。

二、实 验 原 理

消毒和灭菌两个词常被混用，其实它们的含义是有所不同的。消毒是指应用消毒剂等方法杀灭物体表面和内部的病原菌营养体的方法，而灭菌是指用物理和化学方法杀死物体表面和内部的所有微生物，使之呈无菌状态。

消毒和灭菌的方法很多，包括物理法、化学法和生物法三大类，本实验主要介绍各种物理灭菌法。

物理法包括热力灭菌法、过滤除菌法、辐射灭菌法等方法。热力灭菌法的主要原理是利用高温使微生物细胞内的蛋白质和酶类发生变性后而失活，从而起灭菌作用，又包括湿热灭菌和干热灭菌两种方法。

实验室最常用的湿热灭菌法是高压蒸汽灭菌法。高压蒸汽灭菌法的原理是在一定的压力范围内水的沸点随着压力的增加而提高，利用高压蒸汽产生的高温以及蒸汽的穿透能力来达到灭菌的目的。在 1 个标准大气压下，水的沸点是 100℃，当水在密闭的高压蒸汽灭菌锅（实验图 3-1）中时，形成的蒸汽不能溢出，而使压力增加，水的沸点和温度也随之增加，当压力达到 103.42kPa 时，温度则达到 121.3℃，在此温度下维持 25～30min，即可杀死一切微生物的营养体及芽孢。

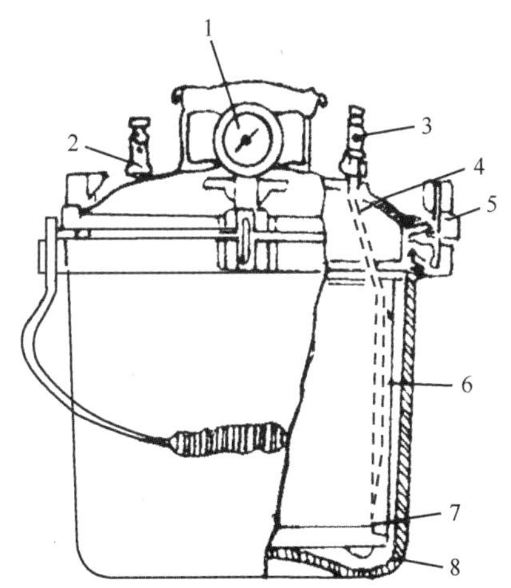

实验图 3-1 手提式高压蒸汽灭菌锅

1. 压力表；2. 安全阀；3. 排气阀；4. 软管；5. 螺栓；6. 套筒；7. 搁架；8. 锅壁

实验室最常用的干热灭菌方法是干烤法，在干烤箱内进行，加热至 160～170℃维持 2h，可杀灭包括芽孢在内的所有微生物。适用于耐高温的玻璃器皿、瓷器、玻质注射器等。

紫外线的波长在 200～300nm，其中波长 260nm 的紫外线杀菌作用最强。因紫外线的穿透力比较弱，一般仅用于物体的表面消毒灭菌。

此外，过滤除菌、放射性同位素消毒和灭菌、化学药物灭菌和消毒等也是微生物学操作中不可缺少的常用方法。

三、实验内容

（一）高压蒸汽灭菌法

高压蒸汽灭菌法适用于培养基、生理盐水、工作服、敷料、玻璃器皿等能耐高温的物品。一般物品灭菌在 1.05kg/cm^2 压力下，即温度 121.3℃，20～30min，可杀灭所有的微生物和细菌的芽孢。

1. 实验材料与用具 待灭菌的培养基、高压蒸汽灭菌锅、培养皿、试管。

2. 实验方法

（1）加水：将内层储物套桶取出，向外层锅内加入适量的水，套桶放于锅内。

（2）装料：把待灭菌的培养基等物品置于内层的套桶内，装有培养基或其他溶液的容器放置时要防止液体成分溢出，瓶塞或试管塞不要紧贴桶壁，以防冷凝水打湿棉塞。

（3）加盖：将盖上与排气阀相连接的排气软管插入内层套桶的排气槽内，摆正锅盖，对齐螺口，以对称的方式同时旋紧相对的两个螺栓，使之严密。

（4）排气：加热。随着温度的升高，锅内的冷空气逐渐由排气阀排出。一般认为，当水沸后约 5min，锅内空气已基本排尽。

（5）升压：当锅内空气排尽时，即可关闭排气阀，压力开始上升。

（6）保压：当压力温度表指针达到所需温度（和压力相对应）时，开始计时并维持该温度（压力）至所需时间。本实验灭菌条件是 121℃，20～25min。

（7）降压：达到所需灭菌时间后，停止加热，让压力自然下降，待压力下降到零时，方可打开排气阀。然后打开锅盖，取出灭菌物品。

（8）无菌检查：将已灭菌的培养基于 37℃培养 20～24h，若无杂菌生长，即可使用。

（二）干热灭菌法

干热空气灭菌适用于耐高温的玻璃、金属制品和粉末化学药品以及不允许湿热气体穿透的油脂（如油性软膏制剂、注射用油等）的灭菌。

1. 实验材料与用具 待灭菌的玻璃器皿、注射用油、电热烘箱。

2. 实验方法

（1）装入待灭菌物品：打开箱门，将各种器皿用纸包好或装入金属制的培养皿筒、移液管筒内，然后放入电热烘箱中。物品摆放不要太挤，以利于空气流通。

（2）升温：关好电烘箱门，打开电源开关，旋动恒温调节器至所需温度（本实验所需为 160～170℃），此时烘箱红灯亮，表明烘箱已开始加热，当温度上升至所设定温度后则烘箱绿灯亮，表示已停止加温。

（3）恒温：当温度升到所需温度后，维持此温度 2h。

（4）降温：达到所需灭菌时间后，切断电源，自然降温。

（5）取出灭菌物品：待电烘箱内温度降到 70℃以下时，打开箱门，取出灭菌物品。

（三）紫外线法

1. 实验材料

（1）菌种：金黄色葡萄球菌的 18～20h 肉汤培养物。

（2）培养基：普通琼脂平板培养基。

（3）其他：无菌滴管、无菌玻璃三角耙、紫外灯等。

2. 实验方法

（1）用无菌滴管吸取菌液分别于已制备好的 2 个琼脂平板培养基表面滴 2～3 滴，用无菌玻璃三角耙将菌涂布均匀。

（2）把两个平皿同时置于紫外灯下（功率 15～30W，距离 20cm）照射 30min，把其中一个皿盖打开，一个不开盖。

（3）达到所需时间后盖好盖子，同时置于 37℃温箱中倒置培养 20～24h，观察结果。

3. 实验结果 观察两个平皿中菌生长的情况，并记录实验现象。

（四）过滤除菌法

有些物质，如抗生素、血清、维生素等易受热分解，因而要采用过滤除菌法。

1. 过滤器的种类

（1）滤膜过滤器：由醋酸纤维素、硝酸纤维素等制成，有孔径大小不同的多种规格（如 0.1μm、0.22μm、0.3μm、0.45μm 等），过滤细菌常用 0.45μm 孔径。其优点是吸附性小，即溶液中的物质损耗少，滤速快，每张滤膜只使用 1 次，不用清洗。

（2）蔡氏滤器：一种金属制成的过滤漏斗，其过滤部分是一种用石棉纤维和其他填充物压制成的片状结构。溶液中的细菌通过石棉纤维的吸附和过滤而被去除，但对溶液中其他物质的吸附性也大。每张纤维板只能使用 1 次。

（3）玻璃滤器：一种由玻璃制成的过滤漏斗，其过滤部分是由细玻璃粉烧结成的板状构造。玻璃滤器规格很多，5 号（孔径 2～5μm）和 6 号（孔径小于 2μm）适用于过滤细菌。其优点是吸附量少，但每次使用后要洗净再用。清洗方法：用水充分冲洗，然后浸于含 1%KNO_3 的浓硫酸中 24h，再用蒸馏水抽洗数次。在抽洗液中加入数滴 $BaCl_2$，至不出现 $BaSO_4$ 沉淀时，即表示已洗净。

2. 过滤装置

（1）按实验图 3-2 进行安装，为阻止空气中细菌进入滤瓶而在接管处塞入棉花，外用纸包好进行 121℃湿热灭菌 20min。

（2）为加快过滤速度，一般用负压抽气过滤，可接真空泵进行抽滤。

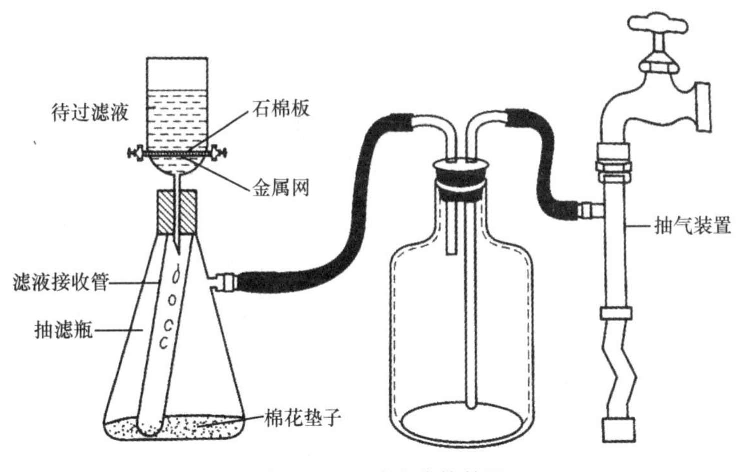

实验图 3-2　过滤除菌装置

四、注 意 事 项

（1）使用灭菌锅应严格按照操作程序进行，避免发生事故；灭菌时，操作者切勿擅自离开，务必待压力下降到零后，才可打开锅盖。

（2）干热灭菌时电烘箱中物品不要摆得太拥挤，以免阻碍空气流通而影响灭菌效果；灭菌物品不要与电烘箱内壁的铁板接触，以免包装纸烤焦起火。

（3）过滤除菌时应注意检查过滤装置各连接处是否漏气，以防污染。

五、思 考 题

1. 高压蒸汽灭菌法的原理是什么？使用高压蒸汽灭菌锅有哪些注意事项？
2. 在干热灭菌过程中，应该注意哪些问题？

3. 干热灭菌和湿热灭菌哪种效果好？各适用于哪些物品？
4. 紫外线杀菌的特点和机制是什么？
5. 过滤除菌法的适用对象有哪些？需要注意哪些问题？

实验四　细菌的分离与培养技术

一、实验目的

1. 学会正确使用常用的细菌接种工具，掌握各种接种技术。
2. 熟悉细菌在不同培养基中的生长现象。
3. 掌握无菌操作技术。

二、实验原理

自然界中的微生物是以多种混居的群体形式存在的，因此要研究某一微生物必须首先分离出该微生物的纯培养物，即微生物的纯种分离。常用的纯种分离方法有平板划线分离法、倾注平板分离法。

平板划线分离法是先制备好无菌平板，在无菌的环境下用接种环蘸取少许待分离的微生物，在培养基表面连续划线或者分区划线，线的起始部分微生物连在一起生长，越往后菌量越少，最后可能形成单个的菌落，其可以认为是由一个细胞大量繁殖后形成的集团，因此可以得到纯培养物。倾注平板法是先把待分离的微生物进行一系列的液体稀释，然后分别取一定量的稀释液与预先融化并冷却到45～50℃的琼脂培养基混合，摇匀后倒平板（或者先把稀释液置于平皿中，再倒入预先融化并冷却到45～50℃的琼脂培养基），培养后可能有单菌落出现，从而得到纯培养物。

严格的无菌操作技术是保证微生物分离培养成功的重要前提条件。主要是防止环境中的微生物污染实验材料，同时也要防止实验材料污染环境或者感染操作人员。

在合适的条件下，同种细菌在不同的培养基中生长，其生长状况不同；不同的细菌在相同的培养基上生长，它们的生长情况也不一样。这些差异称为培养特征，是细菌鉴别和分类的重要依据之一。

三、常用的接种工具

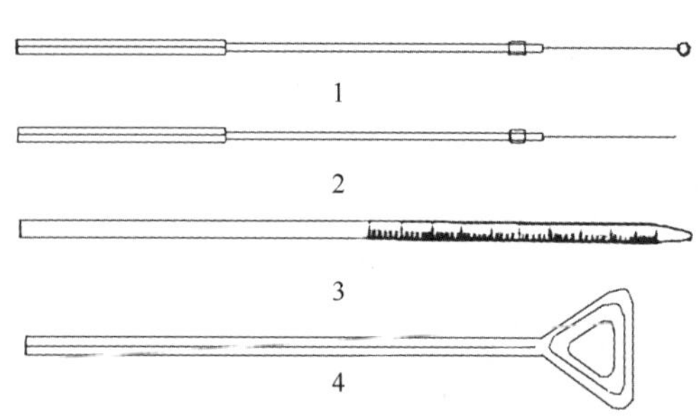

实验图 4-1　常用接种工具

1. 接种环；2. 接种针；3. 移液管；4. 涂布棒

常用的微生物接种工具有接种环、接种针、移液管、涂布棒（实验图 4-1）等，可以根据实验的目的而进行选择。

接种环和接种针是最常用的接种细菌的工具，它们的使用方法是微生物学实验的最基本技能之一。

1. 结构　接种针和接种环均由三部分组成，其环及针部分多用易于传热又不易生锈且经久耐用的白金或镍制成，环的直径一般为 3～4mm，环和针的长度一般为40～50mm，其一端固定于铝制的金属杆上，金属杆的另一端为手持的绝缘柄。

2. 使用方法　手持绝缘柄，先将接种环或接种针的金属丝部分垂直置于酒精灯外焰中烧红，然后斜持接种环或接种针，使其金属杆部分通过火焰外焰三次，待在无菌区冷却后即可取菌，用毕，斜持接种环或接种针，将金属丝与菌接触部位置于酒精灯外焰中烧红，然后使金属杆部分通过外焰三次，灭菌后搁于架上，切勿随手乱放，以免灼焦实验台面或其他物品。

3. 用途　接种环主要用于划线分离、纯种移种及涂片制备等，接种针主要用于穿刺接种及菌落的挑选。

四、实验内容

（一）分离培养法

1. 实验材料

（1）菌种：细菌混合液。

（2）培养基：普通琼脂培养基。

（3）其他：接种环、酒精灯、0.5ml 无菌移液管、无菌培养皿、无菌水管（4.5ml/管）。

2. 实验方法

（1）平板连续划线分离法

1）制备无菌平板（实验图 4-2）。

2）把灭菌后的接种环冷却后取适量混合菌液涂布于平板的一端。

3）灼烧接种环，冷却后稍沾涂布处，在培养基表面连续“之”字形划线，直至划完整个平板表面（实验图 4-3A）。也可以两次划完，即第一次划到平板中部，将平板倒转方向，再从另一端划到中间位置（实验图 4-3B）。标记后培养。

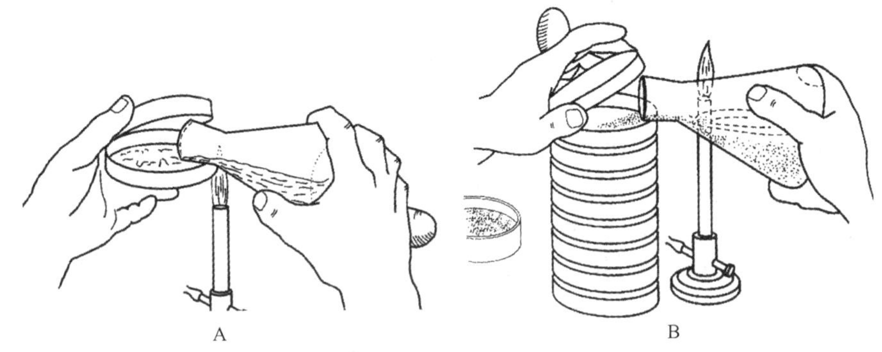

实验图 4-2　制备无菌平板

A. 持皿法倒平板；B. 叠皿法倒平板

（2）平板分区划线分离法

1）制备无菌平板（实验图 4-2）。

2）在无菌区域中左手持培养皿，用中指、无名指、小指配合手掌托起平皿底部，拇指和示指将皿盖打开约 45°。将沾有菌液的接种环从开口处伸入平皿内，把菌涂布于平板的一端。

3）灼烧接种环，冷却后稍沾涂布处，在培养基表面连续“之”字形划 3～5 条线（a 区）。

4）将接种环灼烧冷却后，从 a 区划至 b 区。重复以上操作分别划出 c 区、d 区（实验图 4-4），将平皿倒置于 37℃温箱中培养 18～20h 后观察结果。

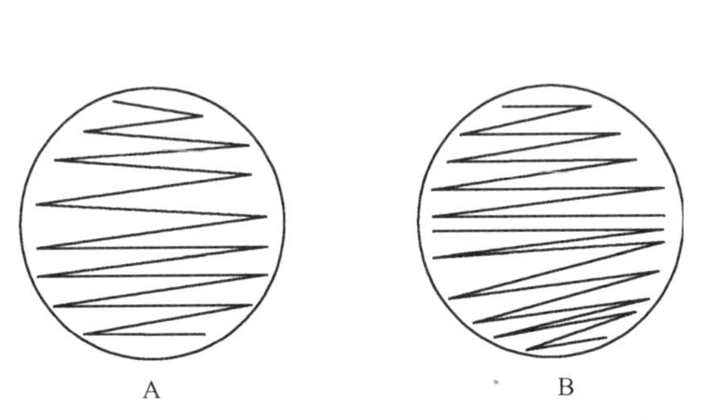

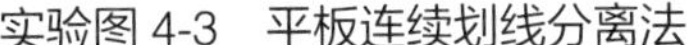

实验图 4-3　平板连续划线分离法

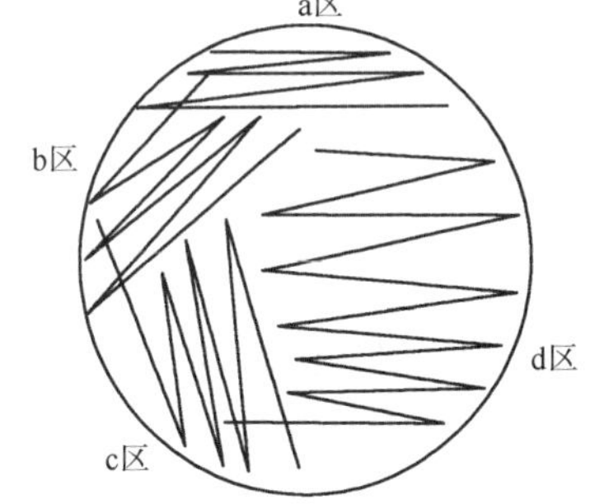

实验图 4-4　平板分区划线分离法

3. 实验结果　培养后，在琼脂平板中可以看到由单个细菌繁殖形成的肉眼可见的细菌的集团，即菌落。不同的细菌菌落的特征不完全相同，这是细菌鉴别的依据之一。主要从以下几个方面观察菌落的特征：

（1）大小：以毫米计。

（2）边缘：整齐、波纹状、锯齿状等。

（3）表面：光滑、粗糙、圆环状、乳突状等。

（4）形状：圆形、不规则、放射状等。

（5）色素：有无色素、颜色、溶解性等。

（6）透明度：透明、半透明、不透明。

（7）湿润度：湿润、干燥。

（二）纯培养法

1. 实验材料

（1）菌种：大肠埃希菌斜面培养物、金黄色葡萄球菌斜面培养物。

（2）培养基：普通琼脂斜面培养基、普通肉汤培养基、半固体培养基。

（3）其他：接种环、接种针等。

2. 实验方法

（1）斜面培养基接种法

1）左手持菌种管与空白培养基管，斜面均向上。

2）右手拿接种环，经火焰灭菌后冷却。用右手掌与小指、环指分别夹下空白培养基管与菌种管的棉塞（或者橡胶塞），试管口通过火焰。

3）接种环伸入菌种管，蘸取少量菌种。

4）接种环伸入培养基管，在斜面上从下往上“之”字形划线。

5）试管口再通过火焰，并将试管塞塞好。接种环灭菌。

6）接好菌的试管放入37℃温箱中培养18～20h后观察结果。

（2）液体培养基接种法：与斜面培养基接种法基本相同，不同之处是斜持试管，接种环取菌后在液面上方的试管壁上研磨，使菌转移到试管壁上，试管直立以后菌种即位于液体培养基中。

（3）半固体培养基接种法：该种培养基接种时用接种针。接种针的使用方法基本同接种环。用接种针蘸取菌种后从半固体培养基的中央位置自上而下穿入，直刺至接近试管底但是不触及试管底，接种针原路抽出，置于37℃温箱中培养18～20h后观察结果。可以用于保存菌种和观察细菌的运动能力，也可以用于检测细菌的生化反应如明胶培养基的接种。

3. 实验结果

（1）斜面培养基接种法：培养基表面形成一层菌苔。

（2）液体培养基接种法：细菌在液体培养基中生长后可形成三种现象：①均匀混浊（如大肠埃希菌、金黄色葡萄球菌等）；②有的在液体表面形成一层菌膜（如枯草杆菌）；③有的在管底形成沉淀（如链球菌）。

（3）半固体培养基接种法：有鞭毛的细菌如大肠埃希菌能沿穿刺线向四周弥散生长，穿刺线模糊不清；没有鞭毛的细菌如金黄色葡萄球菌仅沿穿刺线生长。

五、思 考 题

1. 请设计两种不同的实验方案从一微生物的混合材料中得到纯培养物。
2. 在接种细菌时如何注意无菌操作？
3. 培养皿为什么要倒置培养？
4. 检查细菌是否有运动能力的方法有哪些？

实验五 细菌染色法

一、目 的 要 求

1. 掌握细菌染色标本的制备过程。
2. 熟悉细菌染色方法的一般原则，掌握革兰氏染色法及其结果判断。
3. 熟悉革兰氏染色法在鉴定细菌上的重要意义。

二、实验原理

微生物学是一门形态学科，所以细菌涂片的制备、染色及形态的观察在微生物学的实验教学过程中是不可忽视的基本环节和技术。由于细菌微小，又与周围的水环境光学性质相近，从而在一般的光学显微镜下不易看清其形态和结构，通常用染色的方法增加反差，从而有助于细菌标本的观察。染料有带阴离子发色团的酸性染料和带阳离子发色团的碱性染料。在一般生理条件下（pH7.4 左右）细菌菌体都带负电荷，因而更容易与碱性染料相结合。常用的碱性染料包括亚甲蓝、结晶紫、碱性复红、孔雀绿等。

细菌的染色法包括单染色法及复染色法。单染色法是只用一种染料使细菌着色以显示其形态的方法，单染色后所有的细菌均被染成一种颜色。可以用来观察细菌的形态和排列方式，但不能鉴别细菌。复染色法又称为鉴别染色法，通常用两种或两种以上的染料染色，由于不同种类的细菌或同种细菌的不同结构对染料有不同的反应性而被染成不同的颜色，从而有鉴别细菌的作用。

最常用的鉴别染色法是革兰氏染色法。该染色法不仅可以观察细菌的形态和排列，还可以根据染色结果将所有细菌分成革兰氏阳性菌（G^+）和革兰氏阴性菌（G^-）两大类，是细菌分类和鉴定的基础。

本实验要求掌握细菌涂片标本的制作、细菌染色的基本步骤、革兰氏染色法。

三、实验内容

（一）细菌涂片标本的制作

1. 材料

（1）菌种：大肠埃希菌 18～24h 斜面培养物、金黄色葡萄球菌 18～24h 斜面培养物。

（2）其他：载玻片、生理盐水、接种环、酒精灯等。

2. 方法

（1）涂片：取清洁载玻片一块，于载玻片中央滴一小滴生理盐水。用烧灼过且已冷却的接种环以无菌方式蘸取菌苔少许置于生理盐水内研磨均匀，涂成直径 1～1.5cm 的菌膜。接种环经火焰灭菌后方可放回原处。如果用菌液制作标本片，则可不加生理盐水，直接用灭过菌的接种环取菌液涂抹于载玻片上即可。

（2）干燥：涂片放室温自然干燥；也可将标本片有菌面向上，在火焰上方微微加热烘干，但切勿太靠近火焰。

（3）固定：常用加热固定法，其主要目的是使菌体较牢固黏附于载玻片，在染色时不至于被染液和水冲洗掉，并杀死细菌。方法是将干燥后的载玻片有菌面向上，在酒精灯火焰外焰中水平地迅速来回通过 3 次，注意温度不宜太高，以玻片反面触及手背部皮肤热而不烫为宜。

3. 结果 按上述方法制备的细菌涂片可见在涂抹部位有一层薄而均匀的菌膜。

（二）单染色法

1. 材料

（1）菌种：大肠埃希菌 18～24h 斜面培养物、金黄色葡萄球菌 18～24h 斜面培养物。

（2）试剂：吕氏亚甲蓝染色液、复红染色液。

（3）其他：载玻片、生理盐水、接种环、酒精灯等。

2. 方法

（1）将涂片置染色架上，滴加吕氏亚甲蓝染液以覆盖标本为度，染色 1～2min 后水洗，吸干残留水分。

（2）待染色片干燥后，在已染色的标本片上加香柏油一滴，置显微镜下观察染色结果。

（三）革兰氏染色法

1. 材料 细菌涂片、结晶紫染液、卢戈碘液、95%乙醇、苯酚复红液、香柏油、二甲苯、显微镜、擦镜纸、接种环、载玻片、吸水纸、试管、小滴管、酒精灯。

2. 方法

（1）初染：将涂片置染色架上，滴加结晶紫染液以覆盖标本为度，1min 后水洗甩干。

（2）媒染：滴加卢戈碘液（媒染剂）于细菌涂片上，维持 1min 后水洗甩干。媒染主要是增强菌体与染料之间的作用力。

（3）脱色：目的在于测知染料与被染菌之间结合的牢固程度，起鉴别细菌的作用。将乙醇适量滴加于经过媒染的标本上，20～30s 后立即用水冲洗甩干。

（4）复染：滴加苯酚复红液使其全部覆盖涂片，1min 后水洗甩干。

（5）干燥：用前面方法将染色片干燥。

（6）镜检：在已染色的标本片上加香柏油一滴，置显微镜下观察染色结果。

3. 结果 G^{+}菌经染色呈紫色（如枯草杆菌），G^{-}菌染成红色（大肠埃希菌），镜检结果如彩图 1 所示。

四、思 考 题

1. 标本片在染色前为什么要先进行固定?固定时应注意什么问题?
2. 革兰氏染色过程中关键的步骤是什么？革兰氏染色法有何实际意义？

实验六 细菌的生化反应

一、实 验 目 的

1. 了解不同的微生物利用单糖和双糖的能力。
2. 熟悉细菌生化反应中各种培养基的设计。
3. 掌握几种常用的生化反应的原理及结果的判定。

二、实 验 原 理

不同的细菌在代谢过程中产生的酶不完全相同，对相同物质的分解能力也不一样，因此代谢产物也有差别。利用生化反应结果的差异对细菌进行鉴别是鉴别细菌的重要手段。

糖发酵试验中，溴甲酚紫是一种酸碱指示剂，该指示剂在 pH 中性时显紫色，碱性时呈现深红色，而在酸性时为黄色。试验时在各试管中加一倒置小管，称为杜氏小管，分装入培养基，高压灭菌后杜氏小管内也充满培养基。接种培养后杜氏小管内收集到的气体则是由微生物在生长过程中产生的。当指示剂溴甲酚紫的颜色由紫色变为黄色时，则表明微生物利用碳源产生了酸性物质。

IMViC 试验是以下四个试验名称的缩写：吲哚试验（I）、甲基红试验（M）、V-P 试验（V）和枸橼酸盐利用试验（C），字母“i”是为了发音的需要加入的。

1. 吲哚试验 色氨酸几乎存在于所有的蛋白质中，有些细菌（如大肠埃希菌）具有色氨酸酶，能分解蛋白胨中的色氨酸生成吲哚（靛青质），吲哚与柯氏试剂反应，形成红色的玫瑰吲哚。试验操作必须在 48h 内完成，否则吲哚进一步代谢，会导致试验阴性。

柯氏试剂包含三种成分，即盐酸、异戊醇、对二氨基甲基苯甲醛。盐酸主要是提供一个酸性条件；异戊醇用于浓缩分散在培养基中的吲哚；对二氨基甲基苯甲醛和吲哚在酸性条件下反应形成红色的化合物。

2. 甲基红试验 细菌分解培养基中的葡萄糖后终产物不同，造成培养基的酸碱度不同，甲基红指示剂呈现的颜色不同，因此可以区别不同的细菌。甲基红指示剂的变色范围是 pH 4.4（红色）～pH 6.2（黄色）。本试验主要是鉴别大肠埃希菌和产气杆菌。这两种菌都能分解葡萄糖产生丙酮酸。产气杆菌能将两分子的丙酮酸脱羧生成一分子的中性乙酰甲基甲醇，所以培养基的 pH 可在 5.4 以上，甲基红试剂呈现橘黄色，为甲基红试验阴性；而大肠埃希菌能进一步分解丙酮酸，产生的酸类较多，使培养基的酸碱度在 pH4.5 以下甚至更低，故甲基红指示剂呈现红色，为甲基红试验阳性。

3. V-P 试验 该试验是测定细菌分解葡萄糖后能否产生乙酰甲基甲醇。在碱性条件下，乙酰甲基甲醇可以被氧化成二乙酰，后者可以与培养基含有的蛋白胨中的精氨酸所含的胍基反应，生成红色化合物，称 V-P 试验阳性。试验时加入 α-奈酚可以加速这个反应，V-P 试验和甲基红试验一起进行是鉴别大肠埃希菌和产气杆菌的最有效方法。

4. 枸橼酸盐（citrate）利用试验 另一个区分大肠埃希菌和产气杆菌的方法是利用枸橼酸盐琼脂培养基。在配制的培养基中仅含有一种碳源即枸橼酸盐。一般的细菌可以利用磷酸二氢铵作为氮源，但不一定能分解枸橼酸盐而获得碳源。因此可以利用细菌能否分解枸橼酸盐而鉴别不同的细菌。能够利用枸橼酸盐者，则能在此培养基上生长，并使培养基变为碱性，培养基中的溴麝香草酚蓝指示剂由绿色变为深蓝色。产气杆菌可以在该培养基中生长，而大肠埃希菌则不能在上面生长。此外枸橼酸盐利用试验也可以用于检查某些肠道致病菌，如多数的沙门菌可以利用枸橼酸盐，但是伤寒沙门菌和所有志贺氏菌则不能利用。

三、实验内容

（一）糖发酵试验

1. 试验材料

（1）菌种：大肠埃希菌、伤寒杆菌新鲜斜面培养物。

（2）培养基：蛋白胨水培养基、葡萄糖、蔗糖、乳糖、麦芽糖、溴甲酚紫指示剂[颜色变化范围是 pH5.2（黄色）～pH6.8（紫色）]。

（3）其他：接种环、酒精灯、杜氏小管、试管等。

2. 试验方法

（1）标记：在各试管上标记上菌种的名称。

（2）接种：以无菌方式将试验用菌种接入标记好的试管中，同时取空白试管作为对照（不接菌），一起置于 37℃温箱中培养 24h、48h、5d 后观察结果。

（3）记录试验结果。

3. 结果判断 若细菌能分解糖而产酸则能使指示剂变色，用“+”表示；若产生气体用“○”表示（彩图 2 是大肠埃希菌与伤寒杆菌在含葡萄糖的培养基中的试验现象）；若产酸的同时产气则杜氏小管中有气泡以“⊕”表示；若细菌不分解糖则不能产酸，指示剂不变色，小管内也无气泡，则以“–”表示。

（二）IMViC 试验

1. 吲哚试验

（1）试验材料

1）菌种：大肠埃希菌、产气杆菌新鲜斜面培养物。

2）培养基：蛋白胨水培养基。

3）试剂：吲哚试剂（柯氏试剂）。

4）其他：接种环、酒精灯等。

（2）试验方法

1）分别以无菌的方法接种大肠埃希菌、产气杆菌于蛋白胨水培养基中，做好标记，置 37℃温箱中培养 48h。

2）取出后每管滴加 10 滴柯氏试剂，观察结果。

（3）试验结果：形成玫瑰红色吲哚为阳性，不能产生吲哚，加入试剂不呈红色为阴性，如彩图 3 所示。

2. 甲基红试验

（1）试验材料

1）菌种：大肠埃希菌、产气杆菌新鲜斜面培养物。

2）培养基：葡萄糖蛋白胨水培养基。

3）试剂：甲基红试剂。

4）其他：接种环、酒精灯等。

（2）试验方法

1）分别以无菌的方法接种大肠埃希菌、产气杆菌于葡萄糖蛋白胨水培养基中，做好标记，置37℃温箱中培养48h。

2）取出后分别滴加甲基红试剂2～3滴，立即观察结果。

3）结果判断：加入甲基红指示剂后呈红色者为阳性，呈橘黄色者为阴性，如彩图4所示。

3. V-P试验

（1）试验材料

1）菌种：大肠埃希菌、产气杆菌新鲜斜面培养物。

2）培养基：葡萄糖蛋白胨水培养基。

3）试剂：40%氢氧化钾溶液，6% α-奈酚乙醇溶液。

4）其他：接种环、酒精灯等。

（2）试验方法

1）分别以无菌的方法接种大肠埃希菌、产气杆菌于葡萄糖蛋白胨水培养基中，做好标记，置37℃温箱中培养48h。

2）取出后分别滴加40%氢氧化钾溶液10～20滴，摇匀，再各滴加等量的6% α-奈酚乙醇溶液，静置15min后观察结果。

（3）结果判断：若所有试管均无红色，稍微加热后，再观察结果。产生红色化合物为阳性，如彩图5所示。

4. 枸橼酸盐利用试验

（1）试验材料

1）菌种：大肠埃希菌、产气杆菌新鲜斜面培养物。

2）培养基：枸橼酸盐斜面培养基。

3）其他：接种环、酒精灯等。

（2）试验方法：分别以无菌的方法接种大肠埃希菌、产气杆菌于枸橼酸盐斜面培养基中，做好标记，置37℃温箱中培养24～48h。

（3）结果判断：培养基变为深蓝色为阳性，不变色为阴性，结果如彩图6所示。

四、思 考 题

1. 简述糖发酵试验的原理。
2. 设置对照管有什么意义？
3. 细菌的生化反应有什么实际意义？
4. 柯氏试剂的主要成分是什么？分别起什么作用？
5. 大肠埃希菌与产气杆菌都是革兰氏阴性杆菌，形态及染色方法不易区别，可以利用哪些生化反应进行区分，为什么？

实验七　药物的体外抗菌试验

一、实 验 目 的

1. 了解抗生素对微生物的抑制或杀伤作用。
2. 熟悉药物体外抗菌活性的测定方法。

二、实 验 原 理

药物的体外抗菌活性的测定广泛应用于新药的研究和指导临床用药，如药物的抗菌谱测定、药敏试验、抗菌药物的筛选等。测定药物的体外抗菌作用通常有两种方法，即琼脂扩散法和连续稀释法。

琼脂扩散法可以初步判断药物的抗菌能力的强弱，一般是将药物适当稀释后，将其加入含有试验菌的混菌平板表面，药物在培养基中扩散，在一定的浓度范围内药物周围的试验菌的生长受到抑制，从而形成抑菌圈。根据抑菌圈的大小判断药物抑菌能力的强弱。

三、实验内容

1. 实验材料

（1）菌种：金黄色葡萄球菌、大肠埃希菌。

（2）培养基：营养琼脂培养基、肉汤培养基。

（3）药物：青霉素、链霉素、阿奇霉素、诺氟沙星。

（4）试剂：无菌生理盐水。

（5）其他：无菌平皿、无菌移液管、无菌试管、接种环、酒精灯、牛津杯和记号笔等。

2. 实验方法

（1）药品的配制：称取或吸取适量药品，用无菌生理盐水配制成 1000U/ml 的原液，再将原液进一步稀释成 2U/ml 的稀释液，待用。

（2）试验菌株的培养：选择敏感的金黄色葡萄球菌和大肠埃希菌在斜面培养基上培养后，再接种至肉汤培养基中，37℃培养 16～20h，备用。

（3）混菌平板的制备：吸取 1ml 金黄色葡萄球菌或大肠埃希菌培养液，加入冷却到 50℃左右的 100ml 琼脂培养基中，转动三角瓶，使菌和培养基混合均匀，用大口移液管吸取 20ml 混菌培养基于无菌培养皿中，冷凝后制得混菌平板。

（4）加牛津杯：用记号笔把培养皿底部均匀分成四个区域，并标注好所加药物的名称。用无菌小镊子夹住牛津杯的上部，将其分别轻放在四个区的中央位置，用镊子轻按牛津杯，使其与培养基表面紧密接触。

（5）加药液：用无菌吸管吸取不同的药液，加入相应的牛津杯中。各种药物的加量要一致。

（6）换陶土盖：放在 37℃温箱中培养 18～20h，用游标卡尺测量抑菌圈的直径并记录数据，记录不同药物对相同（或不同）的菌的抑菌能力的强弱。

四、思考题

利用琼脂扩散法能否测定药物的最小抑菌浓度？应如何设计实验？

实验八　抗生素的效价测定

一、实验目的

1. 了解微生物学法测定抗生素效价的基本原理。

2. 熟悉管碟法（二剂量法）的基本操作。

二、实验原理

抗生素的效价常采用微生物学的方法进行测定，主要有稀释法、比浊法、扩散法三大类。抗生素效价的微生物学测定法是指利用抗生素对某种微生物具有抗菌性能的特点来测定抗生素含量的方法。其中以扩散法中的管碟法最为常用。管碟法的基本原理是根据抗生素在琼脂平板培养基中的扩散渗透作用，比较标准品和供试品对试验菌的抑菌圈大小来测定供试品的效价。抑菌圈直径的大小与抗生素的浓度有关，比较抑菌圈的大小，则可以计算出供试品抗生素的效价。

管碟法中最常用的是二剂量法。把已知效价的抗生素标准品和未知效价的供试品做同样倍数的稀释，分别取高、低两种浓度的稀释液加入含有高度敏感菌的平板培养基表面放置的牛津杯中，培养后，在抗生素扩散的有效浓度范围内产生透明的无菌生长的区域，即抑菌圈。分别测定标准品与供试品的抑菌圈大小，代入效价计算公式，即可计算出供试品的效价。

三、实验内容

（一）实验材料

1. **菌株** 金黄色葡萄球菌［CMCC（B）26003］。

2. **培养皿** 直径 90mm，深 20mm。要求皿底平坦。

3. **培养基** 普通琼脂培养基、普通肉汤培养基。

4. **抗生素** 青霉素标准品、青霉素供试品。

5. **其他** 牛津杯、无菌滴管、镊子、无菌移液管（1ml、5ml）等。

（二）实验方法

1. **标准品与供试品抗生素溶液的配制** pH 6.0 磷酸盐缓冲液的配制：精确称取 K_2HPO_4 2.0g、KH_2PO_4 8.0g 置于 1000ml 的容量瓶中，加少量蒸馏水溶解后，补加蒸馏水定容至目标刻度。115℃灭菌 30min。

精确称取标准品 6mg，用 pH 6.0 的磷酸盐缓冲液配制成一定浓度的原液，再将此原液稀释成 2U/ml 和 0.5U/ml 的溶液。

供试品用同样的方法配制成高、低两种浓度的溶液。

2. **金黄色葡萄球菌菌悬液的制备** 取金黄色葡萄球菌［CMCC（B）26003］接种于新鲜琼脂斜面上，37℃培养 18～20h 后，再转接于普通肉汤培养基中，37℃培养 18～20h，取出备用。

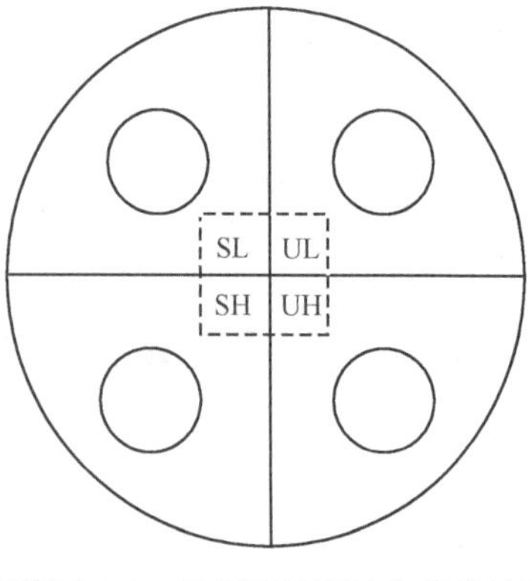

3. **含菌平板的制备**

（1）用无菌大口移液管吸取 20ml 已熔化的普通琼脂培养基置于无菌平皿中，放平待凝。

（2）用 1ml 无菌移液管吸取金黄色葡萄球菌培养液 1.0ml，加入到 48℃保温的 100ml 普通琼脂培养基中，摇匀后用无菌大口移液管吸取 4.0ml 加至已凝固的底层培养基上，立即摇匀，制成薄层含菌平板。

SL UL
SH UH

实验图 8-1 二剂量法测抗生素的效价

4. **效价测定方法**

（1）待培养基完全凝固后，按实验图 8-1 分成四个区域，并做好标记。在每一个区域放置一个牛津杯（要放在各区的中间），放好后用小镊子轻按牛津杯，使其与培养基紧密接触，但不要用力过猛，以免穿破培养基。

（2）分别用无菌滴管把四个浓度的药液加到相应的小钢杯中，不要使药液溢出杯外，并且四个杯中的药液的量要尽可能一致。

（3）换上陶土盖，放在 37℃温箱中培养 18～20h 后，用游标卡尺精确测量抑菌圈的直径并记录数据。

（4）效价的计算。二剂量法也称为平行线法、四点定线法。该法计算的统计基础是根据抗生素浓度的对数值与抑菌圈直径成直线函数关系，且标准品与供试品性质相同。当浓度不同时，标准品、供试品的直线原则上相互平行，因而根据二直线间的差数推导出下列公式：

$$\lg\theta = \frac{V}{W}\cdot\lg K = \frac{(UH+UL)-(SH+SL)}{(SH+UH)-(SL+UL)}\cdot\lg\frac{H}{L}$$

$$Pu=\theta \cdot Ps$$

其中：*SH* 为标准品的高浓度稀释液的抑菌圈直径；*SL* 为标准品的低浓度稀释液的抑菌圈直径；*UH* 为供试品的高浓度稀释液的抑菌圈直径；*UL* 为供试品的低浓度稀释液的抑菌圈直径；θ 为相对效价（供试品效价与标准品效价之比）；*Ps* 为标准品的效价；*Pu* 为供试品的效价。

（三）实验结果

为了减少实验误差，一般平行做 4 个平皿，计算出每个浓度的平均直径，代入上述计算公式，计算出供试品的效价。

计算实例：

有一青霉素供试品，估计效价为 1670U/ml，将供试品稀释成 2U/ml 和 0.5U/ml（估计值）两种浓度的稀释液。将已知效价为 1670U/ml 的标准品配制成 2U/ml 和 0.5U/ml 两种浓度的工作液，通过试验，得到的抑菌圈直径结果如下。

培养皿号	不同浓度的抑菌圈直径（mm）			
	UH	*UL*	*SH*	*SL*
1	24.0	18.0	24.5	18.0
2	24.0	18.5	24.0	18.0
3	24.0	18.0	24.5	18.5
4	24.5	18.0	24.0	18.0
平均值	24.1	18.1	24.2	18.1

将上表中各数值代入上述计算公式：

$$\lg\theta=\frac{(24.1+18.1)-(24.2+18.1)}{(24.2+24.1)-(18.1+18.1)}\times\lg\frac{4}{1}=\frac{-0.1}{12.1}\times\lg4=-0.0050$$

$$\theta=0.989$$

$$Pu=\theta\cdot Ps=0.989\times1670=1651.63\text{U/ml}$$

四、思 考 题

1. 抗生素效价测定中的影响因素有哪些？
2. 影响抑菌圈大小和清晰度的因素有哪些？
3. 制备混菌平版时底层培养基的作用是什么？

实验九　放线菌和真菌的形态结构观察

一、实 验 目 的

1. 熟悉常见的放线菌、真菌的形态结构特征。
2. 熟悉插片法和印片法观察菌丝和孢子的形态。
3. 观察放线菌、酵母菌和霉菌的形态结构。

二、实 验 原 理

放线菌属于原核单细胞微生物，其细胞的基本结构和细菌相似。放线菌具有分枝状的菌丝体和孢子结构，菌丝体包括基内菌丝和气生菌丝，孢子通常呈现圆形、椭圆形、杆形等，并且具有各种颜色，孢子的形态和颜色常作为放线菌分类的和鉴定的重要依据。

真菌是真核细胞型微生物，常见的有酵母菌和霉菌等。酵母菌属于单细胞真菌，个体比细菌大，有圆形、卵圆形等，无性繁殖方式包括芽殖、裂殖等，有性繁殖时形成子囊孢子。霉菌是多细胞真菌，也具有菌丝体和孢子结构。菌丝比放线菌粗，孢子可分为有性孢子和无性孢子。

三、实 验 内 容

（一）实验材料

1. **菌种**　链霉菌、啤酒酵母、青霉菌的培养物。
2. **试剂**　亚甲蓝染色液、香柏油、二甲苯等。
3. **其他**　载玻片、盖玻片、擦镜纸、酒精灯、显微镜、接种环和小镊子等。

（二）实验方法

1. 酵母菌的形态观察

（1）在载玻片中央滴加一滴亚甲蓝染色液，用无菌接种环取啤酒酵母培养物少许，置于亚甲蓝染色液中研磨均匀。

（2）用小镊子取一块洁净盖玻片，先将盖玻片的一侧与液体接触，慢慢将盖玻片放下，尽量避免产生气泡。标本片静置2min。

（3）先用低倍镜观察，再用高倍镜观察，有时可观察到芽殖情况。记录酵母菌的形态。

2. 印片法观察链霉菌和青霉菌

（1）取培养好的链霉菌和青霉菌平板，用无菌盖玻片在菌苔表面轻轻按压，盖玻片上即印取了孢子和孢子丝。

（2）在载玻片上滴加亚甲蓝染液，将盖玻片印有孢子的一面向下置于亚甲蓝染色液中，静置2min，孢子即可着色。

（3）用油镜观察孢子、孢子丝的形态结构，记录观察结果。

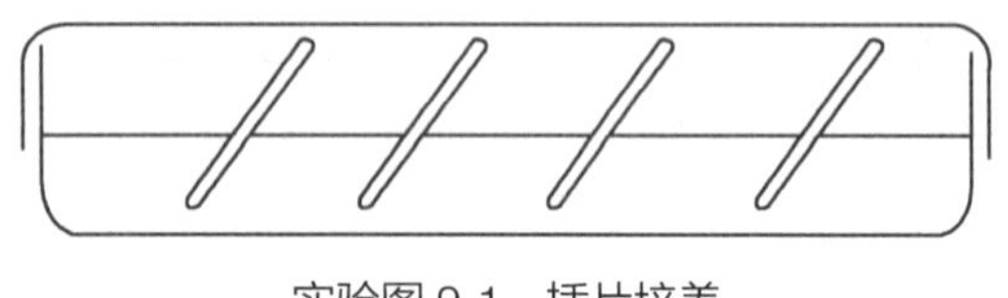

实验图 9-1　插片培养

3. 插片法　观察链霉菌和青霉菌的菌丝和孢子形态（实验图 9-1）。

（1）将菌种均匀涂布在相应的平板培养基上。以无菌方式用镊子夹住无菌盖玻片斜插入平板培养基中，插入深度为盖玻片高度的二分之一或三分之一。

（2）28℃温箱中培养5～7d。

（3）以无菌方式用镊子取出盖玻片放在载玻片上，用高倍镜或油镜观察菌丝或孢子的形态，记录观察结果。

四、思 考 题

1. 简述放线菌、酵母菌、霉菌的形态结构。
2. 放线菌、霉菌的菌丝和孢子有什么区别?

实验十　微生物的分布

一、目 的 要 求

1. 学会土壤微生物的检测方法，了解土壤中微生物的数量和组成。
2. 学习并掌握检定和计数空气中微生物的基本方法。
3. 通过实验证明自然环境的空气、水、土壤中都存在大量的微生物，在人体表面也存在许多微生物。

二、实 验 原 理

微生物适应环境的能力极强，种类多，繁殖速度快，在土壤、水、空气中以及人体的皮肤和黏膜和与外界相通的腔道中，均存在着大量的微生物。这些微生物大多数对人类无害，甚至直接或间接地对人类有益。

土壤是微生物在自然界生活最适宜的环境。它具有微生物所需要的一切营养物质和微生物进行生长繁殖及生存的各种条件，所以土壤中微生物的数量和种类都很多，它们参与土壤中的氮、碳、硫、磷等元素的循环。此外，土壤中微生物的活动对土壤形成、土壤肥力和作物生产都有非常重要的作用。因此，查明土壤中微生物的数量和组成情况，对发掘土壤微生物资源和对土壤微生物实行定向控制无疑是十分必要的。

空气中没有可被微生物直接利用的营养物质和足够的水分，它不是微生物生长繁殖的天然环境，因此空气中没有固定的微生物种类。微生物主要通过土壤尘埃、小水滴、人和动物体表的干燥脱落物、呼吸道的排泄物等方式被带入空气中。由于微生物能产生各种休眠体，故其可在空气中存活相当长的时间。空气中微生物的种类，主要是真菌和细菌。其数量取决于所处的环境和飞扬的尘埃量。空气中微生物的检测方法很多，沉降法是最常用的一种方法。

人皮肤表面微生物的检查，通常选取一个手指为代表，模仿外科洗手法进行清洗、消毒后，通过培养检测皮肤表面的微生物。

二、实验内容

（一）材料和仪器

1. 培养基

（1）肉膏蛋白胨琼脂培养基（培养细菌）。

（2）高氏一号琼脂培养基（培养放线菌）。

（3）查氏培养基（培养霉菌）等。

2. 试剂 无菌水、2.5%碘酒、75%乙醇、无菌生理盐水。

3. 其他 土壤样品、水样品、肥皂、镊子、酒精灯、乙醇棉球、无菌吸管、记号笔、无菌干棉球、天平、称量纸、恒温箱和涂布棒等。

（二）方法和步骤

1. 土壤微生物的检测

（1）土壤样品的连续稀释：取新鲜土壤样品 1g，在酒精灯火焰旁加到一个装有 99ml 无菌水的锥形瓶中（锥形瓶内装有适量玻璃珠），将锥形瓶振荡数十次使土与水充分混匀，将菌分散，即为 10^{-2} 菌悬液。然后用无菌移液管吸取 1ml 10^{-2} 的菌悬液置于装有 9ml 无菌生理盐水的试管中，即得到 10^{-3} 的菌悬液，用同样的方法将菌悬液进一步稀释。一直稀释到合适的稀释倍数（使接种 1ml 菌悬液的培养皿平板上出现 30～300 个菌落）。

（2）根据样品中各种微生物的数量选择合适的稀释度，每种选择三个稀释度，每个稀释度接种两个培养皿。选择出合适的稀释度后，用移液管吸取 1ml 菌悬液置于无菌培养皿中。

（3）将已灭菌的培养基融化后冷却至 50℃左右倒入培养皿中，每皿 15～20ml，迅速盖上皿盖，轻轻旋转，使培养基和菌悬液充分混匀，凝固后，制成平板，将培养皿倒置于培养箱中培养。

分离放线菌时，制备平板前在培养基中加入 5%的酚溶液 2 滴，以抑制细菌生长，于 25～30℃培养箱中培养 7～10d 观察。霉菌分离时，制备平板前在培养基中加入 80%的乳酸数滴，于 25～30℃培养箱中培养 3～4d 观察。细菌在 37℃培养 24h 观察。

（4）记录实验结果。

2. 空气中微生物的检测

（1）将牛肉膏蛋白胨琼脂培养基、沙氏琼脂培养基、高氏一号琼脂培养基融化后，各倒四个平板。

（2）将上述三种培养皿在室内合适的位置打开皿盖，分别暴露于空气中 5min、10min。

（3）牛肉膏蛋白胨琼脂培养基于 37℃，倒置培养 1 天；沙氏琼脂培养基和高氏一号琼脂培养基倒置于 28℃分别培养 3～4d 和 7～10d 后各自计算其菌落数，观察菌落形态、颜色。

（4）计算 1m^3 空气中微生物的数量。记录试验结果。

奥梅梁斯基曾建议：面积为 100cm^2 的平板培养基，暴露在空气中 5min 相当于 10L 空气中的细菌数。计算公式如下：

$$\text{微生物数量(CFU)}/\text{m}^3 = N \times \frac{100}{A} \times \frac{5}{T} \times \frac{1000}{10} = \frac{50000N}{AT}$$

注：A—平板面积（cm^2）

T—平板暴露时间（min）

N—平板平均菌落数（CFU）

3. 水中微生物的检测

（1）用无菌移液管吸取 0.1ml 水样，分别加到各种培养基平板上，用无菌涂布棒涂布均匀，盖上皿盖后做好标记。

（2）牛肉膏蛋白胨琼脂培养基于 37℃，倒置培养 1 天；沙氏琼脂培养基和高氏一号琼脂培养基倒置于28℃分别培养3～4d和7～10d后各自计算其菌落数，观察菌落形态、颜色。

（3）记录结果。

4. 皮肤表面微生物的检测

（1）取营养琼脂平板培养基一个，用记号笔把皿底分成三等份，分别标注1、2、3区。

（2）以左（或右）手示指为代表进行检查。在未洗手前用示指在1区内“之”字形划线，勿划破培养基，盖好皿盖。

（3）用肥皂清洗该手指至少3min，以流水冲洗干净，用无菌棉球擦干该手指后，在2区内“之”字形划线，盖好皿盖。

（4）用乙醇棉球对该手指消毒后，在3区内“之”字形划线，盖好皿盖。

（5）置于37℃温箱中培养48h，观察并记录实验结果。

四、思 考 题

1. 用稀释法进行微生物计数时，怎样保证结果的准确并防止污染？

2. 为什么在霉菌计数时要加入几滴80%的乳酸？

实验十一 灭菌制剂的无菌检查

一、实 验 目 的

1. 掌握常用注射剂的无菌检查方法。

2. 了解无菌检查常用的几种培养基。

二、实 验 原 理

无菌检查法是检查药品质量是否合格的一种方法，各种注射剂、手术制剂、眼科制剂都必须保证无菌，符合药典的相关规定。对于不同性质的药品无菌检查的方法不完全相同。一般的药品采用直接接种法，油性药品在培养基中预先加入表面活性剂，对于抗菌药品要先采用合适的方法去除其抗菌活性。

三、实 验 内 容

（一）实验材料

1. 待检药品 肝素钠注射液。

2. 培养基 需氧菌培养基（营养肉汤培养基）、厌氧菌培养基（硫乙醇酸盐液体培养基）、真菌培养基（沙氏培养基）。

3. 试剂与用具 无菌生理盐水、无菌吸管、试管、注射器、针头、乙醇棉球等。

4. 菌种

（1）金黄色葡萄球菌[*Staphylococcus aureus*，CMCC（B）26003]菌液：用无菌接种环取金黄色葡萄球菌的新鲜斜面培养物1环，接种至需氧菌培养基中，30～37℃培养16～20h，用无菌生理盐水稀释成10^{-6}。

（2）生孢梭菌[*Clostridium sporogenes*，CMCC（B）64941]菌液：用无菌接种环取生孢梭菌的新鲜斜面培养物1环，接种至厌氧菌培养基中，30～37℃培养18～24h，用无菌生理盐水稀释成10^{-5}。

（3）白色念珠菌[*Candida albicans*，CMCC（B）98001]菌液：用无菌接种环取白色念珠菌的新鲜斜面培养物1环，接种至真菌培养基中，20～28℃培养24h，用无菌生理盐水稀释成10^{-5}。

（二）实验方法

1. 以无菌操作方法分别吸取对照菌液、待测药品、稀释剂1ml，加入到盛有15ml培养基的试管中，摇匀。

2. 需氧菌培养基和厌氧菌培养基置于30～37℃的培养箱中培养，真菌培养基置于20～28℃的培养箱中培养。

3. 培养期间应逐日检查是否有菌生长，结果记录在实验表11-1中，阳性对照24h内应有菌生长。

4. 结果判断　当阳性对照管浑浊并证实的确有菌生长，阴性对照管无菌生长时，试验管需氧菌、厌氧菌及霉菌培养基管均为澄清或浑浊，但经镜检证实无菌生长，则可判定为待测药品无菌检验合格。

实验表 11-1　无菌检验（培养基分装量 15ml，接种量 1ml）

培养基	接种	培养时间（天）	结果	培养基	接种	培养时间（天）	结果
需氧菌培养基	金黄色葡萄球菌	1		厌氧菌培养基	肝素钠注射液	7	
需氧菌培养基	阴性对照	7		厌氧菌培养基	肝素钠注射液	7	
需氧菌培养基	肝素钠注射液	7		真菌培养基	白色念珠菌	7	
需氧菌培养基	肝素钠注射液	7		真菌培养基	阴性对照	7	
厌氧菌培养基	生孢梭菌	1		真菌培养基	肝素钠注射液	7	
厌氧菌培养基	阴性对照	1		真菌培养基	肝素钠注射液	7	

四、思 考 题

1. 哪些药物需要进行无菌检查?
2. 抗菌药物应如何进行无菌检查?

实验十二　微生物的限度检查

一、实 验 目 的

1. 掌握检查药品细菌总数和霉菌总数的测定方法。
2. 了解药物中控制菌的检查方法。

二、实 验 原 理

口服药及外用药物不需要达到绝对无菌的要求，按照药典的规定只需要限制微生物的种类和数量。包括细菌总数的检查，霉菌总数的检查，大肠埃希菌、金黄色葡萄球菌、铜绿假单胞菌、沙门菌等病原菌的检查及活螨的检查。本实验主要介绍细菌总数、霉菌总数及酵母菌总数的检查方法。

三、实 验 内 容

（一）实验材料

1. 药物　川贝枇杷糖浆。

2. 培养基　0.001% TTC 营养琼脂培养基、玫瑰红钠琼脂培养基、酵母浸出粉胨葡萄糖琼脂培养基。

3. 试剂及用具　无菌生理盐水、无菌吸管、无菌培养皿、无菌试管。

（二）实验方法

1. 药物配制　在无菌条件下将川贝枇杷糖浆摇匀，用吸管吸取 10ml 并加入到 90ml 无菌生理盐水中制备成 1∶10 的供试液；取 1ml 供试液置于 9ml 无菌生理盐水中制备成 1∶100 的稀释液，同样的方法制备成 1∶1000、1∶10 000 的稀释液。

2. 细菌总数的测定　分别吸取各稀释度的稀释液 1ml 置于无菌平皿中，加入 15ml 冷却至 45～50℃的营养琼脂培养基混匀，每个稀释度 2～3 个平皿。琼脂凝固后于 37℃温箱中倒置培养 48h。

3. 霉菌总数的测定　分别吸取各稀释度的稀释液各 1ml 置于无菌平皿中，加入 15ml 冷却至 45～50℃的玫瑰红钠琼脂培养基混匀，每个稀释度 2～3 个平皿。琼脂凝固后于 25～28℃温箱中倒置培养 72h。

4. 酵母菌总数的测定　分别吸取各稀释度的稀释液 1ml 置于无菌平皿中，加入 15ml 冷却至 45～50℃的酵母浸出粉胨葡萄糖琼脂培养基混匀，每个稀释度 2～3 个平皿。琼脂凝固后于 25～28℃温箱中倒置培养 72h。

5. 菌落计数　结果记录在实验表 12-1 中。细菌、霉菌、酵母菌总数如果在限量之内则供试品合格，如果超过限量则不合格。

实验表 12-1 实验结果

药物 菌	不同稀释度菌落数				菌数/ml
	1∶10	1∶100	1∶1000	1∶10 000	
细菌					
霉菌					
酵母菌					

四、思 考 题

1. 在实验过程中，应该注意哪些方面?
2. 为什么要对药品进行细菌及真菌的检查?

附　录

附录 A　常用培养基的配制

1. 普通营养琼脂培养基（培养细菌用）

牛肉膏	3～5g
蛋白胨	10g
NaCl	5g
琼脂	15～20g
水	1000ml
pH	7.2～7.4

2. 高氏一号培养基（培养各种放线菌用）

可溶性淀粉	20g
KNO_3	1.0g
NaCl	0.5g
$K_2HPO_4 \cdot 3H_2O$	0.5g
$MgSO_4 \cdot 7H_2O$	0.5g
$FeSO_4 \cdot 7H_2O$	0.01g
琼脂	15～20g
蒸馏水	1000ml

注：先用少量冷水把可溶性淀粉调成糊状，用文火加热，然后再加水及其他药品，待各成分溶解后再补足水至1000ml。

3. 改良沙氏培养基（培养真菌用）

葡萄糖	40g
蛋白胨	10g
琼脂	15～20g
蒸馏水	1000ml
pH	自然

4. 各种生化反应培养基

（1）糖发酵培养基

1）制备“蛋白胨-水”培养基（蛋白胨1%，NaCl 0.5%，调pH 7.6）备用。

2）配制各种糖（葡萄糖、蔗糖、乳糖、麦芽糖）的20%的水溶液，0.56～0.7kg/cm^{2}高压蒸汽灭菌20min，备用。

3）取“蛋白胨-水”培养基100ml，加入1.6%溴甲酚紫0.1ml，混匀，分装于小试管中，试管中倒置一杜氏小管，0.56～0.7kg/cm^{2}高压蒸汽灭菌20min，冷却后以无菌操作加入相应的灭菌糖溶液，使糖的最终浓度为0.5%～1.0%。

（2）磷酸盐-葡萄糖-蛋白胨-水培养基（甲基红实验、V-P试验培养基）

蛋白胨	5g
K_2HPO_4	5g
葡萄糖	5g
蒸馏水	1000ml
pH	7.2～7.6

（3）枸橼酸盐琼脂培养基

枸橼酸钠（无水）	2.0g
NaCl	5.0g
K_2HPO_4	1.0g
硫酸镁	0.02g
磷酸二氢铵	1.0g
琼脂	15～20g
蒸馏水	1000ml
pH	6.8～7.0

注：各成分称量好置于烧杯中加热融化，调pH至6.8～7.0，加入1%溴麝香草酚蓝溶液1ml，混匀后分装于试管中，121.3℃灭菌20～30min后制成斜面。

（4）蛋白胨水培养基（吲哚试验用）

蛋白胨	10g
NaCl	5g
蒸馏水	1000ml
pH	7.2～7.4

（5）明胶培养基

牛肉膏	3～5g
蛋白胨	10g
NaCl	5g
明胶	120g

水	1000ml
pH	7.2～7.4

5. 硫乙醇酸盐培养基

葡萄糖	5.0g
酪胨	15.0g
L-胱氨酸	0.5g
硫乙醇酸钠	0.5g
酵母浸出粉	5.0g
NaCl	2.5g
0.1%刃天青（新配制）	1.0ml
琼脂粉	0.5～0.75g
水	1000ml

6. 玫瑰红钠琼脂培养基

葡萄糖	10.0g
胨	5.0g
KH_2PO_4	1.0g
$MgSO_4$	0.5g
玫瑰红钠	0.0133g
琼脂	15～20g
水	1000ml

附录 B 常用染色剂的配制

1. 碱性亚甲蓝染色液 亚甲蓝2g溶于100ml 95%的乙醇中制备成饱和溶液备用，取饱和溶液30ml与0.01%的KOH水溶液100ml混合均匀即可。

2. 苯酚复红染色液 碱性复红 4g，溶于100ml 95%的乙醇中制备成饱和溶液备用，取该饱和溶液 10ml 与 5%的苯酚溶液 90ml 混匀即可。

3. 结晶紫染色液 甲液：结晶紫 2g，溶于95%乙醇 20ml。乙液：草酸铵 0.8g，蒸馏水 80ml。甲液、乙液混匀即可。

4. 卢戈碘液 KI 2g 溶于少量（如 100ml）蒸馏水中，然后加入 1g I_2，完全溶解后缓慢加蒸馏水至 300ml 即可。

5. 稀释复红溶液 用蒸馏水将苯酚复红染色液稀释 10 倍即可。

附录 C 常用试剂的配制

1. 甲基红试剂 称取甲基红 0.1g，溶于 95%的乙醇 300ml 中，用蒸馏水定容至 500ml 即可。

2. 柯氏试剂（测吲哚反应） 称取 5.0g 对二甲基氨基苯甲醛加至 75ml 戊醇中，50～60℃水浴搅拌使之完全溶解，冷却后将 25ml 浓盐酸缓慢加入，边加边搅拌，配好后置于棕色瓶中并放在暗处保藏。

3. 溴麝香草酚蓝 称取指示剂 0.1g，置于研钵中磨成粉末，滴加 0.01mol/L NaOH 1.6ml，补加蒸馏水至 250ml 即可。

参考文献

曹雪涛，2017. 免疫学前沿进展. 4 版. 北京：人民卫生出版社.
陈明琪，2017. 药用微生物学基础. 3 版. 北京：中国医药科技出版社.
国家药典委员会，2020. 中华人民共和国药典. 2020 年版. 北京：中国医药科技出版社.
韩秋菊，2018. 药用微生物. 2 版. 北京：化学工业出版社.
黄晓玉，牙晓艳，危国强，2015. 中国消除麻疹进展研究. 疾病监测与控制，9（5）：311-314.
李凡，徐志凯，2013. 医学微生物学. 8 版. 北京：人民卫生出版社.
凌庆枝，2013. 微生物学. 北京：人民卫生出版社.
任云青，2015. 病原微生物与免疫. 北京：高等教育出版社.
沈萍，陈向东，2016. 微生物学. 8 版. 北京：高等教育出版社.
孙汶生，2010. 医学免疫学. 北京：高等教育出版社.
田维珍，2016. 病原生物与免疫学. 北京：人民卫生出版社.
徐哲，赵磊，姜天俊，等，2020. 病毒性肺炎. 传染病信息，33（11）：41-44.
杨朝晔，张亚光，2018. 病原生物与免疫学. 北京：中国医药科技出版社.
周长林，2015. 微生物学. 3 版. 北京：中国医药科技出版社.

教学基本要求

一、课程的性质与任务

微生物学与免疫学是药学等相关专业重要的专业基础课程。本课程的任务是使高职高专药学类、药品制造类等相关专业学生掌握本专业所需要的微生物学的基本理论知识，包括常见微生物的生物学特性、致病性、免疫性以及微生物在制药工业中的应用；要求学生熟悉微生物学知识在药学中的实际应用，培养学生具有无菌操作、微生物的培养、控制灭菌、药物中微生物的检验等基础操作技能，为学生今后学习相关专业知识和职业技能、指导合理用药和增强适应职业变化的能力奠定基础。

二、课程教学目标

（一）知识教学目标

1. 掌握微生物的定义及分类，明确微生物学在生命科学发展中的重要地位和作用；掌握微生物的分布和控制方法；掌握微生物基因突变、遗传的基本规律；掌握药品中微生物检验项目、方法与评价；掌握抗生素的定义、来源、种类和生产方法；掌握免疫、抗原、抗体、变态反应、生物制品的概念及实际应用。

2. 熟悉常见细菌、放线菌、真菌及病毒的生物学特性、致病性、免疫性和防治原则；熟悉制药工业中由微生物产生的药物；熟悉免疫系统的构成和作用，免疫应答概念、分类、作用，变态反应的分类和发生机制。

3. 了解微生物学的发展简史；了解微生物营养类型的特点及多样性；了解病毒，包括噬菌体、动植物病毒的生活周期；了解微生物学在基因工程技术建立与发展中的重要意义；了解人体的免疫系统与病原微生物之间的相互关系。

（二）能力培养目标

1. 掌握无菌技术、显微技术、纯种分离及培养技术、细菌的生化反应、消毒灭菌、药品微生物学检验等技术，使学生具备微生物学研究的基本操作技能。

2. 使学生在科学实验方法和实验技能等方面得到系统的训练，培养和提高学生在实践中综合应用所学的知识去发现问题、分析问题和解决问题的能力，以及创新意识和创新能力。

（三）职业素养目标

1. 养成无菌操作的良好习惯，树立生物安全意识和环境保护意识。

2. 具有理论联系实际、实事求是的工作作风和科学严谨的工作态度。

3. 具有良好的职业素质和行为习惯，加强职业道德修养。

三、教学内容和要求

本课程教学内容分为理论模块、实践模块，各校可根据实际情况选择。

理论模块

教学内容	教学要求		
	了解	熟悉	掌握
绪论	√		
第 1 章　细菌			
第 1 节　细菌的形态与结构			√
第 2 节　细菌形态的检查方法			√
第 3 节　细菌的生长与繁殖		√	
第 4 节　细菌的新陈代谢		√	
第 5 节　细菌的致病性		√	
第 6 节　常见病原性细菌		√	
第 2 章　放线菌			
第 1 节　放线菌的生物学特性			√
第 2 节　主要的放线菌属	√		
第 3 节　病原性纹线菌	√		
第 3 章　其他原核细胞型微生物			
第 1 节　螺旋体		√	
第 2 节　支原体			√
第 3 节　衣原体			√
第 4 节　立克次体			√
第 4 章　真菌			
第 1 节　酵母菌		√	
第 2 节　霉菌			√
第 3 节　其他常见真菌		√	
第 4 节　常见真菌性疾病		√	
第 5 章　病毒			
第 1 节　病毒的形态结构及化学组成			√
第 2 节　病毒的增殖			√
第 3 节　病毒的人工培养		√	
第 4 节　病毒的干扰现象和干扰素			√
第 5 节　噬菌体		√	
第 6 节　病毒与人类疾病		√	
第 6 章　微生物的分布与控制			
第 1 节　微生物的分布		√	
第 2 节　微生物的控制		√	
第 7 章　药物制剂的微生物学检查			
第 1 节　药物的抗菌试验		√	
第 2 节　灭菌制剂的无菌检查	√		
第 3 节　药物的微生物限度检查	√		
第 8 章　微生物在制药工业中的应用			
第 1 节　抗生素			√
第 2 节　维生素	√		
第 3 节　氨基酸	√		
第 4 节　核酸类物质	√		
第 5 节　酶制剂和酶抑制剂	√		
第 6 节　甾体化合物	√		
第 7 节　微生态制剂	√		
第 9 章　非特异性免疫			
第 1 节　机体的屏障结构		√	
第 2 节　非特异性免疫细胞	√		
第 3 节　非特异性体液免疫分子		√	
第 4 节　非特异性免疫的生物学意义			√
第 10 章　特异性免疫			
第 1 节　抗原			√
第 2 节　免疫球蛋白		√	
第 3 节　细胞因子		√	
第 4 节　免疫器官与免疫细胞		√	
第 5 节　免疫应答	√		
第 6 节　免疫学防治	√		
第 11 章　超敏反应			
第 1 节　Ⅰ型超敏反应		√	
第 2 节　Ⅱ型超敏反应		√	
第 3 节　Ⅲ型超敏反应		√	
第 4 节　Ⅳ型超敏反应		√	

实践模块

教学内容	教学要求		
	了解	熟悉	掌握
实验一　光学显微镜的使用及细菌标本片的观察			√
实验二　基础培养基的制备			√
实验三　消毒与灭菌			√
实验四　细菌的分离与培养技术			√
实验五　细菌染色法			√
实验六　细菌的生化反应		√	
实验七　药物的体外抗菌试验		√	
实验八　抗生素的效价测定		√	

续表

教学内容	教学要求		
	了解	熟悉	掌握
实验九　放线菌和真菌的形态结构观察	√		
实验十　微生物的分布	√		
实验十一　灭菌制剂的无菌检查	√		
实验十二　微生物的限度检查	√		

四、说　　明

1. 本课程教学基本要求对理论知识的要求分了解、熟悉和掌握 3 个层次。①了解：能说出是什么。能记住学过的知识点。②熟悉：懂得为什么。如能领会其中的含义，并解释知识点的内容。③掌握：能够应用。如能综合运用知识解决问题。对教学实践的要求分为熟悉、掌握两个层次。①熟悉：在教师的指导下，能够正确进行实验操作。②掌握：能按照实验指导独立、正确地进行实验操作。

2. 教学过程应采用现代教育技术、讨论、案例分析和实地参观等，注意理论联系实际。

3. 可通过提问、作业、实验报告的书写、技能训练、测验及考试等对学生的知识认知、实践能力及学习态度进行综合评价。

五、学时分配建议

理论课学时分配建议

章节	教学内容	理论课学时数	章节	教学内容	理论课学时数
	绪论	2	第 7 章	药物制剂的微生物学检查	4
第 1 章	细菌	8	第 8 章	微生物在制药工业中的应用	2
第 2 章	放线菌	2	第 9 章	非特异性免疫	2
第 3 章	其他原核细胞型微生物	4	第 10 章	特异性免疫	4
第 4 章	真菌	4	第 11 章	超敏反应	2
第 5 章	病毒	10	合计		48
第 6 章	微生物的分布与控制	4			

实践课学时分配建议

教学内容	实践课学时数	教学内容	实践课学时数
实验一　光学显微镜的使用及细菌标本片的观察	5	实验八　抗生素的效价测定	4
实验二　基础培养基的制备	2	实验九　放线菌和真菌的形态结构观察	–
实验三　消毒与灭菌	3	实验十　微生物的分布	–
实验四　细菌的分离与培养技术	4	实验十一　灭菌制剂的无菌检查	–
实验五　细菌染色法	4	实验十二　微生物的限度检查	–
实验六　细菌的生化反应	4	合计	30
实验七　药物的体外抗菌试验	4		

自测题（选择题）参考答案

第1章

1. D　2. C　3. E　4. A　5. A　6. D　7. D　8. D　9. B　10. D　11. A　12. D　13. C　14. D

第2章

1. A　2. B　3. A　4. C　5. D　6. A　7. C　8. A　9. E　10. D

第3章

1. B　2. B　3. C　4. C　5. E　6. A　7. E　8. A　9. B　10. B　11. A　12. D

第4章

1. C　2. B　3. B　4. A　5. A　6. B　7. C　8. E　9. C　10. A

第5章

1. D　2. C　3. D　4. E　5. C　6. C　7. D　8. C　9. D　10. B　11. A　12. D　13. D　14. C　15. E　16. B　17. B　18. D　19. D　20. B　21. C　22. A

第6章

1. E　2. C　3. A　4. E　5. B　6. C　7. A　8. B　9. C　10. D

第7章

1. E　2. A　3. C　4. B　5. D　6. E　7. C　8. E

第8章

1. C　2. A　3. D　4. B　5. B

第9章

1. D　2. E　3. B　4. E　5. D　6. E　7. A　8. B　9. A　10. D

第10章

1. D　2. C　3. D　4. D　5. D　6. A　7. B　8. E　9. D　10. D　11. D　12. D　13. C　14. D

第11章

1. C　2. B　3. E　4. D　5. A　6. B　7. C　8. D